医療・看護系のための
心 理 学
［改訂版］
森谷 寛之・赤塚 大樹 共編

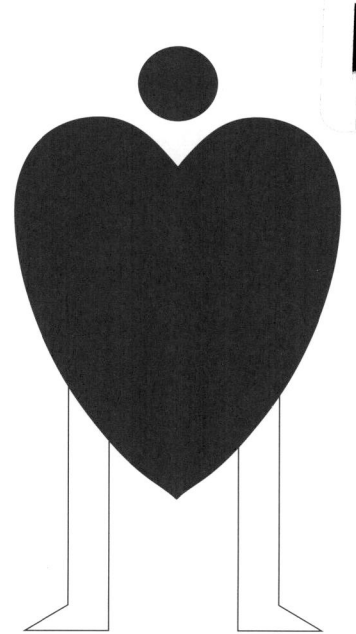

培風館

執筆者紹介 (執筆順)

〈　〉内は本書における執筆分担を示す

赤塚　大樹（あかつか　だいじゅ）
　愛知県立大学名誉教授
　　専門：精神分析学・臨床心理学
　　〈1章，4章，5章5節，8章1，3(2)節，10章，
　　コラム1，6〉

岸　　良範（きし　よしのり）
　茨城大学名誉教授
　　専門：臨床心理学・精神分析学
　　〈2章，6章4～6節，コラム3，4，5〉

岩指　由紀（いわさし　ゆき）
　社会福祉法人聖霊会聖霊病院臨床心理士
　　専門：臨床心理学・心理査定
　　〈3章〉

森谷　寛之（もりたに　ひろゆき）
　京都文教大学名誉教授，教育学博士
　　専門：臨床心理学・芸術療法
　　〈5章1～4節，6章1～3節，7章，8章2，3(1)節，9章，
　　コラム2，7，8，9，10〉

土屋　マチ（つちや　マチ）
　山梨英和大学人間文化学部専任講師
　　専門：臨床心理学・心理診断論
　　〈11章1～2節〉

長谷部佳子（はせべ　よしこ）
　名寄市立大学保健福祉学部教授
　　専門：慢性期看護学・がん看護・看護技術
　　〈11章3節〉

——所属は2021年3月現在——

本書の無断複写は，著作権法上での例外を除き，禁じられています。
本書を複写される場合は，その都度当社の許諾を得てください。

まえがき

―― 21世紀における医学と心理学のコラボレーションに向けて ――

　本書は1991年に初版が出版され，今年でほぼ20年を経過した。20世紀の最後の10年に出版され，21世紀の最初の10年に改訂版が出る。20世紀と21世紀のちょうどその移り変わり目に本書が出たことに深い意味を感じる。

　医療の歴史を紐解くと，古代において身体と心は分離されない状態にあった。その後，近代において医学と心理学は分離され，まったく独立したものとみなされるようになった。その次第は第1章に述べられている。

　さて，昨年，2009年は，1609年にガリレオが望遠鏡で天体観測を始めてから400年目の記念の年であった。ガリレオは最初月を観測したが，天体が神の創造した完璧な世界ではないことを知った。これをきっかけに，人類はこれまでの思い込みを打ち破り，近代科学が誕生した。まず，物の運動に関心が向けられ，16世紀から17世紀にかけて，ガリレオやニュートンらによって物理学が作られた。物と物の力学的相互関係が正確に解明された。これによって太陽と地球など天体の相互関係は数学的に取り扱えるようになった。18世紀後半には，物がなぜ燃えるのかを探求することによって，それまでの錬金術から近代化学が誕生する。目に見えない世界，微小な元素と元素の関係が解き明かされた。

　近代医学の誕生は，物理学誕生と時期を同じくしている。1543年に，人類最初の解剖学書『人体の構造について（ファブリカ）』が出版される。これはコペルニクスの地動説が出てくるのと同じ年である。人類は天体の観測とともに，人体の内部を観察することを始めたのである。以後，医学は近代医学へと変貌を遂げ，とりわけ外科学が著しく発展する。そして身体と心は別のものとして扱われるようになった。しかし，この時代に心理学は存在しなかった。

　近代諸科学はほぼこの400年の間に成立したと考えられる。まず最初に，16世紀，17世紀に近代天文学，物理学が成立し，それと並行して近代医学が始まる。18世紀後半に近代化学が誕生し，19世紀は物理学と化学が大発展をする。また，19世紀には生物学の発展がある。医学は，これらの物理学（測定器具），化学（薬学）の成果を取り入れ大発展を遂げる。

　一方，心理学は，これら諸科学の中で一番遅く，ようやく19世紀の後半に登場する。心理学は最初，精神と物理学の関係を探求する学問――「精神物理学」

(1860)として歴史に登場した。これは実験心理学とよばれるもので，第2章，第3章に詳しく述べられている。しかし，心の悩みを改善するための方法としての心理学は，「精神物理学」よりも半世紀も遅れて，19世紀末にフロイトの「精神分析」とともに始まる。これは，第4，5章で述べられている。心理学の発達は，2段階の発達と考えるとわかりやすいかも知れない。最初は，「精神と物理」との関係を探求する客観科学（実験心理学，あるいは基礎心理学）として19世紀半ばに誕生した。その後，半世紀後，19世紀末から20世紀初めに，心の悩みを改善する目的をもつ，「精神と精神」の関係の科学，すなわち，「人格と人格」との相互関係を探求する科学（臨床心理学）として誕生する。心の解剖学に相当するフロイトの『夢判断』が出版されたのは，1900年である。これは『ファブリカ』(1543)よりも350年も遅い。

　これらの事実は，人類にとって心理学の発見は，他の諸科学に比べて，もっとも難しい課題であったということができる。自分自身の内面は，もっとも身近であり，非常に重要であるけれども，まともに見ることができない，見ることを避けたい対象であった。そのために心理学は，なかなか発見されなかったのである。発見されても人々は受け入れようとはしない。心理学が医学の中になかなか受け入れられなかったのも，当然であろう。

　日本において，ようやく1982年に「日本心理臨床学会」が創設されて，急速に発展していった。本書の初版はそれから10年後である。当時，医学の中に心理学の重要性は一部でしか認められていなかった。それから20年経過した現在，医学の中で心理学が重要性を増している。第9章で，患者との面接技術を知らないということは，「糸結び，メスやハサミの使い方，術後管理を知らない医者が手術の執刀医となるのと同じことである」（国立がんセンター病院，『がん告知マニュアル』2006）とまで述べられるようになったことにもこれが現れている。古代医療において，分かちがたく結びついていた身体と心の関係が，近代において別れ，21世紀においてより高度な形で，再統合されるのではないだろうか。

　改訂版においては，古いデータを改新し，また，医療心理学の進歩に合わせて，旧版を大幅に書き改めた。21世紀において医学と心理学がより統合されるために本書が貢献できるのであれば，大変うれしく思う。

　　　2010年9月

編者代表　森谷寬之

目　次

1章　心の発見 —————————————————————— 1

1-1　心の病気と治療 ……………………………………………… 1
(1) 原始医学　1　　(2) 古代エジプト医学　3
(3) 古代ギリシャ医学　3　　(4) 中世ヨーロッパの精神医学　8

1-2　神経症の発見と無意識の世界 ……………………………… 11
(1) 動物磁気時代　11　　(2) 磁気睡眠時代　14
(3) 催眠術時代　15　　(4) 現代力動精神医学の始まり　18

2章　知覚の世界 —————————————————————— 23

2-1　はじめに ……………………………………………………… 23
2-2　知覚の定義 …………………………………………………… 24
2-3　事物的な知覚世界 …………………………………………… 25
(1) 感覚の種類(様相)　25　　(2) 感覚の成立　26
(3) 刺激の選択　26

2-4　心理的環境とその一般的特性 ……………………………… 28
(1) 心理的環境　28　　(2) 心理的環境の一般的特性　29

2-5　主体が生きる場としての心理的環境 ……………………… 38
(1) 社会的知覚の心理学(ニュールックの心理学)　38
(2) 投映法　39

2-6　心理的環境の諸相 …………………………………………… 40
(1) 知覚[体験]空間　40　　(2) 知覚[体験]時間　43
(3) 精神病者の時間　44　　(4) 生きることの意味と時間体験　44

2-7　人間的世界の知覚——病気の認知(病気像)を例に ……… 45
(1) 病気像　45　　(2) 病気像の形成　45

3章 行動のメカニズム，欲求，フラストレーション ─── 49

- 3-1 行　動 …………………………………………………………… 49
- 3-2 行動の推進力としての欲求 …………………………………… 49
- 3-3 フラストレーションと葛藤 …………………………………… 52
  - (1) フラストレーション　52　　(2) 葛藤　52
  - (3) フラストレーション耐性とコーピング　53

4章 臨床の場における心の捉え方 ─── 55

- 4-1 心への接近 ……………………………………………………… 55
- 4-2 面　接 …………………………………………………………… 56
- 4-3 生活史 …………………………………………………………… 59
- 4-4 心理テスト ……………………………………………………… 62
  - (1) 心理テストについての考え方　62
  - (2) 心理テストの種類と説明　63
  - (3) 心理テストの実施，解釈上のいくつかの問題　67

5章 心の構造と発達 ─── 71

- 5-1 性格とは ………………………………………………………… 71
- 5-2 性格類型 ………………………………………………………… 71
  - (1) ガレノスの気質論──体液による分類　72
  - (2) クレッチマーのタイプ論　73　　(3) フロイトのタイプ論　75
  - (4) ユングのタイプ論　76
  - (5) 心理テストによるタイプ分類　81　　(6) 類型論のまとめ　82
- 5-3 心の構造 ………………………………………………………… 82
  - (1) フロイトの心の構造モデル──心的装置　84
  - (2) 自我の防衛機制　88　　(3) ユングの人格理論　95
- 5-4 エリクソンの心の発達理論 …………………………………… 101
  - (1) はじめに　101　　(2) エリクソンの生い立ち　101
  - (3) エリクソンの発達理論の基本的枠組み　102
  - (4) 発達段階の概要　104
- 5-5 マーラーの心の発達理論 ……………………………………… 115

6章 心と身体 ― 121

- 6-1 はじめに …………………………………………… 121
- 6-2 身体イメージ ―― 幻影肢痛の現象 …………………… 122
- 6-3 精神としての身体 …………………………………… 126
- 6-4 心　身　症 …………………………………………… 127
  - (1) 心身症とは　127　(2) 心身症の定義　128
  - (3) 心身症の発症のメカニズム ―― "心身相関" について　128
- 6-5 心身相関の心理的メカニズムについて ……………… 133
- 6-6 心身症の治療 ―― 実際の事例から …………………… 135

7章 性の発達と健康 ― 141

- 7-1 性の概念と意義 ……………………………………… 141
- 7-2 性　の　発　達 ……………………………………… 142
- 7-3 性をめぐる問題行動 ………………………………… 143
- 7-4 結婚をめぐる諸問題 ………………………………… 149
- 7-5 性をめぐる問題のまとめ …………………………… 154

8章 心 理 療 法 ― 157

- 8-1 心理療法の立場 ……………………………………… 157
  - (1) 精神分析療法　157　(2) 来談者中心療法　157
  - (3) 論理療法　158　(4) ゲシュタルト療法　158
  - (5) 催眠療法　159　(6) 森田療法　160
  - (7) 遊戯療法　160　(8) 箱庭療法　162
  - (9) 芸術療法　162　(10) 行動療法　163
  - (11) 認知行動療法　163　(12) 家族療法　163
- 8-2 治　療　技　法 ……………………………………… 164
  - (1) 自由連想法　164　(2) 夢　分　析　166
  - (3) 芸術療法的技法　167
- 8-3 心理療法の実際 ……………………………………… 169
  - (1) 「いじめ」が発症要因と考えられる不登校・心身症の心理療法　169
  - (2) 42歳男性の不安神経症の一症例　177

9 章　死をめぐる心理臨床 ——————————— 181
ターミナルケア，がん対策，緩和ケア，自殺予防

- 9-1　はじめに ……………………………………………… 181
- 9-2　キューブラー・ロスの「死の受容過程」……………… 183
  - (1) 第1段階：現実の否認と隔離　184
  - (2) 第2段階：怒　り　185
  - (3) 第3段階：取り引き　187
  - (4) 第4段階：抑うつ　187
  - (5) 第5段階：受　容　188
- 9-3　がん告知の問題 ………………………………………… 189
- 9-4　がん患者の心理療法 …………………………………… 194
  - (1) がん患者の性格　194
  - (2) がん患者の集団心理療法　195

10 章　心の専門家 ——————————————— 201

- 10-1　心の専門家といわれる職業 …………………………… 201
- 10-2　フロイトによるレイ・アナリシス問題についての論述 … 204
- 10-3　臨床心理士の業務・専門性と職場 …………………… 205

11 章　心理臨床サービスの広がりと期待 ————— 207

- 11-1　行政レベルの心理臨床サービス ……………………… 207
  - (1) 医療・保健の分野　207
  - (2) 福祉の分野　208
  - (3) 司法・矯正の分野　209
  - (4) 労働の分野　210
- 11-2　教育委員会関係 ………………………………………… 210
  - (1) スクールカウンセラー　210
  - (2) いじめ電話相談　211
- 11-3　慢性期看護領域において期待する臨床心理的援助サービス　211
  - (1) 対象者の多様性　211
  - (2) 病態とその心理的側面　212
  - (3) 看護者が行う心理的ケアとその限界　215
  - (4) 看護の立場から「心の専門家」に期待すること　219

参考書および引用文献 ———————————————— 221
索　引 ——————————————————————— 229

Column

1. 転移・逆転移 ……………………………………………… 21
2. 傷跡のない手術——心霊手術 ……………………………… 22
3. 感覚遮断の実験 …………………………………………… 27
4. 錯視・錯覚 ………………………………………………… 35
5. 幻　　覚 …………………………………………………… 47
6. 集中治療室症候群（ICU シンドローム）………………… 48
7. 無意識仮説 ………………………………………………… 83
8. エイズ・カウンセリング ………………………………… 155
9. がん対策・緩和ケア ……………………………………… 198
10. 自 殺 予 防 ………………………………………………… 199

心 の 発 見　　　1

1-1　心の病気と治療

　疾病は，人類の歴史とともにあり，それゆえに，病気を治療するという行為は，人類の歴史が始まるとともにあったと考えられる。その人類の歴史の流れの中で，病気はどのようなものとして捉えられてきたのか。身体の病気と心の病気は，どういう関係のものとして考えられたのか。治療法としては，どのようなことが行われていたのか。原始時代の医学から中世の医学までの概略を見てみよう。

(1) 原始医学

　原始時代の人々は，外傷に出血や痛みが伴うこと，身体に刺さった"とげ"を抜けば痛みが取れることなどについて知っていた。また，種々の寄生虫が身体を害することも知っていた。治療法としては，偶然，病気を治したという貴重な体験が民間療法という形で，親から子へ，種族から種族へと伝えられた。

　しかし，大多数の病気の原因については説明不可能であり，悪魔，悪霊の不思議な力を想定し，それを病気の原因とした。石器時代のものと思われる頭蓋骨の中に，明らかに意図的に，頭蓋骨に穴を開けた(brain skull operation, trephination)と思われるものがある。これは，頭の中に住みついた悪魔を追い払うための手術跡であろうといわれている。およそ2000年前のインカの遺跡からも，頭蓋骨に手術跡を残した人骨が発見されている。フランスの外科医であり，人類学者のブローカ(Broca, P.)は，穿孔頭蓋および穿顱術の最初の研究者であるが，彼は，この手術は病気が超自然的原因から起こるという信念からなされたと考えている。頭痛や癲癇の原因となる悪魔を追い出すために，原始人は頭蓋に孔を開けたと彼は考えている(Ackerknecht, 1955)。

　このように，悪魔，悪霊を想定して病気を捉えるとき，身体的な病気と精神的な病気との間に区別はなく，病気はすべて精神的なものによるものであったといってもよかろう。

　未開の時代にあっては，器質的とか，機能的とか，あるいは精神的とかに，疾患の種類を区別することはなかったのである。アッカークネヒト(Ackerknecht,

E.)によれば，病気に対しては治療があるのみであり，彼らの治療には，客観的な身体的要素とともに，精神的要素への治療が同時に含まれている。この全体的あるいは統一的ともいえる捉え方は，原始医学の著しい特質であるという。

超自然的な力に由来する病気は，超自然的技術によって治すことになる。ここに呪医とか，魔法医(medicine man)，シャーマンが登場することになる。エレンベルガー(Ellenberger, H., 1970)は，病気の疾病原因とその治療法についてクレメンツ(Clements, F.E.)の考えを紹介している(表1-1)。

表1-1 クレメンツによる病気の原因とその治療法(Ellenberger, 1970)

疾 病 説	治 療 法
①病気とは，病気という物体が身体に侵入したためである	病気という物体を摘出する 呪医は自分の口で，疾病物体を吸い出したりする
②霊魂が行方不明になったためである	魂の所在を突き止めて，招魂し，元におさめ戻す
③悪霊が侵入したためである	・祓魔術(エクソシズム)をする ・外部から侵入した悪霊を機械的に摘出除去する ・悪霊を他の生物に移す
④タブーを破ったためである	告解し，神の怒りを鎮める
⑤呪術によるものである	対抗呪術を行う

例えば，ある人間の魂が行方不明になったならば，シャーマンは特殊な技術を使って，自分自身を脱魂状態(エクスタシー)にいれる。この脱魂状態にある間，シャーマンの魂は，精霊たちの住む世界を旅しているのである。時間，空間を越えて行方不明の魂を求めて，シャーマンの魂は旅をするのである。そして，魂を見つけると，捕らえて連れ戻し，魂を技かれた身体に元どおりに戻す。これで治療は終わりとなる。

エレンベルガーによれば，原始的治療が現代の科学的治療と最も違うところは，原始的治療がもっている儀式性であるという。しかも，その儀式は，実に混みいったやり方をする場合が多いという。また，呪術という原始的医学のやりくちは一元的ではなく，いろいろなものが混じっており，大体次の五つに分類できるという。

① 呪術で用いる大多数の物質はおそらく，プラセボー作用をするのだろうが，時には本当に効く薬物や毒物を合理的に使用する場合。

② 時には透視術やテレパシーなど超心理学的な力を用いる場合。
③ 時には催眠現象が一役買っていると思われる場合。
④ トリック，ぺてんの類も大幅に用いられる場合。
⑤ 呪術がもつ暗示効果。呪術にかかるものがその有待性を固く信じて疑わず，呪術師もまた自分のもつ力を信じ，地域社会全体も呪術の存在と有効性を信じている場合。

　心身一元論的立場から病気を捉える原始時代においては，精神の病気，身体の病気のいずれも，以上のような視点から捉えられ，治療がなされた。

(2) 古代エジプト医学

　アッカークネヒトによれば，「エジプトでは医師は専門化した職業であったが，宗教的な形をとって，超自然信仰が病気やその治療面を支配していた。王は神とされ，ピラミッドやミイラは死後の生命に対する凄まじいまでの執着を示し，また祭司が重要な政治的役割を演ずる文明の中では，病気や治療に宗教的支配がおよぶのは当然である。医師は，神殿学校で訓練され，多分生涯を通じて祭司の職にあった。この点は西洋の中世後半の司祭医師と同じであった。霊や悪魔が相変わらず病気の源であり，呪文でこれに対抗したのである。しかし，呪文は次第に祈祷にとって代わられ，悪魔は神の前に影が薄くなった」という。

　シンガーら(Singer, C. et al., 1962)は，次のようにいっている。

> 「エジプト人は信心深い国民ではあったが，病気の治療では，魔術と宗教とを分けている。最初の医師は確かに魔術師であり，その治療には合理的な要素がまったくなかったかもしれない。世界には死者を餌食にする悪霊が満ちている。多くの疾病は，患者の身体に入り込んだり，毒矢を打ち込んだりする悪魔のしわざと思われていた。この悪魔を肉体から引き離すことが，疾病を治す最も簡単な方法ではなかろうか。それで，魔術師は悪魔に魔法をかけたのであろう。」

　ミイラを作り，香料をつめて防腐殺菌保存する精巧な技術をもったこの国が，明確な解剖学の知識をもっていなかったのは興味深いことである。ミイラをつくる工程が，医者に解剖学的知識を与えたのではないかとも推測されるが，そうではなかった。この作業は医者ではなく，職人によって行われていた。

(3) 古代ギリシャ医学

　ギリシャ医学は，病気を超自然現象とみなさないで，病気を理性的に，自然主義的に，かつ科学的に研究したという意味においては，現代医学に通じるも

のをもっている。しかし，宗教的医学がギリシャにまったく存在しなかったというわけではない。ギリシャの初期にはかなり顕著であったし，特に貧しい人びとや，不治の病の人にとっては，ギリシャの歴史を通じて，医学は宗教的方向づけを保持していた。上層階級を治療した医師は，医療実践と宗教的信仰とを分離した自然科学者であった。ギリシャ医学においては，両者が併存したのである(Ackerknecht, 1955)。

アスクレピウス(Asclepius)の杖に巻きつく蛇(へび)が，現在においても医業の象徴とされるが，このアスクレピウスとは，病気を癒す神アポロ(Apollo)に代わって紀元前5世紀頃に登場した人物である。

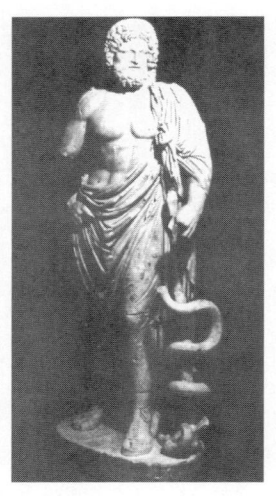

図1-1 アスクレピウスの像(アテネ国立博物館蔵)

キング(King, L., 1963)によれば，「初期の文献では，アスクレピウスは人間であった。英雄であったが，神ではなかった。しかし，後には医学の神，健康の保護者，尊敬と礼拝の対象となった。彼を崇(あが)めて祈りが捧げられ，聖歌が歌われ，儀式が行われた。アスクレピウスに捧げられた神殿は多かった」という。患者たちは，夜，これらのアスクレピウス神の寺院の睡眠室(abaton, アバトン)で眠り，眠っているうちに神が現れて，患者に処方を指示するのである。

これらの経験を書き留めた記録(碑文)を紹介しよう(King, 1963)。

- ハリエイスのアルセタス。この盲人は夢を見た。夢では，神が近寄ってきて，指で彼の目を開くと，初めに神殿の奥の院の木々が見えた。夜が明けると，彼は癒えて歩き出した（紀元前4世紀の後半）。
- 胸膜炎にかかって誰からも見放されていたルシアスに，神は次の啓示を与えた。「行って，三重の祭壇から灰を取り，酒とよく混ぜて脇腹に塗れ」すると彼は助かったので，人々の前で神に感謝を捧げ，人々も彼とともに喜びあった（2世紀）。
- ユーハネス。エピダウラスの少年。彼は，結石を患って神殿で寝ていた。すると夢に神が傍らに現れて，次のように尋ねた。「私が君を治してあげたら，君は私に何をくれるかね」「サイコロを10個」と少年は答えた。神は笑って「治してあげよう」といった。朝になると，彼は癒えて歩き出した。

前の碑文においては，頼ってきた患者を，神が親しく治療している。治療の根本は，神と患者個人との関係である。神の意志は，患者ひとりひとりに直接働きかけている。

後の碑文においては，神は，ある特殊な病気を治す薬を処方する医師として登場している。しかし，この治療は，非常に個人的なものであった。というのは，その次に同じ訴えで寺院にきた患者が，同じアドバイス，処方を受けるとは限らないからである。

次に，自然科学的方向性をもつ医師たちについて見てみよう。

① **エンペドクレスの四液説**

エンペドクレス（Empedocles；紀元前504–423）は，空気，火，水，土の4種の基本元素は，それぞれ熱，乾，湿，冷の4性質と結合して出現したと考えた。

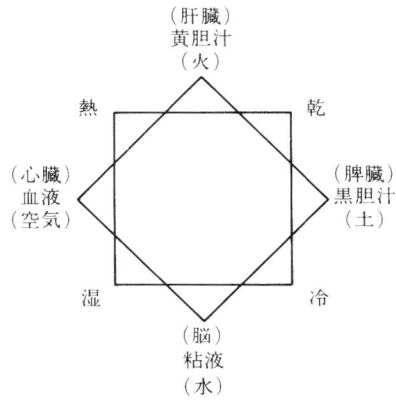

図1-2　エンペドクレスの四液説

さらに，これらの4種の基本元素と身体を構成する4液，すなわち血液，黄胆汁，粘液，黒胆汁とを同一とした。これらの4液はそれぞれ心臓，肝臓，脳，脾臓にかかわりがあるという。例えば，黒胆汁の病気は，「乾」と「冷」であるから，理論的には「熱」と「湿」とで治療されるのである（図1–2）。

この理論は，ヒポクラテスの著書に編入され，アリストテレス，ガレノスを通して発展した。

② ヒポクラテスの体液病理学

ヒポクラテス（Hippocrates）は，紀元前460年頃，ギリシャのコス島で生まれた。ヒポクラテスの名前で書かれた『ヒポクラテス全集』なる医学書がある。そこに収められている論文は，統一を欠き，理論的にも矛盾したものが収められているなどの理由により，1人の人間の著作ではないといわれている。エンペドクレスのところでも述べたように，ヒポクラテスは，四体液説を主張し，この血液，粘液，黄胆汁，黒胆汁は，いつも同じ割合で体内に存在するのではなく，ある時期には，ある体液が優勢を示すと考える。

例えば，冬には粘液の量が体内で多くなるため，鼻汁や喀痰が多くなる。春にはまだ粘液の量も多いが，夏に向かうにしたがって血液の量が次第に増加する。この季節には，患者は鼻出血や下血をよく起こす。このようにして，1年に春夏秋冬の季節の区別があるように，肉体においてもある季節には粘液が，またある季節には黄胆汁，黒胆汁の量が多くなるのである。病気を説明するために，医師たちはこのような考え方をするようになった（King, 1963）。

ヒポクラテスは，癲癇，つまり「神聖病」についても説明しており，次のように説明している。この病気は，粘液体質の人に起こりやすく，脳への血流が妨げられた時に起こる。大事なのは血流それ自体ではなく，血管を通って流れる空気にあり，脳に空気がこなくなると「神聖病」になるという。

黒胆汁が過剰になるとメランコリーになる。ヒポクラテスは，精神病には，季節的な気候条件もなんらかの重要性をもっていると考えた。躁状態や抑うつ状態や癲癇性障害は春の病気と考えた。

ジルボーグ（Zilboorg, G., 1941）によれば，ヒポクラテスの書き物は臨床観察に満ち満ちており，いわゆる産褥性狂気の症例の描写や，恐怖症を伴った精神神経症と思われるものの優れた描写をしているという。また，ヒポクラテスの医学的心理学については，「断片的なものに見えるかもしれない。しかし，実質的にいえば，それは当時の哲学，解剖学，生理学などが提供するだけの知識を全部一つところにまとめようとする，1人の経験ある医師の真剣な努力を表

しているものである。それは人間というものをバラバラの単位の集合物としてではなく，一つの全体として考え，どんなに思弁的なものであってもいいから，ともかく多少とも，一元的な人間の体系を築き上げようとする一つの努力であった」と評価している。

③　ガレノスの病理学

ガレノス（Claudius Galenos, 130頃-200頃）はヒポクラテス以後のギリシャ人医師の中で最も偉大であり，多産な著作家であり，100編の論文を書いた。一説には，300編とも200万語以上ともいわれる。ガレノスは第一級の解剖学者であり，生理学者であった。彼によって，時には不十分ではあったが，医学は科学になったといわれる。

ガレノスの病理学は体液病理学であった。それゆえに，解剖学が疾病の局所限定に貢献したにもかかわらず，病気の局所限定性や解剖学的思考は導入しなかった。もっとも，彼は人体解剖の経験はなく，サル，ブタ，ゾウの解剖経験から得た知識をもとに人体を捉えたため，限定された範囲でしか妥当性はなかった。

ガレノスの有名な血液の流れに関する理論は思弁的なものであり，次のようなものである。

> 「養分は，腸から肝臓に運ばれ，そこで"自然のプニューマ（霊）"の働きで血液になる。この血液の一部は末梢へ流れ，残りは心臓の右心室にゆき，少部分は肺に入る。他方，残りの血液は左右心室間の隔壁にある細孔を通過して，左心室に移行する。心臓で血液は肺から入り込んでくる"生命のプニューマ"を受けて，動脈を通して再び末梢に運ばれる。血液の一部は脳に達し，ここで，"動物のプニューマ（霊）"が発生して，神経を通して身体に分散する。」（Ackerknecht, 1955）

ジルボーグによれば，ガレノスは精神病について次のように考えた。精神病は脳が直接に罹患したためか，もしくは，感応（consensus）によってやられたために起こりうる。痴呆および低能は，動物のプニューマの稀薄化とその量の減少，および脳の冷たさと湿気の結果として生ずる。マニーとメランコリーは直接脳疾患によって起こるが，感応によって発展する精神病の一例としてガレノスは酩酊をあげている。酒は，全身を暖かい蒸気で満たす。するとそれが怒りやすい霊魂（心臓）と官能的な霊魂（肝臓）の障害を引き起こす。これが感応して二次的に判断力（脳）が障害される。

ヒステリーの原因として，子宮が1匹の動物のように身体の中を動き回る

（ヒポクラテスの考え方）という考え方をガレノスは受け入れていない。ヒステリーは，局所的な窒息，すなわち子宮の充血によって起こると考えた。「霊魂は，肉体の奴隷であり，したがって肉体によって支配される」というのが，ガレノスの基本的な考え方であった。

(4) 中世ヨーロッパの精神医学

概略的に，古代ギリシャ医学時代とは，ほぼ紀元前500年から，紀元500年に至る1000年間をいい，その後の500年から1500年に至る1000年間を，中世医学の時代という。中世ヨーロッパを考えるとき，中世ヨーロッパの秩序は，教会と宗教に基礎を置いていたために，この秩序を脅かすものはすべて異端とみなされたという前提を忘れてはならない。異教徒を追い払うことに懸命な教会は，異教徒のすべては「悪魔」であると宣言して成功し，以後17世紀まで，異教徒と悪魔つきは，徹底的に弾圧されることになった。おびただしい数の悪魔つき，魔女についての記録や書物が残されており，一説によれば，ヨーロッパ全体で数百万人の人が処刑されたという。この中世の魔女の言動を，現代の臨床心理学，精神医学の診断という視点から見ると，精神病水準の病態に一致するといわれる。

原始時代の大昔から，ヨーロッパの人々の間に根強く伝わっていた超自然信仰，悪魔信仰は，中世に入って，このような形でがぜん猛威を奮い始め，中世精神医学は，悪魔払いや魔女狩りの僧侶の手に渡されたといえる。少し詳しくその歴史を見てみよう。

  ローマカトリック教会の異端者に対する態度は，11世紀頃までは寛容であったが，12世紀末頃からにわかに逆転した。13世紀になると，異端者の処刑は火刑が通例となり，審問には拷問も法皇によって許可されるようになった。

  法皇イノセント3世（Innocent Ⅲ；在位1198～1216年）のとき，法皇権は最高度に伸びた。彼は「キリストの代理である法皇は，なにびとをも裁き，かつなにびとにも裁かれない」といい，またある司教は「最下位の聖職者といえども王に勝る。諸侯とその人民は，聖職者の臣下である。それは輝く太陽に対する月に等しい」と豪語した。この聖職者の優越感の裏には，腐敗と堕落があった。免罪符の売買，聖職の売買が公然と行われ，また聖職者は情婦をもち，ざんげ室は女を垂らし込む密室であり，尼僧院は赤線区域ともなっていたとさえいわれる状況であった。

  当然のことながら，このような教会の腐敗堕落に対して，批判，改革の狼煙（のろし）が上がった。先駆的な宗教改革運動は，12世紀，南フランスで起こった。南フランスのアルビ，ツゥールーズの町は，当時のヨーロッパで最も文化的な地域であり，異端者の合流点でもあった。

1-1 心の病気と治療

　1209年，イノセント3世は，南フランスに向けて異端討伐の軍隊（アルビ十字軍）を送った（1209-1229年）。この20年間にわたる凄惨をきわめた思想弾圧の戦いにより，南フランスの町は次々に陥落し，大量虐殺がいたるところで行われた。結果，「異端者」はほぼ全滅し，南フランスの文化も滅びてしまった。

　アルビ十字軍は，1229年に解散したが，この十字軍から「異端審問」という名の新しい制度が生まれた。これは，専門的な異端撲滅のための組織であり，魔女裁判という形に展開していくものであった。この異端者狩りの歴史の中で，異端者と魔女の混交が見られるようになってくるのである。平穏だった「古い魔女」の時代（1300年以前）にも，魔女が民衆から私刑を受けたり，国家の裁判にかけられたりした例は珍しくない。しかし，それは宗教的異端のせいではなくて，呪術によって人を殺したり，家畜を病気にしたりという行為のためであった。

　異端運動がさかんになりはじめるころになると，異端者を裁く裁判の法廷に「魔女」の姿がちらつき始めた。異端者，異教徒を追い払うことに懸命な教会は，異教徒のすべては「悪魔つき」であると宣言して，異端者と悪魔の結びつけに成功し，裁かれる異端者の罪状の中に，魔女的な行為が挙げられるようになった。一方，妄想に取りつかれるなどの精神病理学的症状を示す状態については，悪魔がついたという捉え方が歴史的にされており，ここに，異端者＝魔女（悪魔）＝精神病者という図式が成立した。

　これ以前は，悪魔に取りつかれた精神病者は祓魔術（exorcism）の対象とされ，"おはらい"をする僧侶に任されていた。しかし，この図式が成立するようになると，魔女裁判にかけられて処刑される運命になってしまった。森島恒雄（1970）によると，魔女の所業としては，次のようなことがいわれていたという。①人畜への加害，②魔女集会（sabbat）への参加，③悪魔礼拝，④悪魔との契約，⑤悪魔との性交。

　さらに，魔女集会に出席した新参の魔女は，悪魔と結託したしるしとして，身体のどこかに「魔女マーク」を付けられたという。この「魔女マーク」の発見は，魔女裁判ではきわめて重要なことであった。このマークの形状は一定してなく，ウサギの形をしていたり，蜘蛛の形をしていたり，ときにはカエルの足，子犬の形をしていたという。多くは身体の隠れた部分につけられたという。このマークは，悪魔の爪でつけられたという。さらに，このマークの部分は感覚がなく，大きな針で深く刺されても苦痛を感じなかった。それゆえに，マークが視覚的に発見されないときには，全身に針を入れて，無感覚の部分をさぐることは有力な方法であった。

　魔女を捜し出し，通報することを職業とする者まで現れるようになった。浜林正夫（1978）によれば，イギリスにおいて，この魔女捜し屋の中でいちばん有名なのは，マシューホプキンスという人物であり，自ら「魔女捜し屋将軍」（witch finder general）と称し，1644年3月から1年半くらいの間に，約300名の魔女を見つけだしたという。

　このように，中世ヨーロッパにおける精神医学は，暗黒時代を迎えていたといえ

る。この暗黒の精神医学に曙の鐘を嶋らしたのは，16世紀のアグリッパ(Agrippa, C., 1486-1535)，パラケルスス(Paracelsus, T., 1493-1541)，ワイヤー(Weyer, J., 1515-1588)，モンテーニュ(Montaigne, M.)らの登場であった。

ワイヤーは「魔女の眩惑(げんわく)について」を書き，パラケルススは「理性を奪う疾患について」を著し，悪魔つきとされる精神病は一つの普通の病であり，僧侶より医師に任すべきであると説いた。これを，第一次精神医学革命という。しかし，精神病者の取扱いがすぐに変わったわけではない。16世紀は，精神医学革命の鐘の音が聞こえると同時に，魔女の打つ槌の音もいちばん大きく響いたときであった。

シュプレンガー(Johan Sprenger)とクレイマー(Heinrich Krämer)の2人のドミニコ会の修道士は，1487年『魔女の槌』なる書物をコローニュ大学に提出した。内容は次のようであった。

　第1部：魔法や魔女の存在を証明する。魔女の存在を信じないものは，間違っているか，異端に汚されているかのどちらかである。
　第2部：いろいろな魔女を見分ける方法について。
　第3部：魔女の取り調べや裁判についての法的な問題について。

この『魔女の槌』を教科書に裁判が行われ，「魔女」の名のもとに大量の処刑が行われ，1600年を中心とする100年間は，「魔女旋風の時代」といわれる。

この「魔女旋風」の中のヨーロッパにおいても例外的な状況はあり，ペリシエ(Yves Pélicier)の『精神医学の歴史』によれば，ポルトガル出身のジョアン・チウダード(Jean Ciudad, 1495-1550)は，1537年グラナダに収容院を作り，そこでは，狂気の人たちに対し医師の手で人道的な治療が行われ，入浴や食事，看護にもその配慮が行き届いていたという。この組織は，その後，1601年パリに慈善院を作った。パリにおいて，1630年代ころになると，魔女を裁く法廷に対して，神学者から抵抗と批判があったり，鑑定人として列席した医師たちも，たびたび精神疾患の存在を確認して抗議するようになった。

1656年4月の勅令で，パリの一般収容院が公式に発足し，1663年には，パリの収容院は，ピチエ，サルペトリエール，サボヌリ，ビセトール，シピオンの5か所となり，6200人を収容していた。しかし，精神病者たちは，ほとんど相応の治療を受けなかったといわれる。

結果，ルイ14世により，1670年以降，魔女裁判は禁止されることになった。その後，革命思想にわきかえるパリで，1793年8月25日ピネル(Pinel, P.)は，ビセトールの医師に任命された。そこでピネルは，精神病者の鎖からの解放運動を行った。「この精神病者が手に負えないのは，ただ彼らが新鮮な空気と自由を奪われているからだ」というのが，ピネルの主張であった。

以上のような長い歴史を通して，心の病気が医学の枠に取り入れられたのであった。身体の病気が治療の対象にされるように，心の病気も治療の対象とされるようになったのである。

1–2 神経症の発見と無意識の世界

神経症や無意識の発見ということについて考えるとき，催眠(hypnotism)の歴史について触れなければならない。この歴史の中に登場してくるのが，ガスナー(Johan Joseph Gassner；1727–1779)，メスメル(Franz Anton Mesmer；1734–1815)，ピュイゼギュール(Puységur；1751–1825)，ブレイド(James Braid；1795–1860)，リエボー(Auguste Ambroise Liébeault；1823–1904)，ベルネーム(Hippolyte Bernheim；1837–1919)，シャルコー(Jean-Martin Charcot；1825–1893)，フロイト(Sigmund Freud；1856–1939)，ジャネー(Pierre Janet；1859–1947)らである。以下，簡単に歴史の流れを見てみよう。

(1) 動物磁気時代

聖職者ガスナーは，1760年ころから，自分の教区で治療としての祓魔術を始めた。このガスナー流の祓魔術は，正統信仰からも医学からも非難される余地はないと，ガスナー自身考えたものであった。すなわち，エレンベルガー(1970)によると，「厳かに，悪魔に向かって，当の病気の症状を現すように命じ，ここで症状が現れると，病気は悪魔の手で起こっている証明が済んだと考え，祓魔術を行って悪魔を追い払った。もしなんの症状も現れてこなければ，患者を医者に回した」という。

ガスナーの名声は，突然高まり，いろいろな土地に招かれて治療を行った。1774年から75年にかけては，エルバンゲンという古い教会町で殺到する患者たちに治療を施した。このころが，ガスナーの絶頂期であった。ガスナーが来ると予告が出た土地には，必ず，悪魔つきの事例がいくつも発生するという噂が広まった。17世紀後半から18世紀のヨーロッパは，啓蒙主義，懐疑主義の波が押し寄せており，このころ，悪魔，悪魔つき，祓魔術に関係のありそうなことは，すべて敬遠されるという状況があった。

1775年5月27日，インゴールシュタット大学の審査団が派遣されたが，結果は，ガスナーに有利なものであった。またメスメルも違う審査団に任命された。メスメルは次のように報告をした。「ガスナーは，決してハッタリ屋ではなく，ただそれと知らずに動物磁気で患者たちを治していただけだ」(Ellenberger, 1970)。1775年6月，レーゲンスブルクの領主兼司教は，ガスナーが異端でないかどうか審査させ，あまり派手な活動をしないように指示した。しかし，結局，ガスナーに好意的でないウィーン宮廷により，ポーンドルフという寒村に追いやられてしまった。

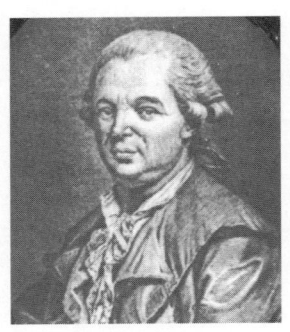

図1-3　フランツ・メスメル(1734-1815)

　ガスナー流の祓魔術を，医師メスメルが，動物磁気による治療法であるとした1775年は，一つの重要な転換点であった。メスメルは，1773年から1774年にかけて，エスターリン嬢(Fräulein Oesterlin)という27歳の患者の治療をした。この患者の治療に際して，鉄を含んでいる薬を飲ませ，身体には磁石を3個貼り付けた。これは，メスメルが「ガスナーの方が，けたはずれの磁気をもっていて，自分の力はそれほどでもないので，何かの手段で増幅しないわけにはいかないのだ」(Ellenberger, 1970)といっていたことと関係があると思われる。

　この治療原理については，次のように説明した。治療者メスメル自身の中に蓄積していた流体が患者の中に磁気流を生じさせたのである。この磁気流を動物磁気(magnétisme animal)と呼んだのである。また，メスメルは，病気にはそれぞれ特別な形のクリーズ(crise，分利)があり，患者がクリーズ誘発法を何回か受けると，クリーズ現象そのものが次第に軽症化し，果ては消え失せる。これが「治るということ」であると考えた。メスメルのいうクリーズについて少し説明しておこう。

　これは，痙攣(けいれん)的なものであり，磁気術師が，潜在的だった疾患・症状を，人工的に顕在化させたものをいう。そのことによって磁気術師が疾患を左右しうるようになることである。そしてこのクリーズは1回の激しいクリーズより，比較的弱いクリーズを何回か起こさせたほうがいいと考えられた。メスメルは，この治癒のために必要なクリーズをつくりだすためには，磁気術師と患者の間にラポール(rapport)ができ上がっていなければならないと考えた。しかし，シェルトーク(Chertok, L., 1973)らによると，このラポールという言葉が表す意味は，今日の精神療法家が使う意味とはだいぶ違うようである。メスメ

ルには，患者との心理的関係を考えるという視点はなかった。彼が，患者との間にラポールを築き上げるためにしたことは，例えば動物磁気の流れのために，自分の両膝(ひざ)で患者の両膝を挟んだり，患者の両手親指と自分のそれをこすり合わせたりすることであった。このような身体接触，しかも一方通行的な関係を表す言葉としてラポールという用語を使ったようである。

メスメルは，患者に「言語的対話」を禁じることによって，ただ「身体的対話」のみが許される深い退行に陥ることを強いた。また，このメスメルのクリーズについての考え方は，治療者と患者の間に治療的に操作可能なものをつくりだし，それに働きかけることにより本来の病気を治すという構造を考えるという点において，フロイトが『想起，反復，徹底操作』(1914)の中で述べていることを思い浮かべさせる。

> 「われわれは必ず，病気の一切の症状に対して，転移性の現象という新しい(操作的な)意味を与え，通常の(起源)神経症を，転移神経症に置き換える操作に成功しうるわけであり，またこの転移神経症は，分析治療によって操作的に癒すことができるものである。このようにして転移は，病気と健康な生活との間の中間領域(Zwischenreich)をつくり出すのであり，前者から後者への移行はこの領域を通じて完成されるのである。この新しい状態は病気としてのすべての性格を引き継いではいるが，しかもそれは人工的な病気であって，そのどの部分に対しても，われわれが手を加えることが可能なものである。……またそれは一時的な状態(Provisorium)であるという性質を有している。」

ただフロイトの場合は，治療者-患者の動的な対人関係の中で，操作可能な中間領域がつくられると考えたのに対して，メスメルは磁気治療者が一方的にそれぞれの病気に応じたクリーズを引き起こすとしたところは，基本的な認識の仕方において大きく違うところである。

メスメルは，1780年ころになると，1人ずつ治療できる限度を超えた患者数を抱え込んでしまい，集団治療を始めた。ここに，磁気桶(バケー，baquet)が登場する。まわりに20人は優に座れる磁気桶があり，この磁気桶のまわりには，まわりに座る人数と同じ数の穴が開けてあり，この穴から直角に曲がった鉄棒が出ている。そしてこの鉄棒の先端を身体の部分にあてがう。さらに，隣合わせた患者同士は，磁気桶から出ているひもで互いに結ばれた。

このメスメルの方法が広がり，騒然となってきたので，ルイ16世は，1784年3月12日天文学者バイイ(Jean Sylvain Bailly)を委員長とする，当時第一級の科学者たち(化学者ラボアジェ(Lavoisier, A.L.)，医師ギョタン(Guillotin),

アメリカ合衆国駐仏大使ベンジャミン・フランクリン（Benjamin Franklin））からなる審査委員会をつくり，審査させた。審査の争点は，メスメルが本当に患者を治癒させているかどうかよりも，新物理的流体を発見したというメスメルの主張の当否についてであった。委員会の結論は基本的に二つであり，一つは，磁気流体なるものが物理的に存在する証拠はまったくなかった。他の一つは，治療効果はないとはいえない。しかし，それは，患者の想像の力に働きかけて起こるものであるというものであった。この審査委員会の報告書には，秘密の追加報告書があり（Ellenberger, 1970），それによれば，磁化された女性患者が男性磁気術師に対して，性的魅力を及ぼすために生じる危険性が指摘されていた。

　1784年8月，リヨンの調和協会は，メスメルの腕前をプロイセン王フリートリッヒ大王の弟，ハインリッヒ大公の前で披露することを求めてきた。ところがメスメルは，この実演に失敗してしまった。メスメルにとっても意外なことだったのであろう。その直後，パリから姿を消してしまった。

(2)　磁気睡眠時代

　メスメルの熱心な弟子に，ピュイゼギュール家の三兄弟がいた。動物磁気史上それぞれが重要な役割を果たしている。長男のピュイゼギュール侯爵（アマン－マリー－ジャック・ドゥ・シャストネ：Amand-Marie-Jacques de Chastenet, Marquis de Puységur）は，磁気睡眠を発見した。ピュイゼギュール侯爵にとって重要な患者は，ビクトル・ラース（Victor Race）であった。

　ビクトルは，軽い呼吸器疾患を患っており，簡単に磁化された。他の患者と違い，痙攣も運動錯乱もなく，独特な睡眠に入るのであるが，この状態は，通常の覚醒状態よりさらに覚醒しているように見えた。声を出してしゃべり，いろいろな質問に答え，頭の回転も良くなった。このとき，ビクトルは23歳であった。

　ピュイゼギュールが67歳のとき，58歳になったビクトルが重病にかかっているのを知り，ビクトルの家を訪ね，再び磁気をかけた。ビクトルは磁気睡眠に入ると，はるかな過去の夢遊状態を細部にまでことごとく記憶しており，この事実にピュイゼギュールは心打たれた。

　ピュイゼギュールは，メスメルの物理的流体説の空疎さを知り，真に治療において働くものは，磁気術者の意志であるとした。このピュイゼギュールの新式磁気術は，迅速に広まり，メスメルは非常に不機嫌になり，磁気睡眠はクリー

ズの一つの形に過ぎないとした。

　ピュイゼギュールは，治療者-患者関係は一方的な関係でなく，患者を対話者であるととらえた。患者を治そうとする治療者の意志や患者自身の人格，2人の関係の間に起こってくる情動的な因子をも考慮にいれた。さらに，治療者が患者の気にいらないことを，あくまでさせようとすれば，患者はひどく苦しんだあげく突然，磁気状態から脱してしまうであろう。そしてこのことは，患者にとって修復しがたい苦しみになるであろうと考えた。

　シェルトークによれば，患者の治療者への固着や，治療者の患者に対する過度の関心や自信の不足などについての問題，すなわち後にフロイトが提起する，転移，逆転移という現象についてピュイゼギュールは概念化はしていないが，すでに気づいていたといえる。

　前述したように，メスメルにおいても，治療的操作が可能なものとして，フロイトの中間領域的意味あいをもつクリーズを考えたが，ピュイゼギュールの場合は，治権者-患者の情緒的，対話的相互関係の中で，患者の治療者への固着，治療者の患者への過度の関心などが起こると考えたという点において，転移，逆転移にかなり近いものになっている。

　ピュイゼギュールの考え方によれば，病気の症状は，例えば子どもが救いを求めても，助けが見いだせず失望するような心的外傷体験をもつときに現れる。この失望により，患者の「被催眠能力」が引き起こされ，患者は一挙に他人の助けを受けやすくなる。つまり，症状が，患者に深い退行と全能者への服従を強いるのである。そして，待望の救いを得てしまえば，患者はもはや治療者の必要を感じなくなる。病気の症状については，こんなふうに考えたようである。シェルトーク(1973)によれば，ピュイゼギュールは，磁気術の場で患者は退行して幼児期の葛藤に達するが，その幼児期にもった感情(例えば，もううんざりだ，くそったれ，出て行ってやる，など)は言語化による排出の形をとって現れるのではなく，例えば，嘔吐，失神，下痢などのような精神身体症状として現れるという理屈を考えていたという。

(3) 催眠術時代

　ブレイド(James Braid)はマンチェスターの外科医であるが，1841年にフランスの磁気術師ラフォンテーヌ(Lafontaine)の公開実験を見て，磁気現象の実在を信じるようになり，これは，神経性睡眠であるとして，催眠(hypnotism)と名づけた。ブレイドはすべてを大脳のメカニズムに帰着させて考えるため，

ピュイゼギュールが考えたような2人の人間の間の情緒的相互関係についてはまったく無視している。しかし，言語的暗示によって，さまざまな催眠現象が得られるという暗示の概念の導入は，メスメル以来の流体理論を退け，催眠の歴史の上での大きな前進を意味した。

フランス，ボルドーの外科医アザン(Azam)は，ブレイドの催眠を麻酔の方法として用いた。ブローカ(Broca, P.)は，催眠麻酔による手術を行い，1859年12月5日に科学アカデミーで報告をした。

リエボー(Liébeault, A. A.)は，それまで10年間，田舎医者としての生活により蓄えたわずかの財産をもとに，1860年よりナンシーにおいて催眠の研究と無料で催眠による治療を行い始めた。最初は，患者の視線を輝く物体に固定させるというブレイドの方法を用いていたが，それに満足できず独自の方法を編み出した。それは，睡眠に入るときに見られる主要徴候(眠りたいという欲求，眼瞼が重くなる，眠くなる，感覚が鈍くなる，等)を，患者に向かって穏やかな口調で何度も繰り返し伝える。こうして，重複した同じ目的をもった暗示を与えることにより，眠るという観念が少しずつ患者の心に浸透していき，ついには定着(催眠状態にはいる)するようになるという方法であった。このようにリエボーは，催眠を起こす要因は身体的作用ではなく，心理的過程，なんらかの観念，言語的暗示といったものにほかならないと結論した。

1882年，ナンシー大学医学部の教授であるベルネーム(Bernheim, H.)は，リエボーの実験を見て，自ら催眠を行うようになった。1884年には，「催眠状態と覚醒状態における暗示について」という論文を発表した。この論文の中で暗示と催眠を一つにして考え，むしろ暗示がすべてであるという考えを述べた。数年後には，師リエボーに反して，催眠術はなく，あるのは暗示だけであると主張するようになり，催眠とは暗示によって誘発させられる強制的暗示状態であると考えた。ベルネームは催眠を次第に使わなくなり，同じような効果は覚醒状態における暗示でも得られるとした。この手続きのことを「精神療法」(psychothérapie)と呼んでいた。

ジャン＝マルタン・シャルコー(Jean-Martin Charcot)という偉大な人物を中心におくサルペトリエール学派は，ナンシー学派と比較して強力な組織であった。

シャルコーは，1884，1885年の外傷性麻痺についての研究などをふまえて，ヒステリー性麻痺，外傷後麻痺，催眠性麻痺を力動性麻痺群(paralyses dynamiques)として，神経系損傷の結果生ずる器質性麻痺と対立する位置にお

1-2 神経症の発見と無意識の世界

いた。シャルコーはこれらの研究にあたり，実験的に催眠術を手段として，ヒステリー状態と同一の臨床像を再現させた。その際に，サルペトリエールのヒステリー特別病棟に入院中の豊かな能力をもった女性患者を被術者として選んだ。この患者たちは，シャルコーがいろいろな場での講義において臨床例を示説する際に使われた。これらの花形患者の中でも，有名だったのはシャルコーの臨床講義の絵画に描かれているブランシュ・ヴィトマン（Blanche Wittmann）であった。シャルコーは，ヒステリーという不思議な病気に興味をもつようになった。ヒステリー患者は，例えば眼になんの身体的障害もないのに，目が見えない状態になっている者であったり，またなんの身体的異常もないのに，歩行や聴覚の異常を示したり，また手足の感覚を失うという奇妙な症状を示す患者であった。

シャルコーはサルペトリエール病院において，毎火曜日の午前は，新患を医師，学生を前にして公開診察する日に当てていた。素晴らしい臨床眼で，希有な疾患でさえ迅速正確に診断するさまは，見学しているものにとり，とても楽しいものであったという。

また毎金曜日の午前に行われる講義は，最大の呼び物であった。講義の様子をエレンベルガー（1970）から引用しよう。

> 「講義の準備はいつも周到をきわめていた。講義開始のずっと前から大講堂は，医師，学生，作家，それに物好きな群集で満員だった……午前 10 時に，ナポレオンかダンテを思わせる身のこなしでシャルコーが入ってきた。助手の群れと，しば

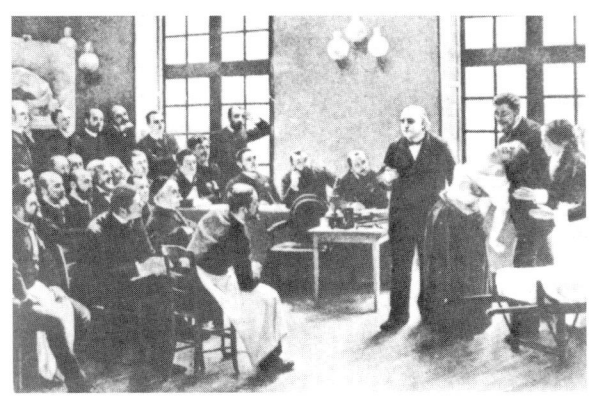

図 1-4　シャルコーの臨床講義（ブーイエ筆の油絵）

しば国内からの名のある訪問者がシャルコーの後について入ってきて，1列目に着席した。聴衆が水を打ったように静まりかえっている中で，シャルコーは低い声で講義を始める。……生来の演技力を発揮して，その疾患に罹っている患者の挙措動作，表情，歩き方，発声を模倣して見せた。それから，その疾患の患者が連れてこられる。……問診でシャルコーと患者が交わす対話は，ドラマのようであった。いちばん目覚ましいドラマは，ヒステリーと催眠術の講義であった。……教え方が非医師はもちろんのこと，医師の多くをも魅了したこと，特に，フロイトなど国外からの訪問客を呪縛(じゅばく)するほどの効果を発揮したことは容易にうなづける。」

真の器質的麻痺(まひ)は，原因となる身体的障害がある。ヒステリー患者に，奇妙な麻痺や機能喪失を引き起こすのは，どんな種類の障害(傷)であろうか。フロイトは，この点についての疑問をシャルコーに聞くと，「ヒステリーの麻痺を起こすのは，ダイナミックな心的外傷かもしれない」と答えたという(Rachel Baker, 1952)。シャルコーのヒステリー研究は，ジャネ(Janet, P.)やフロイトによって発展させられていくことになる。

(4) 現代力動精神医学の始まり

ジャネ(Pierre Janet)はシャルコーの弟子であり，最初はサルペトリエール学派の理論を支持していたが，後になってナンシー学派の理論の正当性を，つまり催眠における心理的因子の優位性を認めるようになったという。ジャネは，1893年に，「ヒステリー患者の心理状態」という論文を書き，これによって医学博士の学位を得ている。ジャネは，ヒステリーの形成と症状における無意識的因子の重要性を認め，実際に「無意識」という言葉を用いた。そして，この「無意識」という言葉は，ダイナミックな心理的な因子という意味合いを含ませていたようである。

ジャネは，しだいに催眠現象そのものに興味を示さなくなり，ヒステリー症状を「自動化された行動様式」と考え，その原因を心理的緊張の低下によって，心理的統一の能力が弱化し，二，三の心理的機能が意識の範囲から逸脱したり(ヒステリー性麻痺のように)，あるいは低級な孤立した心理的機能が一時的に人格全体を占領したり(夢中遊行症のように)することに求めるようになった(荻野恒一, 1964)。つまり，ジャネは，神経症や精神病を「より低級な段階に転落(退行)した行動様式」の具体的表現であると考えた。生活史的な葛藤や挫折によって，莫大な心理的力を消費し，心理的緊張を保つための必要なエネルギーを欠くことになる。すると，その人間は容易に低級な行動段階にまで転落しうる。

1-2 神経症の発見と無意識の世界

この心理的エネルギー概念と心の病気の関係についての考え方は，フロイトのリビドーの固着という考え方にも，同様なものを見ることができる。すなわち，乳幼児期のある時期において，子どもの過度の甘やかしや過度の満足が与えられたり，逆に，子どもが過度の禁止や心的外傷体験にさらされ続けたりすると，その状況に適応するために過大なエネルギーを使うことになる。そのために使った防衛機制は，その後も引き続いて存在し続けることになる。フロイトは，このような意味ある体験をする時期を固着点と呼び，後になにかのきっかけで，この固着点に舞い戻るのを退行現象と呼んだ。この退行した点にとどまって出発できなくなっているのが神経症などの病気の状態であり，この固着の時期と心の病気の種類には強い関係があると考えた。

フロイトは，1885年から1886年にかけて，サルペトリエールに滞在し，シャルコーのもとでヒステリーや催眠の諸現象に直面した。

> 「サルペトリエール病院は，当時，各地から留学生が集まる，ヨーロッパにおける神経病学のメッカであった。とりわけシャルコーは，その当時まで，子宮の病，あるいは原因不明の肉体の疾患かさもなければ仮病か，あるいはもっと迷信的に中世には悪魔つきとみなされていたヒステリーという不可解な病気を科学的医学的に扱う方法と定義を初めて確立した権威者であった。しかもシャルコーは，ヒステリーの症状が，心理的原因によって起こる病気である事実を実証する方法として催眠を用い，その暗示作用によって本物のヒステリーと寸分たがわぬ四肢の運動麻痺などの症状を引き起こしたり，消失させたりして見せたのであるが，このシャルコー先生の観察を身をもって目の当たりにした体験こそ，はるかウィーンからやってきた留学生フロイトが，それから約10年後に精神分析を創始する，いわば原体験になったのである。……さらにフロイトがシャルコー先生から学んだのは，無意識の心理作用が，ヒステリーでどんなに大きな力をふるっているかについてであった。フロイトもパリからウィーンに戻り，1887年以後は，シャルコーから学んだ催眠暗示の方法を用いるようになり，人間の意識にはまだ知られていない，ある強力な心理的な作用，つまり無意識が存在しているにちがいないという強い印象をもつに至ったのであるが，さかのぼれば，このような無意識への注目もまた，シャルコー体験に発しているのである」（小此木啓吾，1978）。

1892年，フロイトは，シャルコーの「火曜講義」の翻訳の注釈の中で，ヒステリーの発病に関して重要な役割を果たした光景の再現が，あらゆるヒステリー発作においてもつ重要な意味について強調している。1893年の「ヒステリー現象の心的機制について」の中で次のように述べている。

「われわれの研究からも，ほとんどすべてとまではいかずとも，多くのヒステリー症状には，心的外傷と呼ばざるを得ない誘因のあることが明らかにされている。恐怖，不安，恥辱，心的苦痛のような苦痛の情動を呼び起こすような体験はすべて，心的外傷として作用しうるのである。……誘因となる事象の回想を完全な明白さで呼び起こして，それによってこれに随伴していた感動をも呼び覚ますことに成功し，その上で患者が自らその事象をできるだけ詳細に述べて，その感動に言葉を与えるようにすれば，個々のヒステリー症状はたちどころに消滅し，2度とは起こるものではない。」

　フロイトは，催眠から大きな刺激を受け，また夢中でもあったが，実際の治療にはそれほどは使っていないようである。その理由の一つとして，フロイトは催眠が下手であったという説もある。フロイトの技法は，催眠浄化法→前額法→自由連想法という流れで変化している。

　フリース(Fliss)への手紙などから推測すると，催眠技法を使っていたのは1887年から1896年ころの間に限られているようである。前額を圧迫する方法は，1892年の症例であるルーシー R. エリザベートあたりから，1904年ころまでといわれている。エリザベートに対しての治療技法については，「私は頭を圧迫する方法を思いついた。……圧迫した瞬間に心の目に映ったもの，あるいは回想として，ひらめいたものがあったら，そのまま報告するように求めた」(1895)と書いているように，圧迫しながら自由に語らせるという方法（前額法）を用いている。つまり，この症例エリザベートは，本格的な自由連想法という方法に移行するあたりの技法を使っているといえよう。本格的な自由連想法を適用するようになったのは，1907年ころの症例ねずみ男になってからである。

　自由連想法は，心の病気の原因となる無意識的なコンプレックスに到達する最も有効な方法として，以後，発展させられることになるのである。

　この章で見てきたように，無意識的な心理過程についての知は，遠くは悪魔祓いとか，シャーマンによる治療の時代から蓄積されていたといえる。しかし，その無意識を科学的に取り扱おうとしたのはジャネであり，フロイトに始まるといってよいであろう。例えばフロイトの場合，ヒステリーの治療の中で，ヒステリー症状は心理的な原因によって生じており，それは患者の幼少期における性的な心理的外傷体験によると考えたのである。この心理的外傷体験については，患者はそれをまったく意識していない，つまり無意識であると考えたのである。無意識はこのような流れの中で，フロイト理論の中に登場してきたのである。ジャネの場合も，ヒステリー症状は「意識下固定観念」によると考え

ており，フロイトの場合とほぼ同様である。これは，フロイト流にいえば，無意識的なコンプレックスを指した言葉であろう。ジャネにおける1890年の症例アシールは，力動精神療法による最初の悪魔つき症例であるといわれる。催眠を通して発見されたヒステリー，そのヒステリーの治療の中で無意識が発見され，無意識の発見は力動精神療法へとつながっていくのである。

> **Column 1**
>
> ### 転移・逆転移
>
> グリーンソン(Greenson, R., 1967)は，転移(transference)を次のように定義している。「転移は現在の人間関係に向かう感情，欲動，態度，防衛についての経験である。それらは現在の人間にふさわしいものではなく，早期幼児期の重要な人物との関係に由来する反応の反復であり，無意識的に現在の人物へと置き替えられたものである。」
>
> ここで重要なことは，治療場面という現在の人間関係でいえば，患者は，治療者との人間関係において，自分が転移を起こしていることに気づいていないことである。つまり無意識のうちに起こっているのである。
>
> フロイト，S. は，『想起，反復，徹底操作』(1914)の中で次のように述べている。…被分析者は，忘れられたもの，抑圧されたものからは何物も「思い出す」わけではなく，むしろそれを「行為にあらわす」のである。彼はそれを(言語的な)記憶として再生するのではなく，行為として再現する。彼はもちろん，自分がそれを反復していることを知らずに(行動的に)反復しているのである…
>
> 患者は，抑圧し，神経症の原因ともなっているものを転移という形で，治療状況に再現してくるのである。それゆえに，転移現象に注目することは，精神分析療法の中では基本的かつ重要なことである。
>
> 逆転移(counter-transference)とは，転移の場合とは逆に，治療者が患者に対して向ける無意識的な態度，願望などをさしていう言葉である。
>
> 患者が転移により，治療者に過度の愛情を向けたり尊敬したり，逆に治療者を馬鹿にしたり憎しみを向けたりするようになる。すると分析医・治療者は，これらの患者の態度に対して，さまざまに反応する。これが逆転移である。

Column 2

傷跡のない手術——心霊手術

　1章で述べたような古代的治療が，現代においてもまったくすたれたわけではない。これらは民間療法として，宗教と医療が混じり合った形で存続している。これらはふだんはあまり，われわれの目に触れないが，なにかの事件をきっかけに，それらが白日のもとにさらされることがある。

　新聞の報道によると，1986年4月，フィリピンの女祈祷師と日本人の協力者たちが，痛くない手術，メスも使わず傷跡の残らない手術として宣伝し，生理痛のOL（24歳）から高額の治療費を受け取っていたことがわかり，医師法違反の疑いで逮捕された。方法は，腹部に針を刺し，痛みを感じさせ，「悪いところはここ」と教え，手術を行う。その際，血が吹き出るが，これはじつは脱脂綿に浸したウシの血であった。そして，悪性の腫瘍として腹の中から取り出すが，これはウシやニワトリのレバーであった。この血やレバーは近所の肉屋で買われたものであった。

　この記事からいくつかの問題点が考えられるであろう。生理痛という診断は果たしてそうなのか。推測にすぎないが，このような患者はいきなり，このような治療を受けに行かないのが普通である。いろいろ医師をめぐり歩いて，しかたなくこのような治療に行き着く。そこには近代医学に対する不信がある。このような患者はノイローゼ的な人であった可能性があり，手術自体に心理療法的意味があったのかもしれない。このような治療は法的にはともかく，まるきり詐欺というわけでもない。痛くなく，傷の残らない手術は誰もが望んでいることである。とくに若い女性においてはそうである。われわれはどこか心身に欠点をもっている。それが何かわからないが，取り除いてくれることを期待している。そのような無意識的な期待にこの技法は応えようとしていることは確かである。そして，その手術をされた時，患者はほんとうに腹の中をかき回され，悪い部分を取ってくれたという爽快感を感じるようである。現代医学でも，自分の手術して摘出されたもの（虫歯，結石，腫瘍など）を見せられるのは，感激する瞬間である。患者もこのような手術が半ば嘘であることを知っていることが多い。交通祈願のお守りは，それが半ば嘘と知りつつ買っているように，この手術も心理的手術の意味として効力をもたらすことがないわけではない。しかし，いったんウシの血と知られてしまえば，このような効力はすっかり失われてしまう。

知覚の世界　2

2-1　はじめに

　より深く人の心をわかろうとする時に，そもそも私たちは，どのようにして「世界」を体験しているのかに気づく必要がある。人の「知覚」について考えてみることは，その手始めとなるだろう。

　ブルーチーズを食べたことがあるだろうか。この食べ物は個人個人によって違った捉えられ方をされる。ある人にとっては，とてもおいしいものであり，そのような人にとっては，あの独特なにおいでさえ，たまらなく食欲を刺激する。一方，当然きらいな人もいるわけで，そのような人にとってみれば，そのにおいをかぐということは，とんでもない行為となってしまう。

　このような体験の仕方の違いは，味覚や嗅覚の問題としてだけ起こるのではなく，われわれの日常生活の中では，よく起こっている。

　ある小学生が突然学校に行かなくなった。両親が理由を尋ねると，担任に厳しく叱られたからという。担任に事情を聞くと，その日はクラス全員を叱ったという。けれども，そのことは，ある子どもにとっては学校に行かなくなるきっかけになるほど恐怖体験として捉えられ，その一方では平然と登校を続ける子どももいる。この個人個人の感じ方，体験の意味づけの違いは何を示しているのだろうか。

　現代においては，心理学は「行動の科学」として定義され，行動は行動主体のさまざまな条件と，その主体を取り囲む環境条件との相互作用として理解されている。この環境と呼ばれるものは，単に行動主体から切り離されて独立に存在する物理的・地理的・社会的空間だけを意味するものではない。人の行動をよりリアルに理解しようとする心理学においては，むしろこのような物理的・地理的・社会的環境を，その個人がいかに受けとめているのかということが大切であり，そこでの知覚体験が，人にとっての現実的な環境であることが明らかにされている。行動はその人が受けとめた環境の中で行われるのである。つまり，個人が知覚している限りでの空間の中で，われわれの行動が起こるのである。その意味では，人間が行動する際に最初の手掛かりを与えてくれるもの

として,「知覚」作用を考えることができよう。また,一般に行動主義心理学が好んで用いる,「刺激(S)に対する反応(R)」という図式も,上記のような知覚という主体の内的な体験を通して初めて成立するものなのである。

ここでは,単に知覚の作用や機能について触れるのではなく,知覚すること自体がその人にとっての意味的世界を作り出していることを視野に入れながら,検討をしてみよう。

2-2 知覚の定義

知覚は,一般的には「外部の物事(状況やその変化)を感覚器官を通してつかむ働き。それは一定のものに対して特別の適応を行うために,その物の性質をつかむ作用である」(岩波小辞典『心理学(第2版)』より)とされる。

また,「知覚は感覚器官を通して現前の外界の事物やでき事,あるいは自分の身体の状態を認知する働きである」(八木冕編『心理学Ⅰ』,p.75,培風館)と定義されている。しかし,この定義に基づけば,知覚はあくまでも「働き」,「作用」としてのみ捉えられ,知覚は単なる情報獲得機能としてのみ捉えられることになってはいないだろうか…。われわれの日常的な体験から見れば,そこにはさまざまな意味的世界が展開されているはずである。

知覚するわれわれは,さまざまな選択を行い,生のままの現実・事物をそのまま受けとめるのではなく,そうした「事物」の,自分にとっての「世界」を作り出しているのである。

前述した登校をしなくなった子どもの体験を例にとってみよう。担任が叱ったということは,いわゆる客観的な事実として存在するであろう。しかしながら,その「事実」の受けとめ方においては,そこにいた子どもたちが,それぞれ自分にとっての意味的世界を構築して受けとめたのである。つまり,ある子どもはそこに恐怖を作り上げ,ある子どもはまた別の世界を作ったのである。知覚するということにおいて,それぞれが,自分にとっての内的な世界を同時に構成しているのである。その意味では知覚は,「主体である人間が自己,他者,もろもろの事物事象とのかかわりの中で,これら自体やその変化を感覚し,それを通じて認知した内的世界を構成する心的な働き」(早坂泰次郎他,1976)と定義した方が,われわれの日常的体験により近いのではないだろうか。

医療,および医療の周辺に位置するわれわれにとっては,病気そのものの知覚よりも,その病気によって何かを心の中に作り上げている人々に出会うこと

の方が多い。つまりわれわれの知覚は常に「世界」を再構築しているのである。しかしながら，このように述べてくると，内的な体験世界のみを優先し，われわれが1個の有機体として存在しているという事実を忘れがちになる。ひとりひとりの体験世界を重視したとしても，知覚現象の中には事物的な側面があり，われわれは事物とのかかわりの中で生きている。以下においては，まず，知覚の有機体の基礎としての事物的側面について述べることにする。

2-3 事物的な知覚世界

(1) 感覚の種類（様相_{モダリティー}）

感覚とは外界の物理的刺激を感じることである。感覚器官はちょうど物理学上の装置と同じように，自己が受け取る印象を記録する。眼は光を感じ（視覚），耳は音を感じる（聴覚）。他に味覚，嗅覚，触覚がある。それらを分類すると表2-1のようになる。

表 2-1 感覚の種類

感 覚 名		所 在	感覚器官	妥当刺激	例
視 覚		眼	網 膜	光	明暗・色彩
聴 覚		耳	蝸 牛 殻	音	音（高低・音色）
嗅 覚		鼻	嗅 粘 膜	空気中の化学物質	腐敗性，果実性 花香性，焦臭性 樹脂性，薬味性
味 覚		舌	味 蕾	口内の液体中の化学物質	塩からい，すっぱい，甘い，苦い
皮膚感覚	温 覚	皮 膚	温 点	温・熱	あつい（35～70℃）
	冷 覚	皮 膚	冷 点	寒・冷	つめたい（10～30℃）
	触（圧）覚	皮 膚	圧 点	身体に対する圧・触	
	痛 覚	皮 膚	痛 点	輻射刺激，電気刺激，化学刺激，機械刺激が過度	痛い
平 衡 感 覚		耳	三 半 規 管	身体の位置の変化	
運 動 感 覚		筋 肉 関 節	筋紡錘体 ゴルジ錘体 パチーニ小体	身体部分の運動	
有 機 感 覚		身体内部の諸器官		身体の一般的状態	渇き，空腹，排泄のもよおし，性感，腹痛

(2) 感覚の成立
① 感覚伝達の経路
刺激→感覚器官→神経経路→中枢部

刺激を受容する感覚器官と，受容した刺激をそれぞれの中枢部に伝える神経経路，そして感覚器官に与えられる刺激が必要とされる。その際，無感覚器官は一定のほぼ妥当な刺激だけしか受容しない。

② 順応現象 (sensory adaptation)
たいていの感覚は，刺激が長時間続くと慣れを生じて鈍くなる。例えば，騒音の中に入ると，最初はうるさくて，人と話していても相手の声が聞き取れないが，慣れてくるにしたがって周囲の騒音は耳に入らずに，話し相手の声が聞きとれるようになる。また，この逆に感覚が敏感な方に順応することもある。例えば，映画館に入ったばかりのときには，場内はとても暗く感じられるが，暗闇に慣れるにしたがって場内のようすが見えるようになる。この際，暗闇への順応を暗順応といい，明るさへの順応を明順応と呼んでいる。また痛みは順応がなかなか起こらないとされている。

(3) 刺激の選択
① 刺激閾・刺激頂
光が弱すぎたり，音が小さすぎると，物を見たり聞いたりできないように，刺激が弱すぎると知覚は成立しない。このような知覚がようやく起こる境い目（下の限界）の刺激の強さのことを刺激閾（いき）(stimulus threshold) という。刺激閾の中でも，対象がまとまった，意味あるものとして認知できる限界の刺激閾は認知閾（いき）と呼ばれる。

逆にあまりに強すぎる光は見ることができないし，大きすぎる音も聞きとることはできないように，刺激があまりに強すぎても適正な知覚は生じない。一定の知覚が生じる刺激の強さの上の限界を刺激頂 (terminal threshold) と呼ぶ。

人間の感知できる光エネルギーの範囲は，波長が 400 ミクロン（1 ミクロン = 10^{-6} メートル）から 750 ミクロンの間に限られている。また，聴覚の場合，人間が音として知覚できる範囲は波長と振幅のそれぞれの刺激閾と刺激頂に囲まれた部分が人間の可聴領域，すなわち知覚可能な範囲ということになる。

② 弁別閾
感覚器官に加えられるエネルギーは，一定の範囲でしか刺激となりえない。われわれが差異や変化を弁別できるかどうかの境い目の刺激の変化量のことを

Column 3

感覚遮断の実験

われわれは時々刻々と外界からさまざまな刺激を受け，知覚体験をもつ。このことはまた，われわれが覚醒の状態を維持し，正常な意識活動を続ける上に重要な意味をもっている。このことを実証したのが感覚遮断の実験である。普段われわれが受けている刺激を最小限にした状態でベッドに仰臥していたらどうなるであろうか。つまり，①刺激の入力を最小限にする，②入力される刺激パターンを変えたり壊したりする，③社会的接触から隔離する，というような状態において，人はどのようになるであろうか。シャーレイ(Shurley, J. T., 1960)は，被験者を無動力の状態と接触制限の状態におくために，温度，光，音，振動を統制した水槽に入れる実験を試みている。

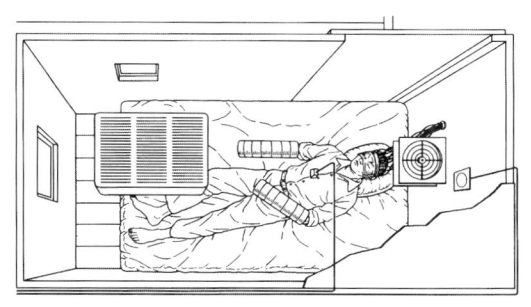

感覚遮断の実験(Bexton, Heron & Scott, 1954)

一方，ヘロンら(Heron, W., Doane, B. & Scott, T. H.)の実験は，被験者を空調の効いた半防音の部屋で，快適なベッドの上に寝かせ，パターン認知ができないように，半透明の眼鏡をかけさせ，接触刺激を少なくするために，手，腕には長い手袋をかけて，図のような部屋で実験を行った。

被験者たちは多額の報酬を受ける約束で，できるだけ長い時間，実験室にとどまることを要請された。しかし，被験者は結局この実験に長い時間耐えることができず，報酬はいらないから早く出して欲しいと願う者さえいた。

その結果として，被験者たちからは異常体験の報告があった。視野の中の事物が動いて見え，大きさ，形が変わってきて，壁が近づいたり，遠のいたりし，さらに平行線の中が膨らんだように(樽型)に見えてくる，などであった。これらの事実から，感覚を遮断されると，われわれの認知機能は低下ないしは崩壊を生じうることが示されてきた。つまり，ある程度の感覚刺激の存在によって，われわれの意識水準は正常レベルに保たれているのだということである。

弁別閾(difference threshold)と呼ぶ。

知覚の変化は物理的な刺激の変化と平行して生じるものではない。刺激変化がある一定範囲を超えたときに初めて知覚に変化が生じる。知覚閾の大きさは、おのおのの刺激について絶対的なものではなく、もともとの刺激の大きさと相対的な関係にある。例えば、手のひらにのせた10グラムの重りを11グラムに増やすと、重くなったと感じるが、100グラムから101グラムに増やしても重くなったとは感じられないであろう。前者の場合、変化は弁別閾以上であり、後者の場合は弁別閾以下だということになる。

このように弁別閾の範囲は、変化の絶体量(ΔR)だけではなく、もとの量(R)にも依存している。そして、それらの関係は

$$\Delta R/R = C \quad (C は定数)$$

という形で表現される。これがウエーバーの法則と呼ばれるものである。ΔRとRとの間には、Rの大きさとは無関係に一定の比(ウエーバー比)が存在するといわれる。ウエーバー比の値は感覚の種類によっても異なる。例えば、音の高さ(ウエーバー比 = 0.003)は音の大きさ(ウエーバー比 = 0.10)よりわずかな数値の変化で知覚の変化を生じやすい。しかし、同種の感覚であっても、刺激の強さが極端に大きかったり、小さかったりすると変わる(ウエーバー比が一定でない)ということも明らかにされている。

2-4 心理的環境とその一般的特性

このように、われわれの知覚は、有機体という基盤の上で行われ、その事物的な知覚世界では人間の感覚能力には限界があることを述べてきた。

われわれは外界にあるあらゆる刺激をありのままに受容できるわけではない。例えば、人間が聴覚で聞きとりうる音刺激は一定の周波数内に限られており、イヌが聞きとりうるような高周波の音声は人間には知覚することは不可能である。その意味でも知覚とは、外界の忠実な模写ではない。そのような知覚の限界の中でわれわれ人間は「世界」をどのように知覚しているのであろうか。

(1) 心理的環境

人間を取り巻く環境には、例えば温度や湿度などの気象条件によって規定される物理的環境、地形や地理的位置によって規定される地理的環境、他者との関係によって規定される社会的環境などに分けて考えることもできる。しかし、

2-4 心理的環境とその一般的特性

人間にとって環境とは，われわれ人間と独立してあるのではなく，主体である人との関係の中で，その人がいかにその環境を受けとめるかによってその存在は規定され，意味をもってくる。つまり，外界をいかに知覚しているかという知覚体験が，その人にとっての現実的な環境となるのである。このような環境を心理（学）的環境と呼ぶ。

ここでいう心理的環境とは，知覚を通じて認知され，それに基づいて行動が起こされるところの環境を意味している。コフカ(Koffka, K.)は，人間の行動はその人がそのとき位置している物理的・地理的空間としての環境よりはむしろ，その人自身が体験し，認知している環境とのかかわりによっていることを強調している。例えば「知らぬが仏」ということわざがあるが，知覚されていない事実は，たとえそれがいかに重大な現象であったとしても，その人にとって環境的な事実とはなりえないわけである。ゆえにその人の行動になんら影響を及ぼすことはないわけである。

心理学者のレヴィン(Lewin, K.)は，人間の行動に直接影響を及ぼす環境は，その人自身が体験し認知している行動的環境であると考え，そのような環境を「心理的生活空間(psychological life space)」と呼んだ。心理的生活空間とは，客観的物理的空間とは異なって，人間をある行動へと誘ったり，あるいは回避させたりするような（意味）をもった環境であり，レヴィンはそのような力を誘意(valence)と呼んだ。

このように考えてくると，知覚現象はひとりひとりの個人的体験となり，常に千差万別ということになる。しかし，だからといって知覚が個人的な意味しかもたず，主観的価値以外のなにものをも持たないということを意味しているわけではない。知覚は，個人的な体験である一方で，個人を越えて共通の文化圏に住む人々や，あるいは人類全体に共通する規則性と公共性も認められる。次節では，この共通性と公共性を検討してみよう。

(2) 心理的環境の一般的特性

① 図と地

いま，読者はこの本を手に持ち，まさにこの文章を読んでいる。そのとき，白い紙面に黒く印刷されたシミが優先的に形を整え，文字を学んだ経験という文脈の中で，ここに書かれた文章を知覚している。

外界の状態に弁別できる刺激の落差があるとき，二つの部分は分裂して，それぞれがまとまりを形成する。このような分裂の最も基本的な形態を"図と地

の分化"という。

　ルビン(Rubin, E.)はこのようなときに優先的に知覚される部分(文字)を図柄(figure)と呼び，印象が弱く意識からそれやすい部分(紙面)を背景(ground)と呼んだ。感覚された刺激のうち，何が図になりやすくて，何が地になりやすいかは，刺激自体のもつ特性，すなわち刺激特性にも依存している。例えば視覚刺激を例にとってみると，刺激強度の強い部分の方が，より弱い部分と比較すると図になりやすいし，面積が狭く閉じられた部分の方が広くて開かれた部分よりも図として知覚されやすい。

　刺激を受けとめる個体側の要因も図になりやすさに関与している。例えば個人の過去経験であるが，過去の経験の中で一度図として体験されたものは引き続いて図として認知されやすい。

　ここで，図2-1と図2-2のルビンとボーリング(Boring, E.G.)の図形を見ていただきたい。このような図形は，時と場合によってその見方は違ってくる。このときに図と地との間には相互作用的な関係があり，ルビンの図形についていえば，向き合う人の顔を図として選択する瞬間に高杯は背景となり，高杯を図として選択すると人の顔は背景に押しやられる。

　また，ボーリングの図形に関していえば，若い女性を選択すると，老婆の顔は背景に押しやられ，老婆を選択すると今度は若い女性が背景に押しやられる。この図形は両義図形と呼ばれるものであり，どちらが優先的に知覚されてもよいようになっている。しかし，学生らの経験では，ボーリングの図形に関して

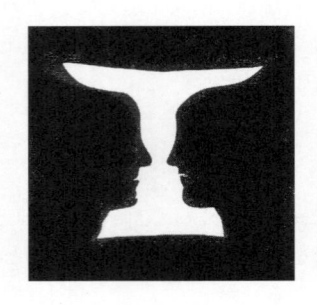

図2-1　ルビンの高杯(Rubin, E., 1921)　　　図2-2　両義図形「妻と老婆」
　　　　　　　　　　　　　　　　　　　　　　　　　　(Boring, E.G., 1930)

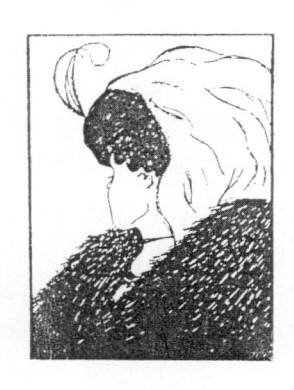

は，若い女性が優先的に知覚されることが多く，「老婆が見える」という情報を流してからずいぶんと努力を重ねたのち，老婆の姿を確認することが多い。

　このプロセスはまた，何が図柄となり，何が背景となるかについて，きわめて示唆深い。つまり，初めに若い女性にしか見えない学生たちは，老婆の姿が見えるという情報のもとで，その両義図形に立ち向かうのである。主体が刺激対象にいかにかかわるかという態度（立ち向かい方）が，何を見るのかということに大きくかかわっているのである。このことは，知覚が外界の対象の単なる模写ではないことを示すものであり，われわれは心理的環境を通して瞬間瞬間において選択的に認知し，図-地を明確にしているのである。

　② ゲシュタルト（形態）

　なにげなく楽しんでいる「カラオケ」にも，このゲシュタルトの問題が含まれている。最近の装置は唄う人の音域に合わせて自由にメロディーを移調させることができる。メロディーを移調するということは，そのときにすべての構成音が一つ一つの音としては変化していることになるのだが，われわれはあたりまえではあるが，移調させる前の曲と同じ曲として知覚し，唄いつづける。つまり諸要素の変化にもかかわらず，全体がかかわりあい，あるまとまりをもつものとして捉えられ，その曲の同一性が保たれているわけである。

　われわれが直接に知覚している世界は，主体である人と刺激事態との関係における全体の刺激布置に応じて，ある特有のまとまり，つまりゲシュタルトをもつものである。したがって心理的環境は，図-地性としてのゲシュタルト的まとまりをもつものであるといえる。

【ゲシュタルトの法則】

　われわれの周囲にはさまざまな事物がある。このような事物がいくつかあると，それぞれがまったくバラバラのものとは見られずに，ある「まとまり」を伴って知覚される傾向がある。まとまり方は刺激の布置によって，それぞれ特有の形態をとる。まとまりの要因としては図2-3のようなものがあげられるが，それは「心理学的体制は，そのときの条件の許す限りにおいて，簡潔で規則的な良い形態をとる」としたヴェルトハイマーの考えを基にしたものである。これをゲシュタルトの法則またはプレグナンツの法則という。

【ゲシュタルトの法則の要因】

　(a) 近接の要因： 互いに距離的に近いものはまとまって見られやすい（図2-3，A）。ここで近いというのは絶対的な距離のことをいっているのではなく，相対的な距離のことである。したがって，全体的な刺激布置が変われば，同じ

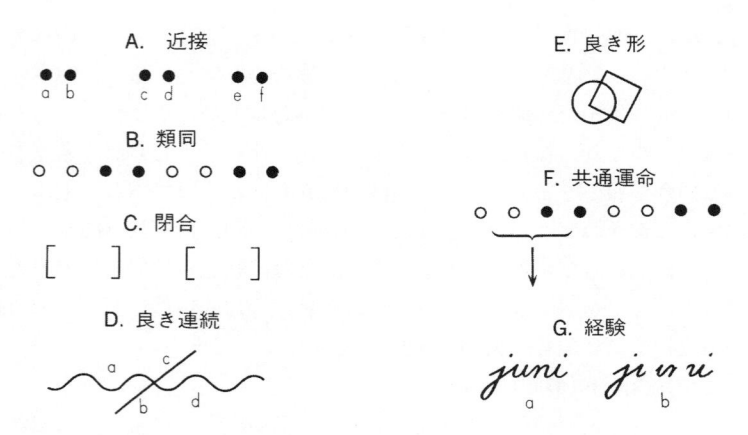

図 2-3 ゲシュタルトの法則(Wertheimer, M., 1923)

まとまりを形成していたもの同士が，それぞれ別々の領域に属するようになることもある。

　(b)　類同の要因：　他の条件が同一であれば，ある刺激の性質に関して類似したもの同士はまとまったものとして知覚されやすい(同図，B)。

　(c)　閉合の要因：　空間を囲い込んで閉鎖している部分は，相互にまとまりを形成しやすい。他の条件が等しければ，知覚的世界において最も安定した最も強固な単位となるものは，閉鎖された部分である(同図，C)。

　(d)　良き連続の要因：　他の条件が同一であれば，一つの方向につながりをもつものは，まとまりを形成しやすい(同図，D)。

　(e)　良き形の要因：　単純，規則的，対称的な図形は一つのまとまりとして知覚されやすい(同図，E)。

　(f)　共通運命の要因：　同時に，同方向へと動いているもの同士は，まとまりを形成しやすい。これを共通運命の法則という(同図，F)。

　(g)　経験の要因：　過去にしばしば観察したものは，まとまりとして知覚されやすい(同図，G)。

　知覚的世界の体制は，事情の許すかぎり最も簡潔で「良い」形態をとろうとする傾向がある。これを良き形の法則もしくは簡潔化の法則と呼ぶが，ここで「良い」というのは，規則正しく，調和のとれた，最も単純なというような特性を意味している。われわれの眼に見える世界はこの簡潔化の法則にのっとったものであるという。

2-4 心理的環境とその一般的特性   33

③ 準 拠 枠

(a) **準拠枠**：遊園地などにあるビックリハウスに入ったことがあるだろうか。座っている自分が突然に回転しはじめるのだが、じつは部屋の方が回転しているという仕掛けのものである。同じような原理を使い、形を変えたものが同様な場所にいろいろとある。このようなことは、われわれのまわりを囲む枠組みの変換によって起こるものである。つまり、逆にいえば、枠組みの存在は、われわれの（知覚）世界に安定をもたらしているのである。知覚を組み立てる際に、知覚に重要な役割を果たす一定の基準が必要である。このような基準のことを、枠組みもしくは準拠枠と呼ぶのである。

コフカは、この準拠枠が知覚にいかに強力な効果をおよぼしているかを示している。すなわち、まったく同じ図形が、それが依拠する枠組みが異なることによって、一方は正方形に一方はダイヤの形に見えるというのである（図2-4）。枠組みの存在により同一性を保つ現象に恒常現象がある。

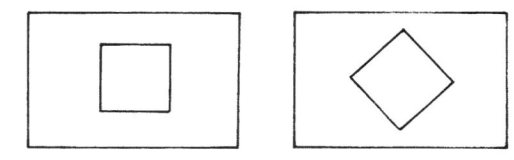

図 2-4　枠組みの中の知覚の相違

(b) **恒常現象**：われわれの感覚器官に入ってくる外的環境刺激は刻々と変化している。外的環境が常に一定ではないということもあるが、われわれ自身の立つ位置や移動などによって、つまり主体である人間の側の条件によって常時変化を遂げている。このように刻々と変化している時空間次元の中で、それにもかかわらず一定のまとまり性を有するものとして対象を捉えようとする傾向が知覚においては見られる。

対象物の属性について、網膜上には刻々に変化する刺激が与えられているにもかかわらず、日常生活の中でわれわれは、それを一定のまとまりとして知覚している。例えば、5メートル先の人を10メートル離れたところで見たとしよう。対象の像は網膜上に1/2の大きさとして映じているにもかかわらず、1/2の身長の人と知覚されることはなく、必ずしも実際より背の低い人と知覚されるわけでもない。このようにふだん住み慣れ、見慣れた世界においては、人影や木立が距離の長短によってそれほど大きな変容をおこすことなく知覚される。

このように感覚器官に与えられる刺激の特性にもかかわらず知覚される対象が比較的恒常を保つことを知覚の恒常性と呼ぶ。われわれの知覚は常に完全な恒常性が保たれるわけではなく，環境的な諸条件によって，恒常性自体の主体と環境側の微妙な変化にたえず影響を受けるものである。
　このような枠組みの効果は運動の知覚にも働いている。

(c) 運 動 知 覚

　誘導運動：周囲の動きによって誘発された運動のことを誘導運動という。実際に動いている対象が静止して見えたり，静止している対象が動いて見えるようなことがある。例えば，列車に乗っているとき，向かいの列車が動き始めると，自分の乗った列車が動き始めたように感じることがある。また，暗室の中で光点と光点を取り囲む四角の枠を同時に提示し，枠を静かに動かすと，光点の方が動いて見える。大きい枠の動きに誘発されて，小さい対象が動いて見え，大きい対象は動いては見えない。通常，運動が知覚されるのは，視野の中にある静止した対象を基準として判断が下された結果である。あるいは，自分自身の位置を基準にして（静止したものとして）運動が知覚される。

　自動運動：完全な暗室の中で一つの光点をしばらく見つめていると，実際は動いていないはずの光が動いているように見える。運動の方向は一定ではなく，いったんある方向に動き出すと，その方向にしばらく動き出すが，また止まると別の方向へ動く。夜間飛行中に静止した光点を移動する物体と見誤ったり，山で濃霧に包まれてしまった時，遠くの木の切り株を人影と見誤るのはこのためである。

　仮現運動：電車の踏み切りのシグナルのように，二つの光刺激を継時的に点滅させると，片方から他方へと光が移動しているように見えることがある。この場合，光は実際に移動していないのに，運動として知覚されるので仮現運動（apparent movement）と呼ばれる。映画やアニメーションはこの仮現運動の原理を応用したものである。仮現運動が成立するためには，光の持続時間や，空間的距離，時間感覚などが変数となる。

　このように枠組みは，必ずしも意識されるものではないが，知覚を規定する条件としてたえず働いている。

Column 4

錯視・錯覚

下の図は日頃,事物を正確に,ありのままに知覚しているはずだと信ずる無意識的信念を根底からゆり動かすものであろう。錯覚現象はさまざまな説明理論があるが,明確な説明は得られないとされている。しかし,これまで検討してきたさまざまな要因がからみ合い,その中でわれわれが体制化しつつ見ていることは感じられると思う。

1. 幾何学的錯視

A 図を見れば,知覚が外界の模写でないことは一目瞭然であろう。知覚される形が,対象の物理的・客観的側面とかなり食い違っている時に,これを錯覚,錯視という。錯視は幻覚のような病的な知覚とは異なり,刺激の物理的な状態,布

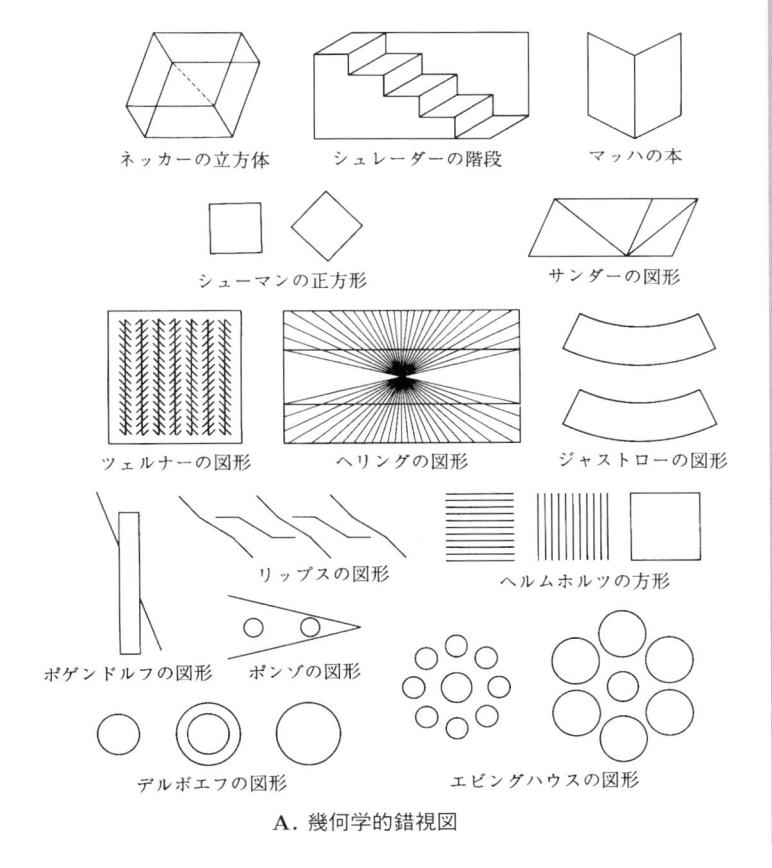

ネッカーの立方体　　シュレーダーの階段　　マッハの本

シューマンの正方形　　　　サンダーの図形

ツェルナーの図形　　ヘリングの図形　　ジャストローの図形

リップスの図形　　　ヘルムホルツの方形

ポゲンドルフの図形　ポンゾの図形

デルボエフの図形　　エビングハウスの図形

A. 幾何学的錯視図

置によって生じるものであり，誰が見ても，また何度見ても同じように生じる現象である。錯視の中では，図形の大きさ，形，長さ，方向などについて歪みを生じさせる幾何学的錯視が代表的なものである（A図参照）。錯視は知覚の異常というよりは，三次元の知覚を網膜という二次元平面で成立させることに深くかかわっているものと考えられる。その意味で，絵画の遠近法も広い意味でいえば錯視といえる。

2. 主観的三角形

B図は主観的三角形と呼ばれるものである。線がないけれども，三角形が見える（主観的輪郭線）。輪郭線の切れている部分を注視すれば輪郭線はなくなるが，図を全体として眺めると，きわめてはっきりと見える。この三角形の領域は背景に比べても印象強く（より白く），不透明で，他の形よりも手前に見える。

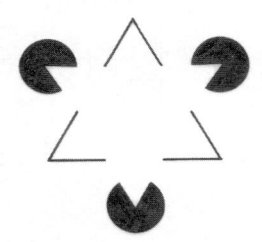

B. 主観的三角形

3. ミューラー－リエル錯視

主線の長さは等しいにもかかわらず，外向きの矢印をつけた方が内向きの矢印の場合よりも長く見える。この解釈として，グレゴリー（Gregory, R.L., 1971）は，錯視と大きさの恒常知覚との関連性について考察している。すなわち多くの錯視は，大きさの知覚に知覚過程が誤って距離の手掛かりを適用したために生じるものだと考えた。しかしこのタイプの錯視のメカニズムについては前述のように定説は見いだされてはいない。

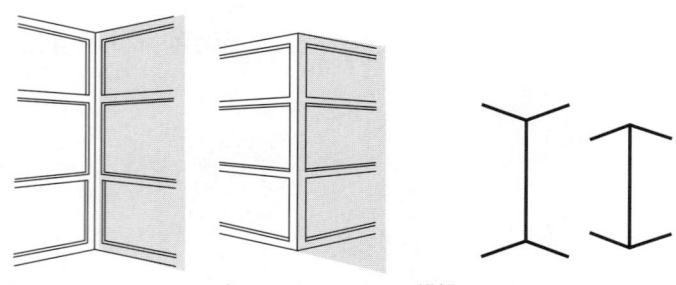

C. ミューラー－リエル錯視

4. ペンローズの三角形とエッシャーの空間

　部分部分ではつじつまが合っているが，現実には存在しえない図がある。すなわち，物理空間には存在しえない図を，知覚的に生じさせようとする一種の錯視である。D図はペンローズら(Penrose, L.S. *et al.*)による。E図はオランダの版画家エッシャー(Escher, M.C.)による。エッシャーはゲシュタルト心理学から強い影響を受けて，物理的世界には存在しえない三次元空間を二次元空間に創造した。日本においては，福田繁雄らがエッシャーの二次元空間を三次元のオブジェとして製作し，発表している。

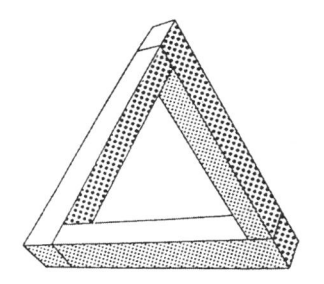

D. ペンローズの三角形

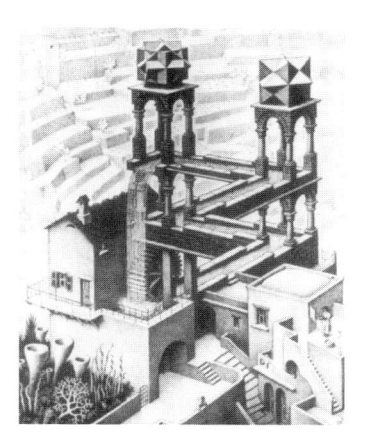

E. エッシャーの［滝］
（リトグラフ，1961）

　われわれの生活に戻して考えてみると，同じ食べ物でも，それを食べ物とみなす人と，そのような対象としない人，またそれを描く人も現れるかもしれないし，その商品価値を見いだし，売り物とする人もいるかもしれない。また，対人関係に視野を移せば，先入見や偏見といった問題は，この枠組みの問題をより明らかにするのではなかろうか。準拠枠の形成には主体の欲求，過去の経験，そして，立ち向かう態度など，さまざまな要因がからみ合っていることがわかるであろう。このように見てくると，知覚とは，主体であるその人と対象との関係にほかならないことがわかる。

2-5　主体が生きる場としての心理的環境

　意識するしないにかかわらず，われわれは外界の事物や刺激を一定の意味とともに知覚している。この意味は事物刺激自体の中には存在せず，むしろ事物に対して感じたり，働き掛けたりする主体の営みの中にこそ存在する。フランクルは「感覚器官」とは，同時に「意味の器官」であると述べている。

　同一の対象を見ていても，それに対する反応は個人個人で異なっている。これはそれぞれの人が対象に対して行う意味付与の違いから起こるものである。この意味で，われわれはそれぞれ別々の心理的な生活空間，いい換えれば別々の世界に生きているということができる。

　ひとりひとりの具体的現実にできる限り迫ろうとするとき，それは実験室の中での資料を基にするのではなく，日常的な人間関係の世界に踏み込むことも必要であり，ひとりひとりの人間がさまざまに社会的文脈に根ざしている現実をとらえる必要がある。完全とはいえないが，ニュールックの心理学はその糸口を与えてくれている。

(1)　社会的知覚の心理学(ニュールックの心理学)

　1930年代からアメリカの心理学者ブルーナー(Bruner, J.S.)らによって，提唱された社会的知覚の心理学は，知覚には知覚する主体の欲求や価値観，態度，そして過去の経験などの主体的要因が大きく影響を及ぼしているという認識を示すものであった。ブルーナーとグッドマン(Goodman, C.C.)(1947)は，10歳の子どもが日常使用しているコインがどれくらいの大きさに見えるか，見か

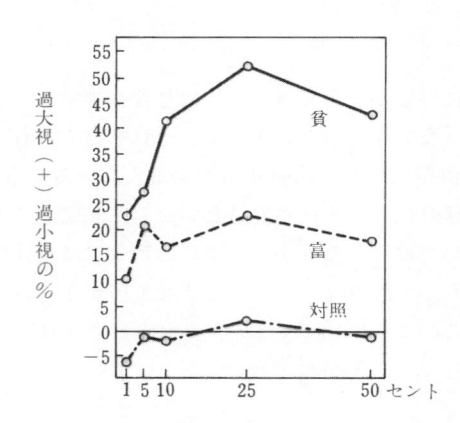

図2-5　貨幣の見かけの大きさ(Bruner, J.S. & Goodman, C.C., 1947)

けの大きさの測定を行った(図2-5)。その結果,調査した子どもにおいては,見かけの大きさが実際の大きさよりもかなり大きかったという。特に貧しい家庭の子は,豊かな家庭の子よりも大きく見える傾向があることがわかった。この場合,貨幣は社会的価値と結びついているが,社会的価値に対する欲求が強ければ強いほど,その欲求が知覚に及ぼす影響は強くなるというものであった。つまり,知覚が個人の価値基準によってなされるという解釈を示したわけである。

また,ブルーナーを中心とするグループとマクギニスらのグループが相次いで行った実験に,知覚的防衛の問題がある。これは,ある価値領域にある言語を聴覚刺激として,それの認知閾を測定したところ,その人が承認し,支持している価値領域の言語は,他の価値領域に属している言語よりも低い認知閾で反応することを見いだした。簡単にいうと,時代的な背景もあるが,その時代にタブーとなっている言葉(例えば,ペニス,姦通など)の認知閾は,中性的な言葉のそれよりも高いという知見が得られたということである。そしてこの結果は,知覚的防衛の働きであると説明されている。

自分の立場を危うくするような知覚は,前もって防衛してしまい,見えないこととしてしまうという機制である。いわば「臭いものにはフタをしろ！」というメカニズムが働くのである。この実験にはさまざまな反論があるが,しかしながら,これらの一連の研究は知覚には主体的要因がかかわっている事実を実証したという点で大きく評価されるべきものと考えられる。人が何を知覚するかは,結局,人とその人を取り囲む世界との関係にも依存することをこの社会的知覚の研究は示唆している。

このように見てくると,知覚はその人の性格傾向を著しく反映するものともなろう。このような主題のもとに,それぞれの知覚の型と性格特性との関係を明らかにしようとした研究もある。それらの主題の中でより洗練された手法として,投映法による人格検査法がある。

(2) 投 映 法

投映法とは精神分析の投影(projection)の概念に基づいて考案された心理検査法の総称である。きわめてあいまい,あるいは多義的な刺激を提示すると,その刺激をいかに知覚するかということにおいて,個人の内的な状態,とりわけ無意識的な欲動や葛藤が反映されるという仮定に基づいている。それには,ロールシャッハ・テストやTAT(主題統覚検査)がある。

例えば、ロールシャッハ・テストはインクを紙に落として、それを閉じて広げたときにできる模様を見て、何が見えるかを答えさせる代表的な投映法であるが、このテスト結果の中には、個人が自覚していない、意識化の心的な力動か表現されている。これらの方法には個人がもつ諸特徴がまさに知覚に投影されるという考えに、その理論的根拠があるわけである（なお、心理テストについては、第4章で詳細に語られている）。

2-6 心理的環境の諸相

われわれの心理的環境は、個々人の知覚を通してのみ表れ、刻々と変化するものである。それは「今、ここで」という特徴をもっている。つまりは今ということにおいての時間とここでいうことにおける空間の中に存在しているのである。「なにかがある」というのは、「今、ここで」であり「いつか」、「どこか」にあるのである。つまり、存在は常に時間的長さ（持続）と空間的な広さ（延長）を必ず含んでいる。人間の知覚体験は、「今、ここで」の統合された体験であるが、われわれは外的現象を空間的にとらえると同時に、その心的内容を、意識の流れとして、時間的推移のうちにとらえているのである。心理的環境とは、われわれがふつう環境という言葉を使うときに、空間のみを考えるが、そればかりではなく、時間も含まれるわけである。以下においては、知覚体験を便宜的に、時間と空間に分けて、述べてみよう。

(1) 知覚[体験]空間
　① 空間の異方向性，非等方位性
　われわれの日常的な言語的表現の中で、「前を向いて生きる」といった場合は、未来に向けて積極的に生活を送るという意味が込められる。逆に、「後ろを振り返って～」という場合は、過去を振り返り、内省しながらの慎重な生きる姿勢が表されるし、「後ろ向き」といった場合には、過去にとらわれて、未来に対して消極的な姿勢が表される。

　また、われわれが実際に空間的にどういう場に立つかで、世界（他者）の見え方も変わってくることがある。例えば人よりも一段高い場所に立てば、他の人々を見下ろすかたちになるので、なにかしら自分が偉くなったような感じがすることがある。逆に低い地面にひざまづくと、人を見上げるようになってしまうので、なんとなく自分が低められたような気になるかもしれない。

2-6 心理的環境の諸相

空間的な「前」とは、まさに時間的な「未来」でもあり、これから自分が向かおうとしている場や目標があるところというニュアンスが込められる。それに対して「背後」は、自分にとっては見えないところ、死角であり、視覚の及ばないことからくる漠然とした不安感や、薄気味悪さを伴う。このような空間の異方向性は、対人関係場面において象徴的な意味をもつことがよくある。例えば、社会的に上下関係の厳格な場面では、目上の者は必ず前方の上座に、目下の者は後方の下座に位置しなければならないのである。

前・後に比べると左・右は、「ともに机を並べた」学友同士とか、手をたずさえ、肩を組む友人や恋人同士の場合のように、平等で対等、友情と信頼の空間であるといえるが、それでも利き手の側である右側の方は、左よりも優位な空間として認知されることが多い。「右に出る者はいない」とか、「右大臣、左大臣」の場合のようである。

「上方」とは天国、神の国のある場所であり、天を指して誓うことがあるように、人間にとって何か神聖で荘厳さを象徴する空間である。それに対して「下方」とは、自分がいま、両足をおろしている大地のあるところである。その意味で、まさに現実そのものがある場である。しっかりと両足を下ろして踏ん張る足場がない場合、「下方」とは、一歩踏みあやまれば奈落の底へと落ち込む危険性をはらんだ場になる。われわれは、この「足場」が揺らぐのを感じるとき、「めまい」を感じてしまうのである。

上へ向かう(上昇)とは、まさに上昇、幸福、絶頂感(エクスタシー)を象徴的に意味し、逆に下へ向かう(落下)は墜落、絶望、不幸を意味している。

このような体験的な空間構造、つまり現実空間に投影される心理的空間イメージは、心理療法(夢分析や絵画・箱庭療法の解釈)の中で用いられることがある。夢や絵画の中で象徴的に表現される上下や左右の空間的位置関係や、動きの方向性は、その状況のコンテクストと結びついて独自の意味を表すことが経験的に知られている。このような空間のもつ象徴的な意義の背景は、美術的表現の伝統の中に求めることができる。西欧ではイコノロジー(図像学)として、絵画表現をする際の「約束ごと」にまで制度化されてしまい、本来の象徴的な意義が薄れてしまった感もあるが、人間の心がspontaneous(自発的)に表現するイメージの世界の空間的異方性は、個人の内的世界を知る有力な手掛かりの一つとして考えられる。

② **心理的距離**

初めて接する空間というものは、なにかしら違和感を覚えたり、とまどい、

気後れを感じるものである。しかし，それに慣れ親しんでくるにつれて，次第に親近感を増して，自ら分化し構造化したものへと変わっていく。新しい家に引っ越したばかりのときは，なんとなく勝手が悪く，ちょっとした移動も意識を払いながらなされるものである。しかし，住み慣れてくるにしたがって，「勝手知ったる我が家」となって，そこでの立ち居振舞いは特に意識せずに行えるようになる。それとともに，長年住み慣れた家には格別の親しみがわいてくるものであるが，同じような造りの家であっても，他人の家であれば，なんとなく勝手の悪さや，疎遠さを感じるものである。

　家という空間だけでなく，物に対しても長年使っているうちに格別の愛着がわいてくるものである。例えば，長年使い古した鞄やペンは，愛着を感じやすく，同じ品物であっても，他人のものや，新品を手にした場合は，なんとなくよそよそしく，疎遠な感じがするものである。

　このように物と人との間にもある心理的距離感が存在しているが，この心理的距離感は，人間同士の関係ではとりわけ重要な意味をもつ。われわれは日常的な人との出会いにおいて，他人をさまざまな心理的距離に位置づけている。親しい相手に対しては，あまり疎遠にならないように近い距離を保つが，初対面の人や，個人的に親密でない人には，しかるべき距離をとるようにする。それによって，われわれは他人から侵入される感じから自分自身を守り，同時に相手に対しても，過度の侵入感を与えないようにする。適切な距離を維持する能力は，対人的なコミュニケーションを円滑にするためには不可欠なものである。

　③　心理的境界

　距離と同様に，自己の空間(内)と他者の空間(外)を区切る境界(boundary)は，われわれにとって重要な意味をもつものである。窓が広く開け放たれた開放的な部屋にいる時と，閉めきられた密室にいる時とでは，われわれに与える心理的効果は相当に異なってくる。われわれが感じる不安，圧迫感，疎外感は，この心理的な境界の在り方と密接に関連している。

　不安神経症者に見られる広場恐怖や閉所恐怖は，彼らのこういった心理的な空間における体験が変容し，症状となったものである。また，自己防衛の強い人，特にうつ病患者は，他者に対して脅威を感じ，固く心の扉を閉ざす。自己の「内」に他者が侵入してくることを極度に恐れ，他者からできる限り遠ざかろうとするあまり，自己を小さく萎縮させてしまうのである。

　一方で，そういう人々を理解し接近しようとする心理療法家は，相手に接近しつつ，適切かつ柔軟にそれを広げ，内と外，他者と自己との交流をより自由

2-6 心理的環境の諸相

にできるように努めるであろう。しかし，一方でこのバウンダリー(境界)を強引に押し広げることのないよう注意することも必要である。心理療法家はむしろ患者・クライエントのとっている心理的境界を尊重する態度が必要とされる。

　うつ病患者とは逆に，躁病患者では，異常に自己意識が高揚するので，このバウンダリーを適切に保つことができず，相手が誰であろうとお構いなしに，「みさかいなく」自己のバウンダリーを外へ外へと拡張していこうとする傾向がある。また，統合失調症患者では気分が突然に暗転してしまうので，彼らは暗黒の空間の中で，姿の見えない他者から「いつも見張られている」と感じたり，自分を迫害する声が絶えずバウンダリーを越えて「聞こえてくる」のである。

　しかし，このような歪められた空間性においてさえ，精神病者は，しつように他者と関わろうとしているのである。メルロ・ポンティーは，「健康な人を保証するものは，現実検証ではなく，むしろその人の空間構造なのである」と述べている。

(2) 知覚[体験]時間

① 物理的時間

　物理的に測定される時間(時計時間)は，過去から現在につながる一様な流れ(として規定されるもの)であり，物理的時間の中で現在とは，その流れの中のある点として考えられ，瞬間瞬間に過ぎていくものである。また，物理的時間の特徴は同質性を備えていることで，過去－現在－未来にわたって，どの時間を切り取ってみても，どれも同質なものとみなされる。

② 体験時間

　われわれが生きている時間，いわゆる「体験された時間」（Straus, E.W.），「生きられた時間」（Minkowski, E.）は，物理的時間のように同質な時間ではない。瞬間瞬間に過ぎいく間も，時間がどれくらい長く感じられるか，どのくらい持続したものと感じられるかは，体験する人の心理状態や構えによって異なってくる。例えば，何もすることがなく退屈な時間を過ごしている時には，時間の立つのが非常に遅く感じられるが，満足感や喜びを感じている時は驚くほどに，時間のたつのが速く感じられる。また，強い悲しみやショックに襲われた人は，時間の進行すら体験できず，「前後のみさかい」もつかなくなってしまうであろう。

(3) 精神病者の時間

　ミンコフスキーは，躁うつ病患者には「未来」と「過去」に対する態度が欠如しており，歪められていて，ただ「現在」のみしか感じられないと述べている。特にうつ病患者にとっては，未来はいつまでも到達されることのない，閉ざされたものとして感じるため，彼らにとっての「現在」はひどく変形され，無意味にノロノロと進行しているように体験される。一方，躁病患者には，自己を投げかけるような未来はなにもなく，ただ瞬間瞬間の「現在」が異常に拡張し，変形して，体験される。また，ある種の統合失調症者では，この体験時間そのものが崩壊し，分裂し，解体してしまうゆえに，時間はスタティックに，一定の点や，一定の箇所にバラバラに空間化し，固定化されてしまったように感じられるのである。

(4) 生きることの意味と時間体験

　主観的に時間がどのように経験されるかということは，「生きること」の意味という感覚と非常に密接な関係にある。つまり，主観的な時間体験の歪みは，その人にとっての「生きる意味」の歪みであが，健全な時間体験は「生きる意味」の健全さを示すものである。「生きる意味」の時間体験とのこの関係こそ，各人が過去－現在－未来という時間の流れを，いかにその人なりに構造化しているかということと関係がある。すなわち，個々の視界を規定するものである。人は物理的時間に確かに規制を受けてはいるが，それだけではない。人間は過去によって条件づけられ，現在の場の力関係によって規定されているのだといわれる。しかし，人間にとっての過去－現在－未来とは，あくまでも「私」にとっての現在，「私」にとっての過去，「私」にとっての未来なのである。この三つの時間的意味は，相互に関係し合っており，そのことによって，人は体験をリアルなものとして獲得できるのである。なぜなら，人間とは「意味」を問い続ける存在であり，過去のもつ意味は，決して先験的(アプリオリ)に決定されるものではなく，その人が現在に対してどのようなかかわり方をしようとしているかによって異なってくる。そして，個人が現在とどうかかわっているかということは，その人が未来に対して，いかに開かれているか，つまり自己をいかに「投企」しているか，ということにかかっている。

　神経症は過去の心理的外傷体験によるといわれるが，実際は神経症者は過去のある時期に起こった外傷体験に一義的にしばられているということではない。むしろ，過去にあまりにもとらわれすぎているために，未来に対して目が閉ざ

されてしまった状態にすぎないともいえる。だからこそ，過去にこだわらず，未来に目を向けていくことによって，状態の改善がもたらされることがあるのである。

2-7　人間的世界の知覚——病気の認知（病気像）を例に

以上のように知覚を考えてくると，われわれの目の前の病者がどのように自分の病気をとらえているのかを考える必要に迫られる。早坂泰次郎・上野矗（1976）の研究にならい，その視点を整理したい。

(1) 病気像

われわれが日常生活の中で感じているままの病気は，医学的な診療体系によって規定されたり評価されたりするものと違っている。医学的ないしは病理学的になんら異常所見が認められないにもかかわらず，ある病気に対して強い念慮を抱くことがあるという。このように，主観的な意味事象として，ある認知のされかたをした病気のことを病気像（disease image）と呼ぶ。病気像とは人間世界における病気体験であるといえる。

医療の周辺にいる者としては，このような主観的，意味的世界をどう把握するか重要なことである。

(2) 病気像の形成

病気像とは有機体事象としての病気そのものの諸事実に関する主観的認識であるが，病気という客観的事象を，主体がどのように受けとめているか，これによって病気像は規定される。そしてその病気の受けとめ方によって，その人の生き方，あり方の反映をみてとることができる。つまり，病気をどのように受けとめるかということによって，その人の現在が表れているといえる。例えば，医学的には重症でない人が重症患者のように振るまう場合があるが，そういう場合は，他者に対して自分の痛みや苦しみ，その背後にある悩みをわかってもらいたいという気持ち，つまり自己の内的世界への共感や了解を他者に期待する心理が関与している。

事物的世界はそれ自体としてあるのではなく，われわれの世界との関係性の中で生かされ，意味をもってくる。つまり，人間にとっての事物的世界をいかに知覚するか（事物的知覚）は，人間自身のかかわり方によって彩られるものである。同じように，病気もわれわれ人間の病気自体や他者とのかかわり方いか

んによって，その認知のされ方が異なってくる。つまり，異なった病気像が形成されるわけである。そのような世界にいかにわれわれが関与していくかが今後の課題であろう。なお，表2-2に，早坂と上野の作成した病気像を構成する意味体験のカテゴリー一覧を掲げたので参照されたい。

このように見てくると，医学的な診断体系による病気とはまた別に，個人個人の心理的環境の中で捉えられた「病気」というものが浮かび上がってくるであろう。そのような世界に，われわれはいかにかかわっていくのか，単に知覚の問題として捉えるだけではなく，人と人とのかかわり合いの問題として考えていくべきことであろう。

表 2-2 病気像を構成する意味体験のカテゴリー一覧（早坂・上野，1976）

- 病気そのものの諸事実に関する主観的認識　　1151
  - (1) 症　状　348（痛む・苦しい 289，気分がすぐれない 52，他 7）
  - (2) 病気名　314（かぜ 72，結核 58，ガン 53，法定伝染病 49，心臓病 36，外傷 25，ノイローゼ 17，他 4）
  - (3) 治　療　298（入院 179，手術 48，薬 63，他 8）
  - (4) 経　過　104（治る 35，治るかどうか 27，死 42）
  - (5) 病　因　61（生活の不節制・無理をする 31，バイキン 24，他 6）
  - (6) 関心・敏感度　26（かかりやすい 19，他 7）
- 病気そのものに対する感覚的，象徴的イメージ　　38
  　　　　　　　　　　　　（暗い 21，汚ない 7，カビ 5，白い 2，他 3）
- 病気，病気の生活が人生にとってもつ意味や存在価値　　875
  - (1) 通常の社会生活の中断や放棄　　　311
  - (2) 家族との別離　　　　　　　　　　245
  - (3) 経済的負担　　　　　　　　　　　147
  - (4) 病院内の人間関係の問題　　　　　 84
  - (5) 病院生活への新しい適応の不安　　 69
  - (6) 病気や病気の生活の積極的意味　　 19

（付記：なおこの一覧は，早坂・上野が，男女大学生 198 名，看護師 38 名，男女肺結核者 32 名，計 268 名に"あなたは病気というとき，あなたはどんなことを心に思い浮かべますか。思い浮かんでくることを自由に書いて下さい"との問いを出し，その回答をまとめたものである。その中にあわせて 2,064 の記述があり，その内容を吟味し，整理したものとされている。表の中にある数字は，その回答数である。）

2-7 人間的世界の知覚──病気の認知(病気像)を例に

Column 5

幻　覚

　われわれは，対象にどのようにかかわり，またどのように立ち向かうかによって，さまざまに知覚体験を重ねるが，実際には存在しない対象を，感覚刺激が存在するかのように知覚することがある。これは「対象なき知覚」といわれ，幻覚という言葉によって定義されている。

　幻覚によく似た知覚の異常現象として錯覚(p.35参照)があるが，これは「実際の感覚刺激をまちがえて，別のものに知覚する」こととされる。例えば「ゆうれいの正体みたり枯尾花」などと表現されるものは錯覚に属するものであろう。

　幻覚は出現する感覚の種類によって，幻視，幻聴，幻味，幻嗅，幻触，体感幻覚がある。これらはまず，さまざまな病気に現われるが，病者の幻覚については大体二つに分けられる。第一は統合失調症や慢性薬物依存症などの意識障害を伴わないもの。第二にはアルコールによる振戦譫妄，癲癇やヒステリーのもうろう状態などに表れるように意識障害時に出現するものが挙げられる。

　特に第一の分類の分裂病性幻覚では幻聴が主で，自分が非難されている声などが聞こえることが多い。正常者の中にも孤立状況のとき，感覚遮断時や実験精神障害，幻影肢と身体図式の異常などに見られるように，さまざまな幻覚が表れることがある。また，宗教上の体験や，入眠時幻覚も正常者の幻覚として含められている。

　山折哲雄氏はその著書『神秘体験』の中で，宗教的な修行や儀式の中では，睡眠の中断という方法をとりながら，肉体の生理を極限まで混乱に落とし入れることによって，超自然的なサインを受けとろうとすることについて述べている。その断眠の中での瞑想では，しばしば恐怖と不安と怪奇と幻想に彩られた世界が出現する。そして，肉体の疲労と意識の混濁によって，実在するものの境界がとけはじめ，夢と現実が交替し，その間隙をぬうように，幻視や幻聴が殺到してくるというのである。それは，イエスがみた悪魔の姿であったり，釈迦における「降魔」であったりするのである。

Column 6

集中治療室症候群(ICU シンドローム)

　医療技術の進歩と専門化に伴い，集中治療室(intensive care unit)が普及してきた。ところが，このような特殊な治療環境では，救命効果があがる一方，反面，患者が人間的に扱われなくなる傾向がある。たくさんの医療機器の中に拘束され，会話や意志の疎通が著しく制限されて，不安感や恐怖心がつのり，睡眠も十分にとれない。

　ICU では，患者の 10～20%に譫妄（せんもう），錯乱，焦燥，抑うつなどの精神障害が起こるといわれている。臨床経験的には，社会的立場が高い人ほど，また知的職業についている人ほど，この ICU 症候群になりやすいという。

　確かに，1 人の患者が ICU に生活の場を移したとき，実に耐え難い印象をもつのであろう。ここでは，名刺の肩書きは何の意味ももたない。輸液のための針が血管に入れられ，胃ゾンデが鼻腔から通され，喉は気管切開され，レスピレーター(人工呼吸器)につながっている。胸には心電図モニターにつながる配線コードがあり，足には体温モニターのコードが配線してある。尿道には膀胱へのカテーテル。自分のベッドのまわりにある見慣れぬたくさんの機械は何のためのものなのか。この機械によってのみ生かされているのか。これから自分はどうなるのか。何の見通しも保証もない。タオルケットのような物は掛けられているが，気がついたら衣類は何も身につけていない。今いるこのユニットの中の雰囲気には常に緊張感がある。24 時間休みなく看護者たちが動いている。いま，昼なのか夜なのか時間の感覚がはっきりしない。だんだん，どうしようもない無力感，焦燥感，抑うつ感に襲われる。なにか話したくても，尋ねたくても，気管切開されているので声が出ない。

　ICU に入った患者は，このような体験をするのであろう。人間の心というものは面白いもので，危機状態に直面すると，自分の心を守る無意識のメカニズム(防衛機制)が発動するのである。錯乱，譫妄というのも視点を変えれば，心の危機状態を自分の意識の力で処理できないという状況の中で発動したメカニズムの結果といえるかもしれない。

　このような流れで，ICU 症候群を捉えるとき，これを未然に防ぐためには，医療関係者はどのように患者に対したらいいのか。また，ICU 症候群が起きてしまったら，どのように対処したらよいのだろうか。「心」の医療という立場からすると，ここのところにきちんと対処しておくことがとても大切なのである。ICU という場所が，極論すれば命の「もの」的側面(身体)のみを扱う場所であるので，無視された「こころ」の叫び声なのかもしれない。

行動のメカニズム，欲求，フラストレーション　3

3-1　行　　動

　行動には生まれつきそなわっている生得的行動と，生まれた後経験によって学び身につけた習得的行動とがある。

　生まれた直後の赤ちゃんは，誰に教えられるわけでもなくおっぱいを吸う。また片方のほおをさわられると，そちらの方向に顔を向ける。手の中に入れられたものをギュッとにぎりしめる。これらは反射であり，生まれつきそなわっている生得的行動である。反射よりやや複雑な形をとる本能的行動も，生存のため遺伝的に決定された種のプログラムであり，生得的行動である。

　反射が主となる行動に始まった赤ちゃんは，成長するにしたがい自分が行動し，自分が環境に働きかけ，自分が環境を変化させたことを知り大きな喜びを感じる。見ること，聴くこと，触れることから，ハイハイし，そして歩くにいたるまで，環境との相互作用の中でさまざまな行動を習得していく。生得的行動は，刺激・状況に対してステレオタイプであるが，習得的行動にはバリエーションがある。同じ状況に置かれても，人によって行動は異なる。例えば子どもが友だちにおもちゃを取られたという状況で，泣いて座りこむ子どももいれば怒って暴れる子どももいる。母親がいれば泣くけれど，いなければ泣かないでおもちゃを取りもどしに行くという子どももいる。このような多彩な行動を子ども自身にかかわる内的な条件，子どもを取りまく環境，状況にかかわる条件の相乗的関係から考えていこうとするのが心理学の基本的なあり方である。

3-2　行動の推進力としての欲求

　心理学では，人間が行動する背景に「欲求」というものがあると考える。何かをしたい，何かがほしい，何かをしてほしい，という気持ちが，行動をひきおこすということである。「食べたい」という欲求に動機づけられ，私たちは食べ物を探したり料理をしたりして食べるという行動をひき起こすことになり，その結果として欲求は満たされることになる。

欲求→行動→欲求を満たす

　欲求という言葉は「人の動機を活性化し，行動に駆りたてる緊張状態」(『臨床心理学辞典』より）と定義されている。例えば食欲が満たされているときには気持ちがおちついているが，空腹になるとそのおちついた状態がくずれて「何かを食べたい！」という緊張状態がおこる。そして人は食べる行動に駆りたてられる。この緊張状態を欲求という。

　人間が欲求を持たなかったら，どうだろうか。遊びたい，知りたい，お金がほしい，人の役にたちたい，といった欲求がなければ，欲求を満たすための目標をもって行動することはない。私たちは，欲求を満たすことで喜びや充実感を感じ，生き生きとした生活ができる。

　欲求の種類や分類法は研究者によって異なるが，マレー（Murray,H.A.,1938）は欲求を生理的欲求と，社会的欲求とに分類した。生理的欲求は本能的行動をひき起こすもので，食物補給，水分補給，睡眠，性など生命の維持にかかわる欲求である。社会的欲求は，社会生活や人間関係のなかで生まれる欲求である。社会的欲求はさらに28種類に分類され，人と親しくしたいという親和欲求，弱く無力なものを助けたいという養護欲求，人を攻撃し傷つけたいという攻撃欲求，遊び楽しみたいという遊戯欲求，困難なことを成しとげたいという達成欲求などが挙げられる。

　どの欲求がとくに強いかということには人によって違いがある。毎日をただ飢えないで，安全に暮らせれば満足する人もいれば，たくさんの人の愛情・賞賛がないと生きられない人もいる。お金さえあれば満足する人もいれば，金銭より人間関係や自由な時間を重視する人もいる。その人が今，どんな状況（内的状況，外的状況）の中にいるのか，どのような価値観のなかで育てられたか，どんな経験を積んできたかといった種々の要因が，重視する欲求の種類に影響してくる。そしてひいては欲求がひき起こす行動に影響すると考えられる。

　レヴィン（Lewin, K.)は，人の行動の原因は人（パーソナリティ・欲求），あるいは環境のいずれかひとつだけではなく，人と環境の相互作用によって生まれるものだ，という考え方を $B = f(P, E)$ という数式の形にして表した。B は行動（Behavior），P は人（Person），E は環境（Environment）を意味している。

　マズロー（Maslow, A. H.)は，欲求を欠乏欲求と成長欲求とに分類した。欠乏欲求は，生活していくうえで必要な何かが欠乏している際にそれを外界から得ようとする欲求である。それに対して成長欲求は，自分から価値あるものを

外界に生産したり人に愛情を与えたりする。自分の可能性をさぐり自分を完成させようとする欲求で、自己実現の欲求のことである。さらにマズローは、欠乏欲求を生理的欲求、安全欲求、所属と愛情の欲求、承認と尊重の欲求に分類し、自己実現の欲求を加えた5種類の欲求には優先順位があるとする欲求階層説を唱えた（図3-1）。生理的欲求がある程度満たされてはじめて安全への欲求が生まれ、安全・安心を得ると次に人間関係をはぐくむ欲求が生まれる。家庭や学校などで人間関係を築き、周囲からの愛情と自分の居場所とを得て、次に自尊心を満たしたい、他人に認められたい欲求が生まれる。自分が行動・努力したことが自分や他人に承認され、最も高い段階である自己実現への欲求の段階に至る。自己実現の欲求にしたがい自分を十分に生かすための自発的な行動ができるという。

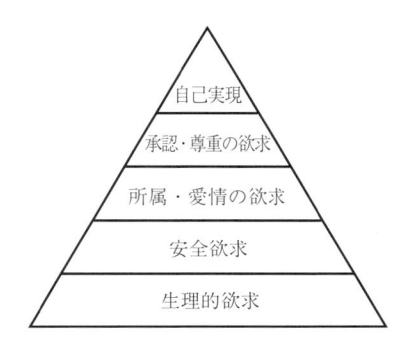

図3-1　マズローの欲求階層（Maslow, 1943）

最初は生理的欲求に導かれていた行動が、行動をくり返すうちにその欲求から離れて、行動自体が目的となる。例えば、はじめは親の愛情を得たい、ほめられたいという気持ちで宿題をしていた子どもが、ほめられなくても宿題をするようになる、あるいはお金を得たいという欲求によって働いていた人が、仕事をすること自体が楽しみとなり働く、といったようなことである。オールポート（Allport, G. W., 1937）はこれを機能的自律性と名づけた。オールポートによると、人間は生理的欲求だけに支配されるわけではなく、そこから派生した欲求を習得していくことができ、新しい機能的自律性を発達の段階に応じて獲得していくことが、パーソナリティの成長であるという。

また、実存学派の立場からフランクル（Frankl, V. E., 1988）は、人間の根源的な欲求は「意味への意志」であることを提唱した。人間には自分の行動や人

生，そして苦悩の意味を求める欲求があるということである。ナチスの強制収容所を生き延びた自らの体験から，人間は意味を与えられるなら苦悩を受け入れることができる，さらに苦悩を受け入れどのような態度を意志的にとっていくかということが，生きる意味となるとした。

3-3 フラストレーションと葛藤
(1) フラストレーション
　欲求がおこる時いつも行動ができて欲求を満たせると問題はないのだが，現実の世界のなかではたいていそうはいかない。好きなブランドの服を買いたいと思ってもお金がなければ買えないし，旅行に行きたいと思っても時間がなければ行けない。このように欲求があるのに満たせない状態をフラストレーション（frustration）という。

　フラストレーションをひき起こす「なんらかの原因」は，自分の外側の世界，すなわち現実の制約のなかにある場合もあれば，自分の内側の世界，すなわち心の中にあることもある。例えば，「食べ物が家にないから」食べたい欲求を満たせない，というのは現実の制約によるフラストレーションであり，食べ物があっても「ダイエットをするから」食べたい欲求を満たせない，というのは自分の心の制約によるフラストレーションである。「周囲の物音がうるさいから」眠りたい欲求を満たせない，というのは現実の制約によるフラストレーションであり，眠れる状況でも「テスト勉強が終わるまで寝ないと決めたから」眠りたい欲求を満たせない，というのは心の制約によるフラストレーションである。現実の制約によるフラストレーションを外的欲求不満，心の制約によるフラストレーションを内的欲求不満という。

(2) 葛　　藤
　二人の人に相反する意見があり，互いにゆずらないと問題が起こる。一人の人の心に相反する欲求がある時にも同じようなことが起きる。両方は満たせない複数の欲求が同じ強さで同時に存在している状態のことを葛藤（conflict：コンフリクト）という。

　レヴィンは，葛藤を①接近–接近型，②接近–回避型，③回避–回避型，の3種類に分類した（Lewin, 1935）。①接近–接近型は，両方の欲求を満たしたいけれど両方は満たせない葛藤である。例えば400円持っていて，400円のショートケーキを食べたいし400円のチョコレートケーキも食べたい，でも両方は買え

ない，という状況のことをいう。②接近−回避型は，一方は満たしたい，けれど一方は避けたいという葛藤である。試験でいい点をとりたい，でも勉強はしたくない，という状況のことをいう。③回避−回避型はあれもこれも避けたい，という葛藤である。太りたくない，でも運動はしたくない，という状況のことをいう。

(3) フラストレーション耐性とコーピング

　フラストレーションや葛藤は，苦しいのでもたない方がいいと考えがちだがそうとばかりは言えない。友だちや家族との人間関係，受験や進路の決定，自分のありかたについての悩みなど，フラストレーションや葛藤のない人生はありえない。「ピンチはチャンス」「ストレスは人生のスパイス」というように，フラストレーションや葛藤は人生を豊かにし人を成長させる機会にもなるだろう。フラストレーションや葛藤をもちつつそれに耐えられる個人の能力をフラストレーション耐性(frustration tolerance)という。

　フラストレーションや葛藤は強い緊張・不安，怒りなどを伴いストレスを感じるものである。このストレスに対処していくのはなかなか困難で技術が必要とされる。ストレスに対処する方略をコーピング(coping)という。

　ラザルス(Lazarus, R.S.)はコーピングを，問題解決型コーピングと情動焦点型コーピングとに分類した。問題解決型コーピングは，ストレスの原因となっている問題を解決しストレスをなくす方法である。例えば「テストが目の前に迫っていて気が重い」というストレスに対し，問題解決型コーピングではひたすら勉強してテストにそなえる，先生に質問に行くなど前向きに解決する方向で対応する。一方，情動焦点型コーピングは，ストレスを感じた際の人の感情に焦点を当て，問題解決はしなくても緊張・不安や怒りといった感情を落ち着かせる方法である。具体的にはテスト勉強が重荷になっていることを友だちに話をして気持ちをすっきりさせる，運動をしてストレス解消する，というような方法で心のバランスをとりもどすことを指す。

　フラストレーション耐性が低い場合，フラストレーションは不適応な行動につながりやすい。フラストレーション事態におちいったときに，人はどういう不適応行動をするのかについては，いろいろな理論があるが，代表的なものとしては，フラストレーション攻撃仮説，フラストレーション退行仮説，フラストレーション異常固定仮説というものがある。フラストレーションがおこると必ずなんらかの形での攻撃を生じさせる，逆に攻撃行動の背景には必ずフラス

トレーションがある，というのがフラストレーション攻撃仮説である。

　それに対して，フラストレーションにより未成熟な行動が導かれるというのがフラストレーション退行仮説である。例えば幼い子どもに弟や妹ができたとき，親の愛情不足という欲求不満状態になり，赤ちゃんがえりをしたり，指しゃぶりがあらわれたりするようなことをいう。フラストレーション異常固定仮説は，フラストレーション状況におかれ，適切に対応できないと混乱し，それまでの行動が中断され解決に役立たない行動に固執する反応があらわれる，しかもフラストレーション状況から開放された後もこの固執した行動が続くというものである。

臨床の場における心の捉え方　　4

4-1　心への接近

　ヴント(Wundt, W.)以来の実験心理学的に人間行動を捉えようとする試みは，客観性，実証性を限りなく追求する方向であった。人間行動の一般的，普遍的原理を法則定立的に求めてきたのである。しかし，この方向での努力の結果は，人間の個としての生の姿からは，遠く離れてしまう結果にもなってしまった。臨床の場での人間理解ということを考えるとき，病気そのものを捉えるという疾病学的接近ではなく，臨床家の前に座っている病む人をそのままそっくり，あるがままに理解することが重要である。

　村上英治(1974)は，「ばらばらでない統合された，しかも決して固定していない流動的な人間の全体的な姿を，その内側に入り込みつつ，その意識世界に共に参加しながら共感的に受けとめていこうとすることが大切である。いうなれば主体的な接近は，人間を対象化して客観的にながめようとする視点を全面的に排除して，まさに私とあなたの世界の中で相互の信頼関係をもって結ばれつつあるときにのみ可能なものとなる。このように人間を"もの"として見ることをやめ，真に"よき伴侶性"としての視点から世界を共に生きる共存在として"暖かい眼"でとらえるのである。これらの人間への接近様式は，従来の伝統的な行動科学的接近とはまったく異質の次元のものとして，私たちの前に顕現する」といい，"ながめ的"診断と"かかわり的"診断の二つの問題に触れ，「理解的診断の域にとどまることなく，広く共感的診断を志向することによって，初めて相手方の開示する彼独自の内的世界の中に入り込むことができるように思われる」といっている。そして，このかかわり的診断，共感的診断こそが重要であるとする基本的態度が，心の臨床の場における大前提であるとしている。それは，心の臨床にかかわるものの倫理性でもある。

　このことは，心の臨床においてばかりでなく，基本的には，身体の病を扱う臨床の場においても重要なことである。明らかに身体的疾患をもった患者だからといって，身体の疾病部位のみを臨床の対象にするというのは間違いである。その身体的疾患をもって大変な思いをしている，あるいは苦しんでいる気持ち

や心までも含めて臨床の対象にしていくのが基本である。患者側からすれば，医療スタッフに，そこまで受けとめられて初めて，自分の病気がわかってもらえたと感じるであろう。9章において，ターミナルケアという特殊状況でのこの問題が論じられる。

村上英治(1956)は，態度としての臨床心理学，技術としての臨床心理学，科学としての臨床心理学の三つは，常に臨床心理学が課題として考え続けていかなければならないことであるとしている。上述したことは，第一の態度としての臨床心理学の問題であったといえよう。

次に，科学としての，技術としての臨床心理学という視点からの心への接近について考えよう。心理学が有力な研究方法としてきたものに，面接法，観察法，調査法などがある。このような方法は，臨床の場の中でも，基本的に通用する方法である。臨床的面接，心理治療の面接は，面接法，関与観察法(participant observation)であるし，心理テストや生活史(life history)をとることは，あえていえば調査法である。この限りにおいては，従来の心理学の方法と臨床の場において適用される方法とは，なんら変わらないように思われる。ところが，従来の心理学的方法論は，個のユニークさは捨てて法則の定立を目指すものであり，心の臨床で最も必要と考えられる，臨床的症状の背景となっている"その人らしさ"を浮かび上がらせることは重要視していなかった。

臨床的には，症状の背景にあり，症状形成に密接に結びついている"その人らしさ"を生活史を通して把握することが，心理治療のためには必須なことである。そのためには，これらの心理学的方法を臨床の場に適用するためには，村上のいうところの共感的診断，態度としての臨床心理学というフィルターを1度くぐらせるということをしなければならない。

4-2 面　　接

悩める人，病める人が，臨床家の前に向かい合って座ったところから，"臨床の場"が始まる。それゆえに，面接法は，臨床の場で心に接近するための基本的な方法であるといえる。臨床的面接の特殊性として，情報収集だけのための面接という明確な区切りはなく，同時に治療面接的な意味合いをもっていることが多いということである。そのため，初めから心理治療を見通した面接構造を考えながら，面接をしなければならない。

4-2 面　接

　コーチン(Korchin, S.J., 1976)によれば、アセスメント[1]には、次の手続きが含まれるという。①インテーク面接、②診断面接、③社会生活史的なことを調べる面接、④心理テスト、など。そしてこれらのアセスメントの手続きで見いだされたことを総合して、臨床治療のプログラムが決定されることになる。

　適切な臨床治療プログラムにつなげてゆくためには、臨床家は本書の5-1～5-3節の性格理論、5-4, 5節の発達理論を一つの立場としてもっていなければならない。これらの理論は、アセスメントの手続きで見いだされたことを総合するときの骨組みを与えてくれるものになる。

　心理テストについては、面接をする中で、心理テストが必要かどうか、必要であるとき心のどの部分を、どんな目的で知りたいのかについての判断をしなければならない。

　次に面接のプロセスは、2人の相互作用によって進んでいくわけであるから、その相互作用のあり方について知っていることは、面接を正しく理解することになる。以下、面接プロセスについてのいくつかの研究を紹介しよう。

　マタラッゾら(Matarazzo, J.D. et al., 1964)は、面接者のうなずきと被面接者の発話時間の関係について実験的研究をしている。この研究によると、面接者が被面接者に対してうなずき(head nodding)を示すと、被面接者の発言量は増大した。これは、面接者のうなずきは、被面接者への注意のたかまりであり、被面接者は面接者により承認されていると感じることになり、その結果、被面接者は面接者に対して、言語的に多く働きかけることになるとした。

　マウラーら(Maurer, R.E. et al., 1983)は、カウンセラーが面接場面で被面接者と同じような姿勢をとると、被面接者によって、どのように受けとめられるのかについての実験的研究をしている。ここでいう同じような姿勢とは、クライエントが右足を組めば、その30秒後にカウンセラーは左足を組むというように、鏡のような行動をとることを意味している。この面接後、クライエントによって、カウンセラーの共感性が評定された。その結果、クライエントと同じ姿勢を維持するカウンセラーは、そうでないカウンセラーと比較して、より共感的なカウンセラーであると評価された。すなわち姿勢が一致することは、クライエントに、自然な相互作用が起きている結果であると感じられるのである。

　ここで紹介した二つの研究は、面接場面を社会的二者間コミュニケーション

---

　1)　アセスメント(assessment：心理的評価)：Korchinによれば、臨床的アセスメントというのは、有効な諸決定を下す際に必要な、患者についての理解を臨床家が獲得していく過程を指す言葉であり、Holt(1968)の「症状的診断」ではなく、「性格学的診断」に当たるという。

(social dyadic communication)の立場で捉えたものである。非言語的,言語的いずれの局面においても面接者,被面接者相互にダイナミックな影響を与え合いながら面接プロセスが進んでいくのである。この点についての認識は,どれだけあってもあり過ぎることはないであろう。このダイナミックな関係の産物としての被面接者(患者)の言葉,行動もありうることにも注意しなければならない。つまり,面接者の態度や言葉に反応する形での被面接者の表出行動もあるのである。ここに,治療的には,最も重要と考えられる患者のコンプレックスという無意識的動機をからませてくると,事態はとても複雑になる。面接状況で起こっていることは,それほど多様なのである。

　そういうダイナミックな面接関係の中で,被面接者の言葉が表現している表層レベルの話の筋道だけでなく,言葉の裏(深層)にある感情レベルもしっかりと感じとっていく必要がある。そのためには,話し方,声の調子と変化,表情,姿勢などにも敏感でなければならない。

　土居健郎(1977)は「患者の話を,あたかもストーリーを読むごとく,聞かねばならぬということである。精神科の面接では患者の話を良く聞かねばならないといわれ,確かにその通りには違いないが,しかしそれならば,患者の話すままを聞いてさえすればよいかというと,決してそうではない。患者は前にも述べたとおり,時間的前後関係におかまいなしに話しをすることが多いが,面接者は聞いたことを時間の中に配列し直して,それをストーリーとして聞かなければならない」といい,ストーリーを読み取ることを強調している。

　最後に,臨床的面接に必要な心理学的態度について,一般的に指摘されていることを,まとめてみよう。

① 外見や道徳的な価値判断によって偏見をもつことなく,いつも相手を一人の人間として尊重し,その言葉に耳を傾けなければならない。
② 威圧的,詮索的,興味本位な態度,また同情や憐れみの態度で接してはならない。
③ 常に,受容的,共感的な態度を通して,被面接者を理解しなければならない。
④ 面接状況の中で,どんなことが起こっても,面接者は抑圧的になったり,感情的になったりしてはいけない。
⑤ 本当に深い苦しみ,悩みは,なかなか言葉で表現できないことが多く,そんなとき,自由に表現できるまで「待つこと」が大切である。

⑥ 面接者は，注意力を緊張させないで，また特定の話題にとらわれないで，自由に漂う注意の状態(free-floating attention)に保ち，被面接者の話(連想)をよどみなく聴きとるという態度が大切である。

⑦ 面接状況での被面接者の行動(例えば，いらいら感，怒り，攻撃など)の原因が，面接者である自分になかったかどうかという視点で考えてみる態度が必要である。つまり，被面接者の行動を，自分との関係で捉え直してみる目が必要である。

4-3 生活史

「われわれが患者をよりよく理解しようとするためには，現在直接観察できることや，患者の訴えや，諸検査の結果だけでは十分とはいえない。……できるだけ客観的なやり方で提供された一個人の生活についての経歴，すなわち事例史が要求される。このような情報は，患者自身やその家族，友人，親戚，勤務先，出身校，その他の患者に関係のあるところから得られ，そのために面接が用いられるのが普通である」(秋山誠一郎，1969)といわれるように，患者の生活史(life history)を捉え，その人らしさを生き生きと描写することができることが，見通しをもった心理治療につながるのである。

このように臨床家には，資料の数量化という意味での客観化より，臨床家としての主観的判断や資料の質的なものを重要視する傾向があるように思われる。もっとも，生活史，事例史に客観的な正確さを求めること自体，不可能なことであるともいえる。患者が語る生活史，ストーリーは，あるときには記憶間違いがあり，無意識的な歪曲が行われていたり，またあるときには防衛機制が働いていたりするのである。ときには，幼時の空想(fantasy)のようなことを，さも実体験であるかのように語ることもある。しかしたとえそれらが，空想であったにしても，基本的には「心理的な事実，現実(psychic reality)」が語られており，このことがまた重要なのである。

生活史について，このような前提を置き，具体的な生活史の取り方，その項目について，細木照敏(1968)を参考にし，修正したものを提示しよう。

(1) 一般的事項

患者の氏名，生年月日，出生地，現住所，本人の職業，主訴(解決を必要とする問題)。この問題に最初に気づいた時期。その後の問題経過と現在までの相談・治療歴，来所・来院の動機。既往歴。

(2) 発育歴
　① 胎生期；妊娠に対する期待・態度(母親本人，父親，その他の家族)。妊娠中の母体の健康(妊娠前期，後期)。妊娠中の心理的安定度。家族状況の安定度。
　② 出産時；在胎期間・出産時体重・頭囲・分娩の難易(分娩時間，帝王切開・吸引・鉗子分娩)、出産時の子どもの健康状態と異常の有無(仮死状態，チアノーゼ，黄だん)。
　③ 乳幼児期；母乳か人工栄養か。離乳の時期と方法。定首，生歯，はいはい，お座り，8か月不安(人見知り反応)，始歩，始語。スプーン・はしを使い始めた時期。排尿・排便の自立。癖・気になる行動・病気の有無(指しゃぶり，爪噛み，夜尿，食欲，夜驚症，ねぼけ，かんしゃく，吃音，構音障害，チック，痙攣・発作)と時期・問題の程度。
　④ 児童期；友人関係(同性の友人，異性の友人に対する態度。親友，chum ship)の変化。教師に対する態度，両親に対する態度とその変化。遊び方，生活の仕方の特徴。癖，気になる行動，病気。性格特徴。
　⑤ 思春期・青年期；反抗期。性格特徴とその変化。第二次性徴。友人関係。恋愛。進路についての考え方と取り組み(自分の将来についてのファンタジー，アイデンティティ，両親の期待)。趣味。夢中になっていること。

(3) 家族歴
　家族構成員の年齢，続柄，職業，学歴，性格。家族内の対人関係の特徴(近い関係・遠い関係・拒否し合う関係など)。両親の養育態度。両親それぞれの原家族(origin family)との関係。家族内での役割関係。その他の家族環境(住居の状況・経済的安定度・近隣との関係・家庭がある地域の特徴など)。遺伝歴。

(4) 教育歴
　最初の学校生活に対する反応(母子分離・集団へのとけ込み・友人関係など)。各学校の入学・卒業年月日。そこでの学業成績，教科の好き嫌い。出席状況。友人関係。クラスの中での役割。クラブ活動。その他学校でのエピソード。両親の子どもの教育に対する態度(期待・協力)。

(5) 職場での生活
　職歴とそこでの具体的な仕事内容と地位。転職がある場合，その理由と各職場での勤務期間。各職場での出勤状況。職場での対人関係。職場に対する満足度。収入。

(6) 性生活と結婚生活
　性に関する家庭のしつけ，性教育。性についての家庭の雰囲気(性を扱った雑誌，本など身近なところに置いてあった。ラブシーンなどのテレビ画面になったときの両親の態度など)。性的外傷体験。思春期・青年期における性をめぐることを，どのように体験し，自己にかかわることとして，どのように統合したのか(初潮，精通現象の時期と受けとめ方。マスターベーションに対する態度。性的体験)，異性に対する関心，空想。結婚までの経緯(見合いか恋愛か，どういう付き合い方であったのか)，結婚生活への適

4-3 生活史

応状態。夫婦間の緊張。性生活。妊娠。流産。中絶。

(7) 面接中の印象

面接室に入ってきたときの態度，表情とその変化。特定の話題を話したときに，特に緊張をしたとかの変化があったか。話し方の特徴(誇張，まわりくどい，ていねい，小さな声でボソボソなど)。

以上の項目は，あくまでも標準的なものであり，実際は，患者の年齢や主訴により強調点が変わったり，省略されたりするものである。これらの項目を通して臨床家は，患者の生活史を聞き，重要なストーリーを読み取ることができる。ストーリーを読み取るための筋道の立て方について，前田重治(1976)の考え方を紹介しよう。

① まず相手の現在の悩みや訴えを整理しながら聞く。
② それらの発生点(onset)の状況から，これまでの経過を聞く中で，家庭や職場，学校での適応の問題へ入っていくことになる。
③ 環境の側の問題を一通り拾い出した後で，本人がそれらの要因をどのように受け止めているのか，なぜそこで不適応を起こしたのかへ注目する。そこに，日頃の本人の生活態度や考え方や，パーソナリティ特徴，自我機能が浮き彫りにされてくる。
④ さらに可能であれば，そのような生活態度や性格傾向，自我の弱さが，なぜ形成されてきたのかについて，幼少児期以来の両親との関係，しつけ，その他の外傷的な体験について拾い出す。

以上の流れの中で，特に重要なのは，障害が始まった時点の状況である。そこに本人の環境条件と自我機能，不適応の特徴が明らかになる要因が集中しているので，詳しく聞き出す必要がある。要は相手の不適応のメカニズムを明確にすることが生活史の狙いであるから，図4-1のように，障害の発生時における家庭，職場(あるいは学校)での環境側の要因(横軸)と，生活史的なパーソナリティ形成における自我の側の要因(縦軸)の二つの方向から不適応を追求していくとよい。

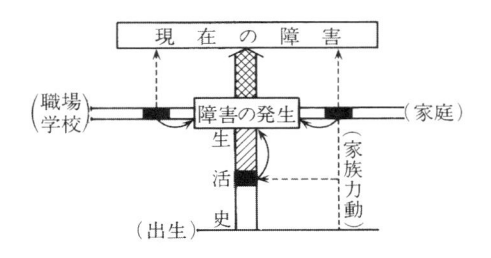

図 4-1 障害と不適応要因

4-4 心理テスト

(1) 心理テストについての考え方

　生活史をとる面接を通して，心理テスト実施の必要性の有無については決定される。それは，例えば次のような流れの形の中で決まってくると思われる。

① 知能水準がわからない，把握する必要がある。
　　知能に問題，障害があるのかもしれない。⇒ 知能テスト
② 知能の全体的な水準というより，知能の構造的特徴を知りたい。⇒ 特に，ウェクスラーの知能テスト
③ 乳幼児の発達を捉えたい。⇒ 発達テスト
④ 知能全体というより，記銘力障害があるのかもしれない。
　　その記銘力障害は，大脳の障害と関係があるかもしれない。⇒ ベントン視覚記銘検査[2]
⑤ 性格傾向についてさらに詳しく把握したい。
　　性格傾向についての一つの具体的なデータが欲しい。⇒ 性格テスト ⇒ どういう性格テストが適切か。性格全般か，部分的(例えば，内向－外向)特徴か。投映法か，質問紙法か。
⑥ この人は，現実生活の中で，どういう欲求，欲求不満をもっているのか。その欲求不満を，どのように解決する力をもっているのか。⇒ TAT[2]，P-F スタディ[2]
⑦ 対人関係パターンを知りたい。⇒ TAT[2]
⑧ 病態水準，病名診断について把握したい。⇒ ロールシャッハ・テスト[2]
⑨ 治療の見通しのために，自我の強さを捉えたい。⇒ ロールシャッハ・テスト[2]
⑩ 病因となっているコンプレックスの見当をつけたい。⇒ 言語連想検査

　以上の思考の流れの中では，心理テストを行う必然性があるし，実施することにより，意味ある客観的情報を提供してくれるのである。心理テストを実施する専門家はもちろんのこと，心理テストを依頼する側においても，狙い，意図がはっきりしていなければならない。そして，その狙い，意図のためには，どの心理テストが適切であるのか，心理テスト理論を踏まえた上で，最少限に必要なだけの心理テストを選択しなければならない。

　心理テストは，受ける側に心理的負担，ストレスを与えるものであり，その後の「心の治療」にもいろいろな影響を与える。生理学的検査(例えば，尿検査，血液検査など)の場合，検査時の患者の感情状態には，ほとんど左右されないと思われる。心理テストの場合，その影響はとても大きい。また，検査者の年齢，性別によっても心理テストの結果は大きく変わることもありうる。心

---

　[2] ここにあげた心理テスト名は一例であり，これしかないということではない。

4-4 心理テスト

理テストにおいては，2人の間にある信頼関係も重要な条件とされる。これも生理学的検査の場合と大きく異なるところであろう。心理テストにおいては，「なにか発見されるかもしれないから，一応，一通りやっておこう」という発想はおおよそ馴染まないものである。この認識は重要である。

　ロッター(Rotter, J.B., 1964)によれば，第二次世界大戦以前の臨床心理学者の仕事は，子どもを対象にした，知能診断を中心とする個別式メンタルテストの作成・実施が主なものであった。ところが，大戦後になると，パーソナリティの測定・記述も行うようになってきたが，テスターとしての臨床心理学者というより，子どもを対象にするだけでなく，成人も対象にした心理療法家としての臨床心理学者というのが一つのあり方になってきた。このような臨床心理学のあり方の変化には，いろいろな要因があったのであろうが，フロイトの精神分析学的訓練を受けた心理学者が多くアメリカに移住したこと，ロジャーズ(Rogers, C.R.)の心理療法理論などの影響が大きいと考えられる。

　このアメリカにおける臨床心理学のあり方の変化は世界的な趨勢であり，日本も例外ではない。

(2) 心理テストの種類と説明

● 知能テスト

　　個人式：ビネー法によるもの。　　　田中-ビネー式知能検査
　　　　　　　　　　　　　　　　　　　実際的個別的知能検査(鈴木-ビネー式)
　　　　　　ウェクスラー法によるもの。WPPSI
　　　　　　　　　　　　　　　　　　　WISC-III
　　　　　　　　　　　　　　　　　　　WAIS-III
　　　　　　発達検査といわれるもの。　遠城寺式乳幼児分析的発達検査
　　　　　　　　　　　　　　　　　　　津守・稲毛式乳幼児精神発達診断法
　　　　　　　　　　　　　　　　　　　MCCベビーテスト
　　　　　　　　　　　　　　　　　　　KIDS乳幼児発達スケール
　　　　　　　　　　　　　　　　　　　新版K式発達検査
　　　　　　その他，特殊なもの。　　　ベンダー・ゲシュタルト検査(脳器質障害の診断)
　　　　　　　　　　　　　　　　　　　ベントン視覚記銘検査
　　集団式：言語性のもの，非言語性のものなど100種類余のものがある。

● 性格テスト

　　投映法形式のもの。　　　　　　　　ロールシャッハ・テスト
　　　　　　　　　　　　　　　　　　　TAT(主題統覚検査)，CAT(児童統覚検査)

投映法，質問紙法両方の性格をもったもの。	P-Fスタディ（絵画欲求不満テスト） SCT（文章完成法） 言語連想検査
質問紙法形式のもの。	矢田部–ギルフォード性格検査（YG性格検査） MPI（モーズレイ性格検査） MMPI（ミネソタ多面式人格目録）
作業法形式のもの。	内田–クレペリン精神作業検査

● その他のテスト

CMI（コーネル健康調査表）
GHQ精神健康調査票
ベック抑うつ質問票

① ウェクスラーの知能検査

　ビネー式が，本来，子ども用として作成されたのに対して，1939年，成人用の診断的知能テスト（diagnostic intelligence test）としての，Wechsler-Bellevue intelligence test が発表された。このウェクスラー法は，（ⅰ）成人用であることのほかに，次の特徴をもっていた。（ⅱ）言語性テスト（verbal test）と動作性テスト（performance test）の2部からなっている。この二つのテストの間に極端な差異があるときには，さらに，精密な個人内差異の検討を行う。（ⅲ）これらの精密な個人内差異という質的分析を行うために，言語，動作の二つに分かれたテストは，さらに，言語性が，一般的知識，一般的理解，算数問題，類似問題，単語問題，数唱問題の，動作性が絵画完成，絵画配列，積木模様，組み合わせ問題，符号問題，迷路問題の下位検査よりなり，プロフィール作成が可能である。この（ⅱ），（ⅲ）が，診断的知能検査を裏づけるところである。

　こういう構想のもとに，発展させられ，1949年（1953年）[3] には児童用であるWISCが発表され，1955年（1958年）[3]に成人用として新たにWAIS，1963年（1969年）[3]には，幼児用であるWPPSIが発表された。さらに，1974年（1978年）[3]になると児童用の改訂版WISC-R，1981年（1990年）[3]になると成人用改訂版WAIS-Rが登場した。その後，WISC-III (1998年)，WAIS-III (2006年) となっている。

② MCCベビーテスト

　MCCとは，Mother-Child Counselingの略であり，乳幼児（2か月から2歳6か月程度）の精神発達の程度を測定することを目的とするものである。全体の

3）　（　）内の数字は日本語版の出版年。

問題項目は119問である。2か月から12か月までは1か月ごとに、12か月以降は2か月ごとに、5問または4問の問題が設定されている。この問題は、乳幼児向けであるので、手際よく実施することが重要である。検査は原則として被検査児の月齢に相当する検査系列から開始する。例えば、9か月の乳児ならば、(9か月の1)からである。問題提示の順については特に規定はないので、子どもの興味にしたがって、順序を適当に変更してもかまわない。実際の問題を紹介しよう。

［問題1］（2か月の1）「動く人を目で追う。」
　テストの与え方：子どもを仰向けにさせておく。検査は、子どもの顔を見つめながら、1メートル以内を歩き回る。
　説明：そばにいる人を目で追ってもよい。
　判定：子どもが検査者の動きを目で追えば合格。
［問題105］（26か月の1）「線書きを区別してまねる。」
　準備：鉛筆と紙1枚。
　テストの与え方：子どもの前に鉛筆と紙を置いて、約10 cmの垂直線を書いて見せる。それから、鉛筆を子どもに渡して、「さあ、○○ちゃん、このように書いてご覧なさい」という。同じように、約10 cmの水平線を子どもの左から右に書いて、模倣させる。同じように、二つ、三つ、円を書いて模倣させる。
　説明：どの試行にも失敗すれば、別の紙に反復させること。テストを繰り返すときは、垂直線、水平線、円のすべてについて繰り返す。
　判定：垂直線、水平線、円を区別して線を書けば合格。

③　ベントン視覚記銘検査 (visual retention test)

1945年にベントン (Benton, A.L.) により考案されたものである。図版に三つの形式があり、いずれの形式も10枚の図版からなる。施行方法には、施行A, B, C, Dの4種類がある。例えば、施行Aの場合、各図版について10秒間そのカードを提示し、その後、見たものを描写するように教示する。系列の作業が終わったら、誤謬数を採点する。誤謬を見る視点は、省略、ゆがみ、保続、回転、置き違い、大きさの誤りの六つである。

結果については、正確数と誤謬数を組み合わせて解釈をする。いずれも予想点とのズレが、第一の解釈点になる。このとき、この予想点の評価については、その人の教育的背景、職業的背景、社会・経済的状況、さらに、他の検査の成績などを考慮して行われる。2番目の解釈点としては、誤謬のパターンの質的検討である。脳損傷の有無や、損傷部位が示唆されることも珍しくない。

④ ロールシャッハ・テスト

1921年に，スイスの精神科医ロールシャッハ（Rorschach, H.）が創始したものである。曖昧で無意味な左右対称のインクの"しみ"（ink-blot）10枚で構成され，その偶然にできた図形に意味づけをしてもらい，その反応を通して人格を捉えようとするものである。

このテストの解釈は，基本的に次の視点で行う。被検査者から出された反応は，インクのしみのどの部分を意味づけに用いたのか（領域），しみのどんな特性に基づいて意味づけたのか（決定因），どう意味づけたのか（内容），反応の形態がどの程度明確なのか（形態水準），反応が誰でもするようなものか否か（平凡反応か，独創反応か），その反応にはどういう感情が込められているのか，などの側面から検討される。さらに，総合的に，量的分析と反応の流れの縦列分析が行われる。

⑤ **TAT**

TAT（Thematic Apperception Test）は主題統覚検査といわれ，ハーバード大学のマレー（Murray, H.A.）を中心とする臨床心理学グループによって考案発展され，1943年に完成した。白紙図版1枚を含めて31枚の図版からなっている。日本版TATとして，名古屋大学版，早稲田大学版，精研版などがあるが，現在では心理臨床の場などでは基本的にマレー版のTATを使っている。

被検査者に図版を提示して，「これから絵を見て，お話をつくっていただきます。この絵に描かれているところはどういうところで，登場人物は現在，何を感じ何を考えているのでしょうか。さらにこの前の場面，過去はどのようだったのか。そしてこの後，将来，未来はどのようになっていくのかについて，私に語り聞かせるようにお話をつくってください。それでは，一枚目から始めてください。どうぞ」という教示を与える。

ロールシャッハ・テストと並び，投映法検査の代表的なものであるが，ロールシャッハ・テストのように反応を記号化して，量的に分析するような標準的な分析方法をもたないことが特徴である。おそらくこの特徴が，分析・解釈の難しさとなり，臨床の場での実際的な利用頻度の少なさに結びついている。心理療法的な対応についての情報，人間関係（家族関係，夫婦関係，異性関係，年長者・年少者との関係などの）情報，対象関係情報などについては，ロールシャッハ・テストよりも多くの情報を与えてくれると考えられている。

⑥ **言語連想検査**

心理テストの中でも非常に古くから研究され，いろいろな心理テストに影響

を与えてきた。SCT（文章完成法）は，言語連想検査から発展したものである。

言語連想検査は，一定の手続きで選び出された単語を刺激語として提示し，それから思いつく言葉を反応として被検査者に出してもらい，その言葉を分析して，その人の性格を判断しようとするものである。連想検査には，多くの種類があり，ユングの連想検査法が現在，臨床の場で比較的よく使われている。ユングは，1903年ごろから言語連想の研究を始めた。ユングは非常に簡単な言葉でも，著しく反応が乱れることがあるという現象に気づき，それが被検査者の無意識的コンプレックスによって生じることを突き止めた。

教示法は，「これから100個の言葉を次々に読み上げます。その各々の言葉から，思いついた最初の言葉をできるかぎり早く単語で答えてください」と述べ，その反応時間を測定する。その後，再生実験として，再度，刺激語を読み上げ，反応語を思い出してもらう。正しく思い出せた言葉には＋，思い出せない言葉には－を，間違った反応には新しい反応語を記入する。その後，「検査のときに，反応語を口に出すのになにか困難さを意識しなかったか」，「どの刺激語のときがむずかしかったか」，など連想中の経験について質問を行い，被検査者の心の動きを探っていく。①反応時間の遅れ，②再生欠如や再生間違い，③同じ反応語を繰り返す，④いい間違い，⑤反応語の欠如，⑥外国語での反応などを，ユングはコンプレックス・サインと呼び，この視点から無意識的コンプレックスが解明できると考えた。

(3) 心理テストの実施，解釈上のいくつかの問題

① 知能テスト

知能そのものは，本来，構造・質としてあるものであり，量としてあるものではない。ところが，知能テストを実施して知能指数（IQ）を算出したときから，知能指数という数字がもつ特徴によって，知能が量として存在しているかのような扱われ方をしてしまう。極端にいうと，IQ 125のA君と，IQ 130のB君を比較して，B君の方が5だけIQが優れているという考え方をしてしまう。もっというと，A君もB君もIQ 125だからといって，A君，B君のIQが同じであるとすること自体がすでに，多くの問題を含んでいるのである。

こんなふうに考えてみたらどうだろう。自分の右手のひらを出してみよう。次に，友人の右手のひらを眺めてみよう。あなたの指は，太くしっかりしていて，いかにもたくましい。そして，手のひらは肉付きよく，とても血色よい手である。それに対して，友人の指は，細くスマートで，とてもきれいである。

手のひら部分は，色白で血管が浮き出ており，全体的に華奢(きゃしゃ)な感じである。あなたと友人の手のひらの感じはとても違っているのである。ところが，2人の右手の5本の指の長さを測定し，5本の指の長さの平均を出したら，あなたも友人も偶然6.8 cmで同じであった。右手の5本の指の長さの平均がともに6.8 cmであったことで，単純にあなたと友人の右手の働き方が同じであるといって良いだろうか。6.8 cmという量で表されたもとにある指の太さ，5本の指の長さのバランスなどの質的な問題の検討抜きには，単純なことはいえないことに気づくであろう。IQ 125というとき，それは，指の長さの平均のようなものと考えられる。どの指が長いのか，太さはどうか，たくましさはどうか，という検討が必要なように，知能指数の中身の検討（例えばウェクスラーの知能テストでいうならば，下位検査における検討）を加えなければならない。グラッサーら(Glasser, A.G. *et al.*, 1970)が，「WISCの臨床的解釈」の中で展開させているような検計が必要である。

② **質問紙の項目の中にある，「頻度を表す副詞」の受け止め方**

例えば，YG性格検査の中にある，「ときどき何に対しても興味がなくなる」，「たびたび物思いに沈むことがある」，「たびたびねつかれないで困ることがある」について考えよう。これらの，ときどき，たびたびの受け止め方は，一人ひとり違うのである。ある人は，週に1回くらいをたびたびと受け止め，またある人は，月に2回くらいをたびたびと受け止める。質問紙法の場合は，どちらでも「はい」になってしまうのである。質問紙の便利さの裏には，こういう問題があることを理解していなければならない。

③ **社会的望ましさの回答**

これは，エドワーズ(Edwards, A.L.)により指摘されたものであり，特に，質問紙法に回答するときに「社会的に望ましい」と思われる方向に反応する傾向のことである。この反応傾向については，人間一般がもつ応答傾向であるとする考え方より，性格特性の一つであるとする考え方が多いようである。そして，「社会的望ましさ」という性格傾向が，性格テストの結果を歪めるといわれる。

心理テストの結果の解釈にあたり，注意しなければならないことである。

④ **心理テストに投映される心理水準**

馬場禮子(1969)により，この問題を考えよう。テスト刺激が，直接的，具体的であり，テストの心理的状況が社会生活場面におけるそれと同質性が高いものであればあるほど，テスト上に反映される人格像は表層的，日常的なもので，

4-4 心理テスト

表4-1 心理テストに投映される心理水準(馬場禮子, 1969)

検査法	目的	刺激	場面	被検者の意識的操作
質問紙法	明瞭	具体的	単独, 自主的	可能
SCT	ほぼ明瞭	具体的	単独, 自主的	表面的可能
TAT	不明	具象的	テスターとの対人場面	表面的可能
ロールシャッハ・テスト	不明	非具象的	テスターとの対人場面	困難

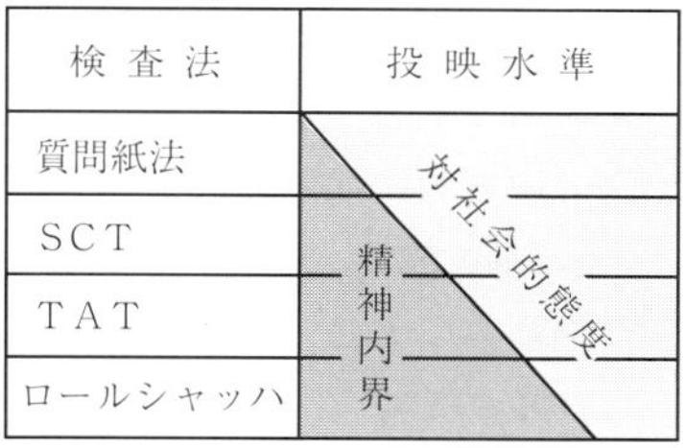

検査法	投映水準
質問紙法	対社会的態度 / 精神内界
SCT	
TAT	
ロールシャッハ	

図4-2 心理テストと投映水準(馬場禮子, 1969より一部改変)

また意識的コントロールの範囲内のものであり, 人格の社会的態度という側面のみということになる。一方, テスト刺激や目的が不鮮明で, 心理的状況が一般的社会生活でのそれと不連続であり, 現実からのかい離, 退行傾向を促進するものであればあるほど, テスト反応は, 精神内界のより深層にある状況を反映する(表4-1, 図4-2を参照のこと)。

心理テストを選ぶ場合に, このような基本を踏まえて選択しなければならない。テスト・バッテリーを考えるときにも, この視点からいえば, 人格の表層を捉えるものと, 深層を捉えるものを, バッテリーにするなどが考えられる。

⑤ 心理テストの結果の伝え方

結果を伝える相手としては, 医療臨床においては, (ⅰ)心理テストを依頼した主治医, (ⅱ)被検査者である患者, が考えられる。医療以外でいえば, 教師とか裁判官, 検事などがありうるが, ここでは, 医療臨床に限って述べることにする。

(ⅰ)の伝える相手が医師の場合, 背景にもつ学問が心理臨床家と異なるため, まず第一に用語に気をつけなければならない。このことについて, 空井健三(1969)から引用しよう。

「われわれは日常使いなれた専門用語をリポートにも用いてしまいやすい。それだけ，専門用語に慣れていない依頼者は，リポートを受け取っても，十分に意味をつかみにくくなる。……一つの語でも，専門的には二義をもつこともある。たとえば，<u>人格の変化</u>というコトバは，一般の精神病院では人格の崩壊へ向かう変化の意味で用い，ロジャーズ派の心理療法では，人格の改善の方向への変化の意味で用いる。それゆえに，間違って伝わることのない，誰にでもわかるような用語を，なるべく用いることが必要である。この点に関してクロッパーは，多くの専門用語が，普通に用いる言葉に置き換えられることを，具体的な例を引いて説明している。
　たとえば，<u>患者が用いている防衛は……→不安を少なくするために用いられる患者特有のやりかたは……</u>といった具合である。」

　次に，依頼者の知りたいことに焦点を合わせて報告書を作成することは，当然であるが，依頼者の意向に迎合してはならない。また，可能なかぎりリポートを手渡すだけで終わりにするのではなく，リポートをもとにして話し合うことが重要である。話し合いを通して，依頼する側も，依頼される側も心理テストについて勉強できるのである。
　（ⅱ）の患者自身に伝える場合には，どんなことに留意したらよいのだろうか。まず，患者が知りたいことはなにか。被検査者としての患者が心理テストを行うことにより，不安になっていることがあるのか否かなどについて，十分把握しておく必要がある。患者に伝える場合，すべてを伝えるというより，心理テストをされて患者自身が結果について不安に感じているところを取り上げて，その部分についての結果をわかりやすく，的確に説明することが大切である。しかし，それは，患者の側にその心理テストの解釈・情報を「受けとめる能力」があるかないかを見きわめたうえでの話である。また，1回で伝えようとすることはなく，何回にも分けて伝えることもありうる。心理テストの結果・解釈を伝えること自体が，すでに心理療法の一部なのである。

心の構造と発達　5

5-1　性格とは

　性格とは，広辞苑によると「各個人に特有の，ある程度持続的な，感情・意志の面での傾向や性質。品性，ひとがら」と定義される。この定義では，人によって違うということ，ある一定時間において持続されるが，また，一方変化するということを意味している。定義からして，大変捉えがたい，微妙なものであることを示している。

　心理学用語として，character（性格），personality（人格），temperament（気質）などが使われる。それぞれあまり厳密な区別はなく，"character"や"personality"はほとんど同じ意味に使われる。characterはもともとギリシャ語で「刻み込まれたもの」，「彫り込まれたもの」を意味し，そこから標識，特性を意味するようになった。一方，"personality"という言葉の由来は，ラテン語の「ペルソナ」である。これは劇で使用された仮面や劇の俳優，役割などを意味していた。したがって，現在でもパーソナリティを社会的役割の意味で使う場合がある。ユング心理学では，ペルソナは個人の社会的役割を意味しており，その人の魂（アニマ，アニムス）とは対になる概念として使用されている（5-3節，(3)参照）。パーソナリティは性格と同じ意味に用いられることが多いが，性格という言葉は感情，意志的側面を強調する傾向があるのに対して，パーソナリティは行動的特徴を意味することが多く，また，理論的，実験的研究の際に使われやすい。アメリカの研究者はpersonalityという言葉を好み，ヨーロッパ圏の研究者はcharacterを好むといわれている（アーノルト・詫摩，1976）。気質は個体の身体的側面と関係の深い情動的特徴を意味することが多い。

5-2　性格類型

　性格は各個人に特有と定義される。たしかに人の性格は千差万別であるということができるが，一方似た者同士と感じることも事実である。古代から性格を何とか類型化して捉えようと試みられてきた。ここではその代表的なものを

挙げてみよう。

(1) ガレノスの気質論——体液による分類

1章でも触れたように，ガレノスは西暦150年ころのローマの医師である。古代の医学史において非常な影響力をもち，その影響力は長く中世にまで及んだ。彼は医聖ヒポクラテスの体液説にしたがって人間の性格タイプを考えた。ヒポクラテスは人間の精神能力の多様性に注目し，その説明のために四元素説を発展させた。そして人間には基本的な4種類の体液があると考えた。すなわち，血液，粘液，胆汁，黒胆汁である。血液は肥沃で温かい空気に，粘液は冷たくて湿っている水に，胆汁は熱くて乾燥している火に，そして黒胆汁は冷たくて乾燥している土に対応している。この体液の成分が人によって異なり，その成分の割合の違いが，その人の性格を決定すると彼は考えた。アーノルト (Arnold, W., 1969) によると，この四つの性格類型は次のような特徴がある。この性格類型はその後，1,000年以上にわたり，性格学の基礎となった。

多血質：軽率，陽気，おせっかい，他人を喜ばせ，人生の困難を軽くとり，それを忘れるのも早い。なんでも約束するが，いつも守るとは限らない。困難な状態に陥ると，その課題を巧みに調子よく回避したり，あっさりと逃げてしまう。

胆汁質：刺激を受けやすく，動揺しがちであり，短気であり，怒りっぽい。怒りは熱しやすく，憂うつ質の人とは反対に持続性がない。温かい心情をもち，まじめであるために，ときに爆発的に怒る。

黒胆汁質：現代でいうメランコリー性格で，憂うつ，心配症な性格を示す。まじめな人たちとの交際を求め，多血質の人との交際を求めようとしない。喜びとか有頂天とかいうものに反発する。

粘液質：静かで，気楽で，気持ちのよい人間。他面，ものぐさで，ぼんやりしている。食べることと飲むことを大切なことと考える。感情を刺激するようなものが与えられると，胆汁質の人間なら家から飛び出してしまうであろうが，粘液質の者にとってそれに気づくのがせいぜいである。物や人間に愛着をもち，鈍重であるが，誠実で信用がおける。精神的単純であるにもかかわらず，気持ちのよい落ち着きをもたらす。しかし，のろさ，のんきさ，だらしなさ，享楽好きなどの点で，仲間たちのやっかい者になることもある。

これらの四つの型が1人の個人の中に純粋な形で現れることはなく，多くの場合，混合した形で現れる。今日の生理学の知識からすると，この性格類型は

5-2 性格類型　　　　　　　　　　　　　　　　　　　　　　　　73

　すぐに誤りであり，信用できないものであることがわかるであろう。なぜなら，今日では，体液はこのほかにもたくさんあることが知られているからである。ヒポクラテスやガレノスのこの類型論は，いかにも古代の単純で，幼稚な考えを映しているように思えるであろう。しかし，翻って考えてみると，事態はそう単純ではないことに気づかされる。

　性格のような目に見えないものを，われわれの目に見え，納得できる形にまでもたらすには，なにか具体的な手掛かりが必要である。この時の目安を求めて，多くの学者は苦心惨憺(さんたん)している。その手掛かりとしては，ある意味では，なんでもよいともいえる。例えば，「人の性格を"水"にたとえると，あなたの性格はどのような"水"に相当するでしょうか？」と質問すると，どうなるであろうか。「わたしは滝のような水」という人もいるであろう。これは非常に動きのある，落ち着きのない，衝動的で，エネルギーのある人と考えてよいであろう。ある人は，「わたしは深く透明な湖の水」と答える人もいるであろう。あるいは「わたしはどぶ水のような」と答える人もいるであろう。この人は，活力もなく，よどみ，停滞し，悪臭を放つような性格の人と考えてもよいかもしれない。

　このように，水という目に見え，しかも，ある程度バラエティに富んでいる対象であれば，それは性格記述において，ある程度適切な手掛かりとなりえる可能性がある。ここで注意すべきことは，ガレノスの時代の医学は，近代のように，心身を分離されたものとして考えてこなかった。それゆえに，彼の性格類型学は，生理学であると同時に，心理学でもある。彼の勧める健康法は体液のバランスをとることであると同時に人生論なのである。それゆえに，このガレノスの主張を，今日の生理学を基盤にして，その誤りを指摘するだけでは十分ではない。体液を人間行動を識別するシンボルとして捉えなおしてみるならば，ガレノスは人間の性格の基本的な四つの特徴をかなりよく取り出していると考えることができる。そして，性格においては，バランスをとることが重要とする主張は，フロイトやユングの性格学にも受け継がれている。

(2) クレッチマーのタイプ論

　近代になって，ガレノスとはまったく異なった発想のもとに性格類型を考えだしたのが，ドイツの精神病理学者クレッチマー(Kretschmer, Ernst, 1888-1964)である。彼は性格類型の手掛かりとして，体型の違いに注目した。彼は著書『体格と性格』(1921)の中で精神病といわれる人たちを観察し，精神病患者の病

状によってかなり体格が共通していることに注目した。そして，これを正常人といわれる人にも当てはめて考えだしたのである。臨床精神医学から出発し，精神病者から正常な人までも包括する考え方は性格学の分野に大きな影響を与えた。

クレッチマーは，統合失調症の患者はやせ型が多いことに注目した。一方，躁うつ病と呼ばれる患者は，肥満型が共通していた。また，てんかんの患者は筋肉質の体型をしている人が多かった。そこでの観察をもとにして，クレッチマーは，健康な人の場合にもこのような性格特徴があると考えて，それをそれぞれ分裂気質，躁うつ気質（循環気質），てんかん気質と命名した。

【細長型の分裂気質】

クレッチマーはこの気質の特徴として，次のようなものをあげている。
① 非社交的，静か，内気，きまじめ，変わりもの
② 臆病，はにかみ，敏感，感じやすい，神経質，興奮しやすい，自然や書物に親しむ
③ 従順，お人好し，温和，無関心，鈍感，愚感

①は，分裂気質の一般的特徴を示している。つまり，周囲の人との接触のなさを示している。②は分裂気質の感受注を示している。すなわち，貴族趣味，日常的世界とは離れた夢幻的世界に対するあこがれ，興奮的な性格傾向を意味している。③は精神的鈍感な面を示している。貴族趣味的な面がありながら，一方では身なりをはじめ，すべてのことに対して無関心になることがある。このような矛盾した態度が分裂気質の特徴といえる。

【肥満型の躁うつ気質】

① 社交的，善良，親切，温かみがある
② 明朗，ユーモアがある，活発，激しやすい
③ 無口，平静，気が重い，柔和

①は躁うつ気質全体に認められる特徴である。開放的で，率直に感情を表現し，誰からも愛される。②は躁状態を意味しており，気分が高揚し，活動的で疲れることを知らない。いろいろな着想が次々に出てくる。それに反して，③はうつ状態を示している。明るい性質と，暗く，陰気な性質が一定の周期で交代することが特徴であり，このためにこの気質は別名，循環気質とも呼ばれる。

【闘士型のてんかん気質】

別名粘着気質ともいわれ，文字通りねばっこい性格特徴をもっている。几帳面，秩序を好む，頑固，粘り強さ，固執傾向を示す。ものの考え方，理解が遅く，思考や説明がこまかくて，まわりくどい。他人に対してはきわめて丁寧。ふだんはおとなしいが，時には感情を爆発させることもある。

このような体型と性格特徴の関係が観察事実と合うことが認められるにしても，次のような疑問が生じるであろう。やせ型の人が肥満傾向になるとすると，性格が変わるのかどうか。このように体型と性格に強い相関を認めることができたとしても，性格の変化発展という視点がどうしても欠けてしまう。つまり，フロイトを初めとする，現代の深層心理学的解釈のように，人格の力動的把握ができないという欠点があるのである。しかし，クレッチマーの類型学は，精神病から正常人までを含む広範囲な研究として評価されている。

(3) フロイトのタイプ論

フロイト(Freud, S., 1856-1939)の性格類型は，これまで述べた研究者とはかなり発想が違っている。クレッチマーと同じく，精神医学の分野から出発したが，クレッチマーが主に精神病者の観察を中心においたのに対して，フロイトはノイローゼの心理治療の経験が理論的基礎となっている。フロイトが提出したタイプ分類は，後に述べるように人格発達の理論に基づいている。すなわち，性格のタイプの中に時間の次元を組み入れたのである。そのことによってフロイトは今までにない，性格の力動的見方を切り開くことができた。そして人格の成長や成熟の問題に迫ることができた。

フロイトは人間のタイプを記述するに当たって，その手掛かりとして，身体の部位，およびその機能に注目した。それによると，次のような性格に分類される（詳細な説明は5-4節を参照）。

口愛性格(oral character)：いわばお母さんの乳房を求め続ける赤ちゃんのような性格をしている，という意味である。すなわち，大きくなっても自分ではなにもできず，親や先生，友だちなど，他人に対していつも愛情を求めて止まない。甘えん坊で，さびしがり屋の性格。

肛門愛性格(anal character)：フロイトの発達理論の第2番目に位置する。しつけの段階に遭遇する性格傾向の一つをいう。いわば，親からいわれたしつけ――特に，トイレット・トレーニングを非常にきちんとよく守る子どもをイメージしてみるとよいであろう。几帳面で，清潔好き，潔癖，礼儀正しい，倹

約家，倫理的な人柄をいう。

　男根期自己愛性格者(phallic-narcissistic character)：フロイトの発達理論の第3番目に属するものである。この時期には，幼児は男性らしさと女性らしさを主張し始める。自分にまだ自信がないために過度に男らしさ，女らしさを主張しがちである。すなわち，フロイト的ないい方をすると，本当は自信のないくせに，過度に自分の「オチンチン」をまわりに誇示しようとしている性格をいう。いわゆる過度に突っ張って生きている性格である。

　そのためにこのタイプでは，自己確信的，傲慢，活動的，攻撃的性格となる。異性のことを非常に意識しているが，それは異性を真に愛しているというよりも，自分の男らしさ（女らしさ）を自己確認するために必要であるに過ぎない。つまり，異性を愛しているように見えても，本当は自己愛に過ぎない段階の性格をいう。

　性器愛的性格(genital character)：これはフロイトの精神分析理論による，いちばん成熟し，完成された健康な人格を意味している。これは男らしさと女らしさを十分成熟させた上で，相互に愛し，結びつくことができる性格を意味している。ノイローゼの人はこのような成熟した人格を発展させることができず，幼児的な精神状態のままにとどまっているために病気になると考えられた。

　以上のように，フロイトは人間の性格タイプの記述を，口，肛門，男根，男女性器を手掛かりに求めた。これはクレッチマーのように，身体の外見から判断したのではない。つまり，外見上の特徴によって口の大きい人が口愛性格者であることを決して意味していない。あくまで心理学的な意味で用いている。ただ，フロイト自身はもっと生物学的に考えていたようである。すなわち，赤ん坊の口の部分と母親の乳房の双方に快感があるので，赤ちゃんと母親が結びついていると考えていた。すなわち，口愛性格者は性的エネルギーであるリビドーが正常に発達しないで，口の部分に固着したままになっていると考えた。しかし，後のエリクソンになると，フロイトの生物学主義的考えよりも，もっと象徴的な意味として，口が考えられている。

(4) ユングのタイプ論

　ユング(Jung, C.G., 1875-1961)のタイプ論は，また独特なものである。ユングがタイプ論を考えるきっかけになったのは，フロイトとアードラー(Adler, A., 1870-1937)の対立からである。フロイトの創始した精神分析が発展するうえで，アードラーはその初期において非常な貢献をなした人物であるが，フロ

イトと理論的立場が異なるために決裂し，別の心理学的立場を打ち立てた。フロイトはノイローゼの原因として性的要因を重視した。つまり，フロイトはノイローゼ患者とその家族，恋人，友人などとの関係，つまり患者を取り巻く外的人間関係を重要に考えた。しかし一方，アードラーはノイローゼの原因として，当の患者の劣等感情を重視した。つまり，彼の視点は患者個人の内的要因を重視した解釈となっているのである。しかし，第三者であるユングの立場から両者を公平にながめてみると，フロイトとアードラーのどちらかが間違いというのではなく，どちらの解釈も妥当なのであり，その相違は両者の性格の相違に由来すると考えた。つまり，性格の違いによってものの見方が非常に異なり，お互いに激しい喧嘩にまで発展したと主張したのである。

さて，ユングはその性格を判断するのに，まずその人の関心が自分自身，自分の内面に向かっているのか，それとも自分の外の世界に関心があるかによって分類した。前者を内向型と呼び，後者を外向型と呼んだ。これは絶対的基準はなく，かなり相対的な基準にすぎない。このような基本的な態度の違いから，行動面で非常に大きな相違がでてくるのである（表5-1）。

表5-1　外向性と内向性の性格傾向

外向性の特徴	内向性の特徴
① 興味や関心が外界の事物や人にある	① 興味や関心が自分の内面にある
② 新しい場面にすぐなじむ	② 適応するのに時間がかかる
③ 友だちがすぐにできる	③ 友だちができにくい
④ 社交的，交友範囲が広い	④ 引っ込み思案で，交友範囲が狭い
⑤ 広いが浅いつきあい	⑤ 狭いが深いつきあい
⑥ みんなと共通の話題に関心をもつ	⑥ 独自の見方をもとうとする
⑦ 流行に敏感	⑦ 流行に流されまいとする
⑧ 1人になることを恐れる	⑧ みんなにとけこむのが不安
⑨ ヒステリー的傾向	⑨ 神経衰弱傾向

【内向性と外向性の関係】

ユングからすると，フロイトの視点は外向的で，アードラーの視点は内向的なのである。しかし，ここで興味深いのは，フロイト自身の性格は社交的ではなく，引っ込み思案で，禁欲的で，長期間1人でいても平気な性格であった。これは明らかに内向的な性格傾向を示している。一方，アードラーは，社交的で，人といることが好きであった。これは外向的な性格を示している。このよ

うに理論とその人自身の性格タイプとは必ずしも一致しない。この場合には，むしろ当人とその理論は逆の立場に立っているのも，興味深いことである。

　自分と同じタイプの人は，なにもいわなくても理解をしやすく，行動もスムーズに行うことができる。しかし，異なった立場に立つ性格同士はお互いに理解できず，反発することが多い。しかし，お互いに自分にないものをもっているので，不思議な魅力を感じることが多い。これをユングは相補的関係(complementary relation)と呼んだ。すなわち，内向的な人と外向的な人は表面的には対立しているようにみえるが，全体としてはお互いにないものを補う関係にある。河合隼雄は，タイプが同じ人同士は「話が合うのでおもしろい」，「関係を維持するのに役立つ」と述べ，相反する性格の者同士は「ガタガタするのでおもしろい」，「関係の発展につながる」と述べている。そしてこの二つのタイプが相補うことによって，より全体的な人格に到達することができるのである。

　また，ある個人が表面的には内向的な人は，無意識においては外向的であることが多い。逆に，みんなから外向的であると思われている人は，意外にも自分は引っ込み思案と考えていることが多い。これは人間の心自身にそのタイプの一面性を補償する傾向があるためである。

　それゆえに，人間関係においても，自分と同じ性格傾向の人とだけつき合うのではなくて，まったく別の見方をする人ともつき合い，自分の行動のパターンを広げることが必要であろう。とくに，さまざまな職種の，いろいろな性格の人をまとめて仕事をしなければならない病院が職場の場合，それぞれの人の性格をよく見分け，その長所短所を補いながら働かなければならない。

　ユングはこのような内向性と外向性を，たんに個人の性格だけではなく，地球的規模，人類史的規模でも考えている。例えば，図5-1左の解剖図は中世のものである。これは非常にデフォルメされた身体であり，今日のわれわれからみると明らかに幼稚で，非科学的な身体図であるとしか考えられない。中世という時代は，全体としてみれば，内向的な時代であり，これは内向性に基づく図であろう。世界最初の解剖学書『人体の構造について』がアンドレアス・ヴェサリウムス(Andreas Vesalius, 1514–1564)によって出版されたのは，1543年のことである。図5-1の右図は近代以後の解剖図である。これは外的事実を事細かに描写している。近代以後は，その前の中世の時代と比べて，外的世界の観察を重視した時代であることを示している。これは中世の内向性から外向的な時代へと180度転回したことを意味しているといえるだろう。

　また，地球的規模で眺めると，アメリカや西洋はどちらかといえば，外向的

5-2 性格類型　　　　　　　　　　　　　　　　　　　　　　　　　　79

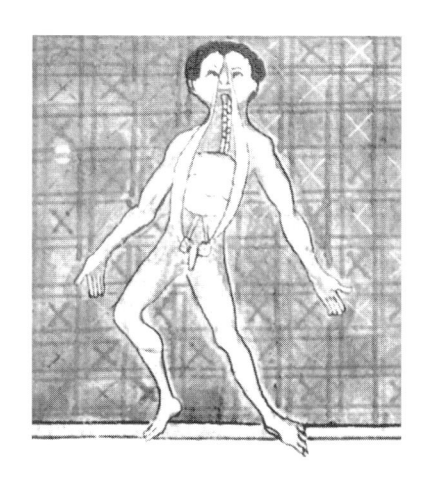

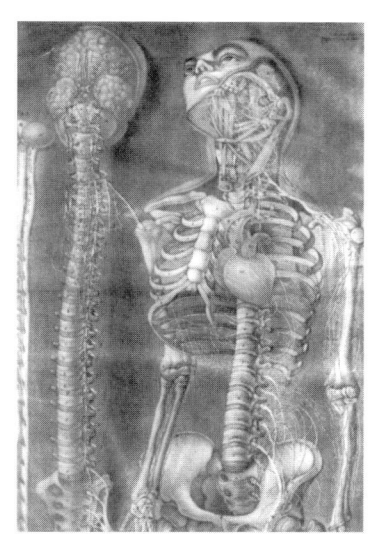

図 5-1　中世と近世の解剖図(オリオンプレス提供)

左図は 14 世紀の解剖図で，ガレノスの記述にもとづいて描かれた。ボローニヤ大学で学んだ医師マンリ・ド・モンドビルが教材として使用したものである。この図は外的事実に対する観察力が弱いことがわかるであろう。一方，右図は 18 世紀になって描かれたもので，非常になまなましく，事実へ接近しようという態度が感じられる。また，実在の身体と違って，その理想化された姿として描こうとしている。これは当時の理性的認識に対する信仰，すなわち外向思考タイプにもとづくものである。

な国民性であり，それに比べると日本やアジアは内向的な国民性を示している。それゆえに，お互いに誤解を招きやすいことが多く，国際的摩擦を生じることもある。

【四つの心理機能】

　ユングはタイプを考えるときに，まず内向性と外向性の二つに大きく分けた。それ以外にも，四つの心理機能をとり上げている(図 5-2)。例えば，ある人たちが，事態がよくわからない状況，簡単な例でいえば，ある抽象的な絵画を前にしたような場合，それぞれはこの状況をなんとか自分なりに把握しようとするであろう。そのときに，それぞれは自分の得意な心理機能を使って理解しよう

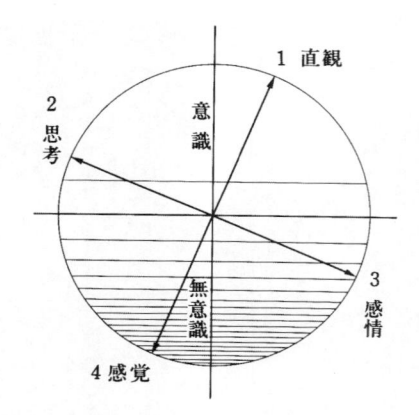

図 5-2　ユングの四つの心理機能(河合隼雄,1967)

とするとユングは考えた。ある人は，その抽象的な絵画の構造に注目し，「これは何を表現したものであるのか。この絵の表現しているものは正しいのか，それとも間違いであるのか」と考え，判断しようとする。別の人は「この絵の雰囲気が非常にすばらしい」とその絵を好き，嫌いの軸で判断しようとする。同じ絵画を見ても，その反応が人によってまるきり違うのである。しかし，これは「判断する」という意味では同じことであるので，判断の軸(合理機能)として位置づけられる。前者を思考タイプと呼び，後者を感情タイプと呼ぶ。

　以上は判断の軸の対極について述べたが，ユングはもう一つ別の軸を考えた。それは「事実」に対する態度についてである(不合理機能)。すなわち，事実に接近しようとするか，それとも事実から離れようとするかで，別のタイプが生まれる。すなわち，このような人は，絵の「色彩，キャンバスの肌触り」など，絵そのもののありさまを詳細に見ようとする，つまり，事実を事実として忠実につかむことのできる人であり，これを感覚タイプと呼ぶ。もう一つのタイプは，「事実の背後にある不可思議な可能性」に焦点を合わせている人である。この人は，絵そのものをあまり見ない。しかし，その絵から，とんでもないインスピレーションを得るのである。このような人を直観タイプと呼んでいる。感覚タイプの人は，絵に接近してまじまじ見ようとするのに対して，直観タイプの人はその絵をチラッと見て，すべてを理解してしまう。

　以上のような四つの心理機能と内向性と外向性の二つを掛け合わせると，合計八つのタイプができあがる。つまり外向思考，内向思考，外向感情，内向感

情，外向感覚，内向感覚，外向直観，内向直観の八つである。

　アニア・テイヤール(Ania Teillard)は，この八つのタイプの人たちが一同に集まって晩餐会を催すとすれば，各タイプはどのように行動するかを非常に巧みな比喩を使って表現した(Ellenberger, H.F., 1970：下巻, p.337)。招いたのは非常に愛敬があり，誰にでも好かれる完璧なホステス役の主婦(外向的感情型)とその夫(内向的感覚型)である。夫はひっそりとした紳士であり，美術品の収集家で，古代美術の権威者である。最初にきた客は才能あふれる弁護士(外向的思考型)である。その次にくる客は有名な実業家(外向的感覚型)と，無口で謎めいた音楽家の夫人(内向的感情型)である。その次の客は独創的で，傑出した学者(内向的思考型)である。しかし，彼は夫人を同伴していない。その夫人の前身は料理女(外向的感情型)である。その次は鋭いアイディアの持ち主の技術者(外向的直観型)である。最後の客は待ってもむだである。彼は神秘的な詩人(内向的直観型)であり，現実感覚が乏しく，招待されていたのをすっかり忘れていた。

(5) 心理テストによるタイプ分類

　性格を判断するのに，現在までいろいろな心理テストが開発されている。その中で非常によく使われる質問紙法心理テストの代表的なものであるYG性格テスト(矢田部-ギルフォード性格検査)には，次のような五つの基本的なプロフィールが導き出される。それによると，A型はAverage Typeであり，それぞれが平均的な得点を示す。B型はBlack List Typeと呼ばれる。すなわち，情緒的不安定でありながら，非常に外向的，社交的，行動的な面をもっている。感情的いらだちがあると1人でひっそりと自室に閉じこもっているのではなく，仲間を誘って騒いだりするという傾向をもっている。C型(Calm Type)はおとなしいタイプと呼ばれる。プロフィールが左に偏っており，これはB型と対比をなしている。このタイプの人は，気分の変化，罪悪感なども少なく，情緒的には安定している。しかし，行動に出ることが少なく，社会的には引きこもりがちである。穏やかで，あまり目立たないタイプの人である。D型はDirector Type(指導者型)と呼ばれる。情緒的には落ち着いており，安定している。しかも，活動的で，社交的で，みんなと共に行動するのが好きなタイプである。このような人は，クラスのまとめ役として，人気が高い。しかし，もし自分をいつわり良い格好して，テストに回答すると，このタイプに出ることが多い。E型はEccentric(風変わりな)の略である。このタイプは情緒的に不安定で，し

かも，B型とは異なり，社会から引きこもろうとする。目立たないところはC型に似ているが，情緒的に不安定なところが異なる。

　もし，YGテストを実施することがあれば，自分の仲間と結果を比べてみてみよう。もちろん，お互いに失礼なことが生じることがないように注意しなければならない。すると，自分の友人や恋人は自分と同じようなプロフィールの持ち主なのか，それともまったく違うタイプであるのかがよくわかるであろう。このような客観的素材を通して，自分とまわりの人との関係を再確認することが大事である。

(6) 類型論のまとめ

　このようなタイプを考えていくと，非常に多くの研究者がそれぞれ独自のタイプ論を考え出していることがわかるであろう。しかし，それぞれのタイプ論が互いに別の見方をし，矛盾する面をもっているので，相当とまどってしまうかもしれない。いずれにしても，人間を判断するのに絶対的な基準はないのである。しかし，例えば，ガレノス，フロイト，ユングの色眼鏡で見ると，これはこのように見えるというように，ある傑出した人物の見方を一時的に借りて，判断をしてみることも大事である。これらの判断は絶対に正しいものではなくても，自分個人の偏った主観的な判断から離れ，より大きな見地から判断できるようになるであろう。

5-3　心の構造

　前節では，人間の性格を類型化する試みについて見てきた。本節では，心という目に見えないものを，もう少し構造的，力動的に捉えようとする試みについて見てゆきたい。心のような漠然としたものを捉えるには，一つのモデルが必要になってくる。モデルというものは，実在そのものではないが，現実のものをある程度理解したり，予測したりするうえに非常に役に立つものである。人間行動を理解する上で，ある程度目安となるもの，それが心のモデルである。よいモデルであるためには，モデルはできるだけ単純でなければならない。しかも単純でありながら，できるだけ多くの現象をうまく説明できなければならない。そして，そのモデルにしたがうならば，人間行動の予測ができなければならない。今まで多くの研究者が心の構造のモデルを提供してきたが，その中でもすぐれていて，臨床的なモデルとして高く評価されてきたものをとり上げてゆきたい。

Column 7

無意識仮説

　臨床心理学において，重要だが，わかりにくい仮説が一つある。それは無意識仮説である。無意識とは，「自分では全然気づいていない心の動き」とか，「自分が知っているとは知らないで，知っている心の働き」というように定義できるだろう。

　この仮説を強力に主張したのはフロイトであるが，彼は『精神分析入門』の序論で，「心的過程はそれ自体としては無意識的であり，意識的過程は心的全活動のたんに個々の作用面であり，部分に過ぎない。…無意識的な心的過程が存在するという仮定を立てることによって世界の学問にとってまったく新しい方向付けが可能になったと断言する」と述べている。しかし，この無意識を多くの人が納得するように説明するのはなかなか大変なことである。森谷(2000, 2005)は，次のような不登校の例にしたモデルで説明している。

　親や世間の人は不登校の子どもを，学校に行きたくないと考えている(図1)。しかし，子ども自身に聞くと，子どもは「学校に行きたい」と弱々しげに答える(図2)。すなわち，親の見方と子どもの見方がまるきり違い，互いに理解できない。そこで臨床心理士は，無意識仮説を導入し，子どもは「学校に行きたいと考えている。しかし，なぜか行けない」と考える。そうすると，不登校の子どもへ

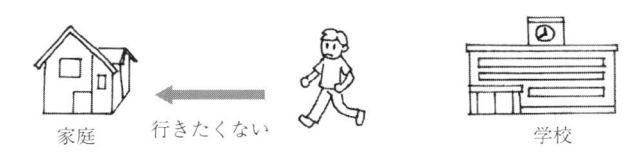

図1　親や一般世間からみた不登校

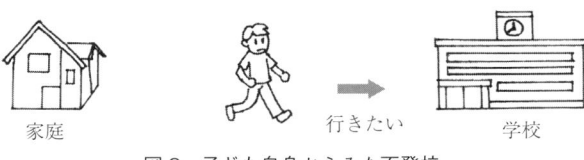

図2　子ども自身からみた不登校

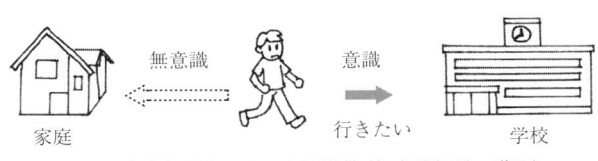

図3　臨床心理士からみた不登校(無意識仮説の導入)

の働きかけには，二つの方法がある。つまり，「学校に行きたい」という子どもの気持ちをより強める方法である。他方は，「なぜかわからない（見えない）心の働き」に対して，それを明らかにしようというかかわりである。臨床心理士は，その両方の力に目を向けているが，むしろ後者，すなわち，無意識の作用をより重視している。そこで臨床心理士は「行きたいのにどうして学校に行けないのか，一緒にゆっくりと考えようよ」と話しかけることになる。

(1) フロイトの心の構造モデル──心的装置

　フロイトは初めノイローゼの患者の行動を理解するためには，通常の意識状態だけでは理解されず，患者自身でも知らない心の領域，すなわち無意識の世界を仮定しなければならないことを示した。つまり，われわれの行動は，自分がなにごともすべて知った上で行動しているのではなく，自分でもなぜそのようなことをしたのか知らないで行動していることが多いのである。自分自身の心の一部でありながら，しかも自分自身の知らない心の領域，すなわち無意識領域をフロイトは「それ」と呼び，術語として"das Es"と命名した。このエスという言葉は，英語の"it"に相当する非人称代名詞である。Es regnet. (It rains.)ということは，「わたし以外の何かの自然の力（それ）が雨を降らせる」という意味を持っている。これと同じように，わたしの行動は，何か自分では知らない未知の「それ」によって駆り立てられているのである。そして，人間行動の真の意味をはっきりとつかむためには，無意識の「それ」をしっかりと意識化することが重要であると考えた。フロイトの場合，このエスは生物学的，本能的，欲動的，無意識的なもので，快感原則のみにしたがい，現実原則を無視し，ひたすら満足を求め，論理性を欠き，時間をもたず，社会的価値を無視するものと考えた。すなわち，無意識内容は性的なもの，攻撃的なもの，反社会的なものなどである。この点に関して後に，ユングらは意見を異にし，対立することになった。

　フロイトはその初期においては，このように意識–前意識–無意識という3層からなる局所論的見地(topographical aspect)で心を考えていたが，分析経験を積み重ねていくと，これだけではない力が心に強力に作用していることを痛感するようになった。1923年に出版された『自我とエス』では，それまでの局所論に加えて，心を自我，エス，超自我という心の構造を考えるようになった（図5–4参照）。

5-3 心の構造

自分の心の一部でありながら，自分を監視しているわたしの心の部分をフロイトは「上位のわたし "Über–Ich"」と命名した。英語では super ego（超自我）と翻訳された。ベッテルハイムはこの翻訳は間違いで，upper–I が適訳であると述べている。この心の働きは，われわれの理性や良心を司るものである。しかし，この働きが過度に作用する場合，過度に良い子となり，子どもらしい自由さが発揮できなくなったり，なにか失敗することがあると，過度に自分を責めてしまうことになる。このような態度は，とくにうつ病の傾向のある人には多い。この上位のわたしとは「社会の道徳的規範から逸脱しないようにと，わたしを上から監視しているわたし」と定義される。これは幼児が発達する上で，両親の影響，両親をモデルにして，子どもの心の中に形成されるものである。

ここで簡単なモデルを想定してみよう。

明日，試験がある。この場合，この主人公にかかってくる力はまず，勉強しなければ医師になれず，生き延びれないという現実の力，なにもかも忘れて遊びたい，楽しみたいという欲求（エス），および親や社会の期待にこたえて理想の自分にならなければならない，テストは満点を取らなければならない，という「上位のわたし（超自我）」の圧力である。このように主に三つの圧力に迫られて，わたし（das Ich）はどれかの態度を選択しなければならないのである。このような，ある追いつめられた状況において，その人の心の構造に加わる圧力の強さと方向が，各人によって相当異なっている。このような三つの圧力を図示してみると，図 5-3 のようになる。

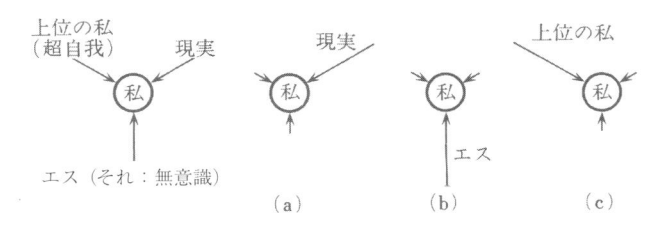

図 5-3 人の心に加わる三つの圧力

図 5-3(a) は，現実の力が圧倒的に強い場合である。そのために，超自我や無意識的欲求は抑えつけられている。これは例えば，明日入試があり，どうしてもその勉強をしなければならない。現実が圧倒的な力で追ってきており，とてもゲームなどしている暇などないのである。こういうときには，ひたすら勉強

しなければならない。これは中年のワーカーホリック（働きすぎ）の人にもよく見られるパターンである。現実の仕事が忙しくて，理想も，自分の楽しみも，何もかも捨ててしまって，ひたすら現実の課題に追われている。

図 5-3(b) はこれとは逆に，無意識からの衝動が非常に強力で，自我意識も上位のわたし（超自我）も，それを抑えきれない状態である。例えば，明日テストがあるというのに，そんなことはまったく自分を縛る力にはならない。勉強もせず，自分の好きなことに没頭して，後の結果をまったく考えない状態である。現実吟味力が乏しく，倫理や道徳さえも忘れてしまい，ひたすら快楽を追求している状態である。

図 5-3(c) は，上位のわたし（超自我）の圧力が非常に強力で，現実の力も欲望も抑えつけられている。当分の間テストもないのに，毎日何かに責められているように，勉強ばかりしている。まるで 100 点満点の完ぺきな人間でなければ，自分を許すことができないかのようである。このような人は，遊ぶことができない。倫理や理想の力によって，自分自身を強力に監視しており，まじめではあるが，まったくおもしろみのない人間となってしまう。

このようなモデルは簡単であるが，人間の行動を理解するのに役に立つのである。また，何よりもそのようなことで悩んでいる人に，適切なアドバイスをすることができるであろう。(a) のようなタイプの人には，「もう少し，仕事を減らして，無理のない暮らしをしないと心身を壊すことになりますよ。自分の楽しみも必要なことですよ」ということができるだろうし，(b) のようなタイプの人には「もっと衝動を抑え，地道に勉強したりする努力が必要です。また，自分をもっと高めるような目標をもってみたらどうでしょうか」といい，(c) のようなタイプの人には，「あまりにも完全性を目指さず，もっと肩肘を張らず，リラックスして，ありのままの自分を許すようにしたらどうでしょう。小さいころ，お父さんやお母さんが"しつけ"に厳しくなかったですか」などとアドバイスすることができるであろう。すなわち，このような簡単なモデルを頭に入れておくだけで，ある人間の行動パターンをかなりよく理解し，また改善のためにアドバイスすることができるし，未来を予測することができるのである。

フロイトはこのような考え方をまとめて，図 5-4 のような図を描いた。これを心的装置と呼んでいる。心はまるで蒸気機関車のような装置としてイメージされている。ここでは，無意識からの衝動（性衝動，リビドー）が下からまるで火山マグマのように意識の中に上ってくる。わたし（das Ich；自我意識）はそれ

5-3 心の構造

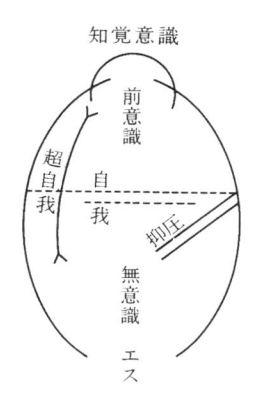

図 5-4 フロイトによる心的装置(Freud, 1933)

について不安を感じる。そのために，できるだけ衝動を抑え，意識の中へ入ってこないようにしようとする。この働きが抑圧と呼ばれる。抑えつけられたエネルギーは，意識の中に入れないために逆流しはじめ，心の領域からはずれ，身体領域へと移動することになる(心的装置の底は開いたままになっていることに注意)。身体の方へ移動したエネルギーは，身体の一部を刺激し，これが身体症状となって発現することになる。これが心身症のメカニズムと考えられる。

また，前意識とは，さしあたり忘れているが，思い出そうとするとすぐに思い出すことができるものをいう。例えば，われわれは人とおしゃべりしているときには，明日の予定などは忘れているが，しかし，これらはすぐに思い出すことができる。そして，精神分析の目的は自我（わたし）を強化し，上位のわたしの圧力から独立して，自由になり，また，自分の心でありながら，未開発の領域（エス）を新たに開拓し，自我の領域を広げて，より自由な心を獲得することにあるのである。

フロイトは自分の心理学用語を，このように誰にもよくわかる日常のドイツ語を用いて記述した。しかし，それが英語に翻訳される際に，厳密で客観的な科学性を過度に強調しようとしたために，難解なラテン語やギリシャ語に翻訳されてしまった。例えば，わたし(das Ich，英語では"I"またはThe me)，それ(das Es，英語ではIt)という日常語は，それぞれego（自我，エゴ）やid（イド）というラテン語に翻訳されてしまった。ベッテルハイムは，ドイツ語の日常語で深い意味を表そうとしたフロイトの努力を，英語の翻訳者はまったく無視

し，そのために精神分析の本当の理解を妨害してしまったことを鋭く批判している(Bettelheim, 1983)。このようなラテン語やギリシャ語に置き換えることによって，われわれが実感として感じている世界から，感情を切り離してしまい，そのために精神分析の本当の狙い(ねら)を損ねる役割を果たしてしまっている。つまり，精神分析の本当の狙いとは，われわれが"自分自身"の心の中をもっと探求し，自分の心の世界をもっと開発することであった。しかし，これらの難解な医学用語を使うことによって，"自分自身の心の分析"をなおざりにして，"他人の行動"を外から観察する道具にしてしまうことになった。これはアメリカの医学界が精神分析を医学用語に変えることによって，医学の専門分野として独占したいためであったことをベッテルハイムは批判している。

(2) 自我の防衛機制

　上に述べたフロイトの心の構造モデルによると，無意識からの衝動エネルギーが意識の中に上ってくると，わたし(自我)は非常に不安を感じてしまう。このような不安，恐怖に対して，わたし(自我)はそのような事態に陥らないように回避しようとする。この働きをフロイトやフロイト以後の精神分析家は，ノイローゼや精神病の人たちの心の働きを研究することによって，自我の防衛メカニズムとして明らかにしていった。ある病型には，ある特定の防衛メカニズムが取られることがわかるようになった。

　さて，この防衛という言葉には，フロイトは"Abwehr"(避ける，受け流し)という言葉を使っている。これは「身をかわす」，「避ける」という意味の日常語である。英語では"defense"と訳されているが，この defense に相当するドイツ語は Verteidigung (防衛)に相当する。ベッテルハイムはこの defense (防衛)という訳語は不適切であることを指摘している。つまり，防衛というと，外敵から自分を守るという意味になる。フロイトは自分の心の中の無意識の脅威から自分を守ろうとする意味であるから，それにふさわしい英語は"parry"(巧みなとらえがたい対応，もしくは寸言などによって避けること。あるいはそらすこと)であることを主張している。しかし，ここでは日本で定着している「防衛」という言葉をさしあたり使用することにする。

【神経症の自我防衛機制】

　　① 抑　圧(独：Verdrängung, 英：repression)

　フロイトが1915年に主張した概念である。これはいちばん基礎となる防衛機制と考えられている。フロイトが初めヒステリーの研究をすることによって

5-3 心の構造

明らかにしていったこの Verdrängung は,「押しのけること,撃退すること」という意味である。ベッテルハイムによれば,Verdrängung は Drang（衝動）という語に由来し,「強大な内的動機（衝動）に屈服する」という意味を持っている。この英訳は repression とされているが,このドイツ語は Unterdräckung である。これは「下に押しつけること」であり,何物かの下に別の何物かが押しつぶされている状態を意味している。そこには心の内的過程を示唆する意味は含まれていない。このアメリカでの訳語 repression はフロイトが考えている以上に,起こっている事柄を物理的なものであるかのように見せてしまい,自分の外の世界のできごとのような印象を与えるので不適切である,とベッテルハイムは述べている。それゆえ,正しい英訳語としては repulsion（追い出したり,押しのけたりすること。追い返したり,避けたりすること。押し戻すこと。否認して追い返すこと。拒否,拒絶,締め出すこと）がふさわしい。

この抑圧の防衛は,いやな不安体験をまるきり無意識の中へと追い出し,意識から撃退する働きである。そのために,いやな事件はまるっきり忘れてしまうことになる。これはフロイトの有名な症例アンナ.O. の場合に観察される。アンナは夏の盛りに喉が渇いているのに,どうしてもコップから水を飲むことができなかった。なぜ,このような理不尽なことが生じるのかアンナにはわからなかった。すなわち,その理由についてはまったく無意識であった。しかし,ブロイアー先生が,アンナに催眠術をかけ,その状態で理由を尋ねてみると,アンナは発端となる事件を思い出した。お手伝いさんが,あるときコップで犬に水を飲ませている場面をアンナは目撃した。そのとき,アンナは不快に感じたが,それを注意することをしなかった。しかし,催眠状態ではそのことをありありと思い浮かべ,不愉快な気持ちをブロイアー先生にぶちまけた。すると急に水が飲みたくなり,コップから水を飲めるようになった。

患者にとって不快な,思い出したくもない事件は,意識から排除されてしまう。そして無意識の中に貯蔵されている。それゆえに,自我意識が弱くなった催眠状態,すなわち,自我防衛機制が弱くなった状態では思い出すことが可能となるのである。無意識の中に追い出されたエネルギーは身体の方へと流入し,それが身体症状となって現れる。これが心身症の精神分析の基本的見方である。しかし,ヒステリーの人は,自我意識にとって不快なある特定の事件をすっかり忘れているが,それ以外のことについては現実感覚が失われてしまうことはない。

② **分　離**(独：Isolieren，英：isolation)

　これは強迫神経症(ある考えがいつまでも頭にこびりつく，どうしても止められない不合理な行動をするなどの症状をもつ)に典型的に現れる防衛機制である。ある考えとか，ある行為を分離し，他の部分との結合関係を絶ってしまう機制である。分離のやり方には，例えば思考の中断，きまり文句，儀式的行為があるが，一般的にいえば，思考とか行為の時間的継続に，間隙をもたらす手段すべてがそうである。

　不快感を与える事件を無意識の中に追い出し，意識が忘れることによって，不安を感じないようにする働きを抑圧と呼んだが，感情の分離は，ある事件をすっかり忘れてしまうのではなく，事件の事実関係は非常によく記憶しているが，そのときの感情をすっかり失ってしまっている。つまり，事件自体はありありと記憶しているにもかかわらず，その恐怖や不安自身は感じないようになっている。それゆえに，このような人は事実を非常に冷静に報告することができる。しかし，そのときに感じたはずの不安感情がどこにも見当たらないのである。

　ある事件には，事実そのものと，それに付随する雰囲気，感情というものがある。例えば，交通事故に会ったとき，車と車の衝突の事実経過とともに，恐怖体験も当然そこに伴っているはずである。しかし，恐怖体験は患者にとって非常に不安であるために，この感情を事実から切り離してしまう。しかし，この恐怖感情はできごと自体から切り離されたために，この感情はただよい流れ，この事件とはまったく別の対象に付着してしまう。例えば，患者は光るものを見ると，非常に恐怖に陥ってしまう。光るものは患者にとっても別に恐ろしいものではないはずなのに，なぜかわからないが，首を締められるほどの恐怖を感じてしまう。その理由を探っていくと，この事件との関係が明らかになっていった。例えば，この光は車のヘッドライトに結びついていた。

③ **反動形成**(独：Reaktionsbildung，英：reaction-formation)

　それを意識すると，罪悪感，恐怖，不安を感じるような無意識的欲求や感情が意識に上ってくるのを防ぐために，それとは反対の感情を無意識的に示そうとする働きをいう。本能的なものは抑圧，または否認され，二次的な態度のみが意識され，強調される。例えば，ある人に対して，無意識的な敵意を感じたとするならば，そのことを表に出さないようにするために，逆の態度，「わたしはあなたに敵意なんか毛頭もってはいません」といわんばかりに過度に親切で友好的な態度を示そうとする。本人は，心より自分は友好的態度を示している

5-3 心の構造

と思い込んではいるか，端から見ていると，その人の隠された攻撃性がよく目につくものである。端から見ていると，そこまでていねいにしなくてもよいのに，どうしてなのだろうか，と思うことが多い。世間でいう"ばかていねい"とか，"いんぎん無礼"とかいわれる態度である。世間の常識から見て，どうしてもわざとらしく，不自然なのである。

　友好的であるということは，相手を攻撃しないということではない。どんな親しい関係でも，相手に文句がいいたいことがあるのが当然である。友だちというのは，お互いにけんかをしても，なおかつ壊れない関係をいう。

　④　取り消し(打ち消し)（独：Ungeschehenmachen，英：undoing（what has been done））

　過去の思考，発言，動作，行為が行われなかったことにしようと努める心理機制。はじめ反対の意味をもつ思考ないしは行動をして，その後，前のことを取り消そうとする働き。

　例えば，お葬式に出た場合，死の臭いに染まってしまい，次には自分も死ぬのではないだろうか，家族の誰かに不吉なことが伝染してしまうのでないか，などと考えてしまう。自分でもばかな考えだと思うけれど，どうしてもそんな考えから抜け出すことができない。そういうときには，どうすればよいのだろうか。これをなくすために，人はある儀式的行動をすることで，そのような不安観念から脱脚しようとする。例えば，自分の家に入るときに，清めの塩をまいたり，手についた汚れを水で流そうとする。このような態度を取り消しという。これは強迫神経症の洗手強迫などの症状としてもよく見られるものである。彼らの頭の中で何か，汚い考えを思いついたり，汚い物に触ったりしたとき，それをぬぐい去るために水で手を何度も洗い続ける。そのために，手の皮がむけて血が出ることもあるが，それでも止めることができないのである。このように取り消しとは，ある不安な経験をした後で，それを訂正するためのやり直し行動である。やり直すことによって，不安から逃れようとする試みである。

　以上に述べた自我の防衛機制は神経症レベルのものと考えられる。なぜならば，このような自我の防衛機制によって，現実適応は非常に悪くなるけれども，しかし，現実感そのものは決して失われることがないからである。しかし，次に述べる精神病で使用される防衛機制は，この現実感そのものが障害される。

【境界例・精神病水準で使用される自我防衛機制】
　⑤　現実の否認（独：Verleugnung，英：disavowalまたはdenial）

"外的世界"で生じた苦痛や，不安なできごとを，まるでそれがなかったようにしてしまう働き。例えば，愛する子どもを失った母親がいたとする。健康な人の多くの場合は，理性では子どもが死んだということを十分知っていながら，食事時には，まるで子どもが生きているときと同じように，"仏前に"食事を用意するであろう。これは半分子どもの死を認めながら，一方ではそれを否認しようとしていると考えられる。このような態度は，健康な人の場合にもよく見られることである。これは，現実の苦痛を自分に納得させるための一つの方法となっている。

しかし，もっと否認の程度が大きくなり，子どもの死を本当にまったく認めないとするようなことになると，その人は現実そのものを自分の主観的世界に従ってまったく作り変えなければならなくなる。つまり，現実での子どもの死を完全に認めないために，自分は妄想の世界に入ってしまうことになる。

抑圧が自分の心の無意識内界でのできごとを防衛するのに対して，否認は現実そのものに対して防衛する働きである。そのために現実世界を著しく損なってしまうことになる。その意味で，先に述べたノイローゼよりも現実適応が悪くなってしまう。それゆえに，フロイトは，抑圧とは対照的に，否認を精神病の第一段階と考えた。

これを防衛機制と考えるとは，やや納得できないことかもしれない。これは，自分の気が狂ってしまう方が，愛する子どもの死を認める方よりも，その人にとってもっと楽なことであろう，と仮定するためである。

キューブラー・ロス(Kübler-Ross, E., 1969)は，患者が医師からがんのような不治の病を告げられたときに，患者はまずこの否認の防衛機制をとることを指摘している(9章参照)。

⑥ **投影(投射)**(独：Projektion，英：projection)

投影は"自分の心の内部"に生じた観念や感情が，それを自分のものではなく，"相手の心の中にある"と思い込む働きである。つまり，本来自分の心の中の気持ちであるのに，それを相手の方へ投げつけ，移し替える働きである。これは，とくにパラノイア(妄想患者)の場合に目立つ。しかし，迷信のように「正常な」思考様式にも見られる。

例えば，ある30歳になる未婚の女性は，ある行楽地のフロアショウを見にいった。そこである有名な男性歌手が唄を歌っていた。舞台でのショウと違い，同じフロアなので歌手とも非常に親しみを感じた。ふと歌手と視線が合った。そのとき，「彼がわたしを愛している」ことを確信した。それ以後，飛行機で巡

5-3 心の構造

業に出る彼は，毎朝アパートの上空から電波でわたしに合図を送ってくる。わたしからのメッセージは，紙に書いておくと，彼は飛行機の上から望遠鏡で読んでくれる。また，彼がテレビに出ているとき，わたしだけにわかる合図で，愛していることをひそかに知らせてくれる。

この場合，無名の彼女を，有名な歌手がそこまでは愛していないことは明白なことであろう。しかし，彼女には，その事実を認めることは非常に苦しいことであった。そのために彼女は「自分がその歌手を愛する」という代わりに，彼の方が一方的に自分を愛していると思い込んでしまったのである。

このような投影のメカニズムは，民族や国家同士でもよく生じる。例えば，お互いに信頼関係のない国同士では，お互いに相手が攻めてくる恐れがあるので，軍備を拡張しなければならないと思い込んでいる。重要であるのは，自分の方は相手を攻撃し，征服し，支配したいという欲求をもっていないと考えていることである。自分たちは征服欲がないのに，しかし相手の方は征服欲があり，攻めてくるので，その防衛のために軍備を拡大しなければならない。お互いにそう思い込んでいる。これは自分たちの，攻撃衝動は無意識になっており，その攻撃性を相手に"投影している"ということができるであろう。

投影は，精神病のレベルのものから，日常のちょっとしたことまで，さまざまなレベルで生じる。共通しているのは，お互いに相手の本当の気持ちを知らない状況で生じることである。フロアショウは非常に身近でありながら，しかし，本当のコミュニケーションは絶対に生じない距離にある。そういうときに，投影が生じやすい。敵対する国や民族同士はすぐお隣の国でありながら，真の交流がない。お互いに疑心暗鬼が生じやすい。このような投影の解消は，本当の気持ちを伝え合うことによって解消する。すなわち，それぞれの国や民族同士が，真の対話を果たすことである。交流を阻害する壁が崩れ，直接的な対話が行われれば，そのような投影も一挙にくずれる。また，恋愛妄想の患者は相手の歌手に会って，本当の気持ちを打ち明け，相手の本心を知ることによって妄想であることがわかる。しかし，そうすると自分の惨めさに直面しなければならない。そんな苦しいことをするくらいならば，今のままでいた方がいいのであろう。

⑦ **自我分裂**(独：Ich-spaltung，英：Ego splitting)

ある人の前では非常に良い性格を示し，別の人の前では乱暴で，攻撃的な側面を示し，その態度が一貫せず，分裂しているような場合をいう。例えば，ある入院中の女性患者は，治療者に対しては落ち着いていて，とても礼儀正しい

のに，一方看護職員に対しては，何かにつけ乱暴で攻撃的で憎しみに満ちたような態度で接することが多かった。それゆえに，この患者についての評価も，治療者と看護職員の間では大きく食い違っていた。これは，この女性患者の無意識的な精神力動である分裂のメカニズムが働き，治療者を良い対象と考え，一方，看護職員を悪い対象として考えていたせいである。

このように，ある人に対しては全面的に良い人であり，別の人には徹底的に悪人として認識されるような態度を分裂と呼ぶ。普通では，一つの人格の中に良い側面と悪い側面をもっているのであるが，このような人はそれが納得できず，良い面と悪い面を別の人格として引き離して認知してしまうのである。この例のように分裂のメカニズムは，まわりの人間を巻き込み，人間関係を引っかき回すこともあるために，注意が必要である。

【現実適応性の高い防衛機制 ── 健康な人の場合】
　⑧　知性化（観念化）（独：Intellektualisierung，英：intellectualization）
不安を起こすような感情を直接体験する代わりに，それを理性による知的過程に置き換えてしまう働きをいう。例えば，解剖の実習があるとする。死体からは死の恐怖を刺激される。死の恐怖を直接体験すると非常に恐ろしいので，あまり感じることなく，自分とは関係のない抽象的な学問として受け取ろうとする。その結果，社会からはすぐれた生徒，学者として高く評価されるようになる。すなわち，死の不安をバネにして知的探求に精を出し，それが社会的適応を増していくのである。

また，攻撃衝動を非常にもっている人が，ジャーナリズムなどに入って，感情的な攻撃をする代わりに知的，論理的批判へと置き換えていくことがある。いずれも現代社会には，このような知的作業は高く評価される傾向があるので，これらの防衛は社会適応することが容易となる。

　⑨　昇　華（独：Sublimierung，英：sublimation）
最も適応性の高い防衛機制とされている。これは性，攻撃，苦悩体験を，文学，芸術，スポーツ，宗教のような人類共通の苦悩や喜びへと高めていくことである。これは知性化のように，不安感情を分離したりせず，不安，苦悩，悲しみなど自我を脅かす感情を，ごまかすことなく，むしろそれをより深く経験することによって，不安感情をはるかに超えた心境に達することができる。例えば，生きる苦悩を深めることによって，より深い宗教的体験を得ることがありえるだろう。

昇華とは、もともと欲望、攻撃などの醜い気持ちを、より浄化された、人類普遍的な感情にまで高めていくことである。

(3) ユングの人格理論

ユングはフロイトと共に深層心理学の研究を行ってきたが、しだいにフロイトと見解に相違が生じてきて、別の学派を打ち立てるに至る。そのためにユングの人格構造に対する考え方は、フロイトと共通する面を多分に持ちながらも、かなり違ったものになっている。

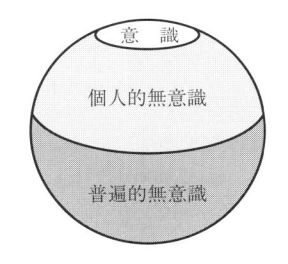

図5-5 ユングによる心の構造(河合隼雄, 1967)

まず、ユングは心(サイキ)を全体として、図5-5のように考えていた。この図はフロイトの心的装置(図5-4)と比較してみるとよくわかるように、深層心理学に共通の特徴である無意識の存在を仮定するという点では一致しているといえるであろう。しかし、ユングはこの無意識の性格について、フロイトとかなり異なった見方をしている。すなわち、ユングは無意識の層をさらに個人的無意識と普遍的無意識(集合的無意識とも呼ばれる)に分けた。この点がフロイトと考え方が大きく異なっている。

河合隼雄(1967)によると、次のように定義される。

個人的無意識は、「第一に、意識内容が強度を失って忘れられたか、あるいは意識がそれを回避(抑圧)した内容、および、第二に意識に達するほどの強さをもっていないが、なんらかの方法で心のうちに残された感覚的な痕跡内容から成り立っている」。

普遍的無意識は、「個人的ではなく、人類に、むしろ動物にさえ普遍的なもので、個人の心の真の基礎」である。

とくにこの普遍的無意識の世界が、ユング心理学の本質である。個人の生育歴において獲得される無意識内容だけではなく、人類共通に存在する無意識の

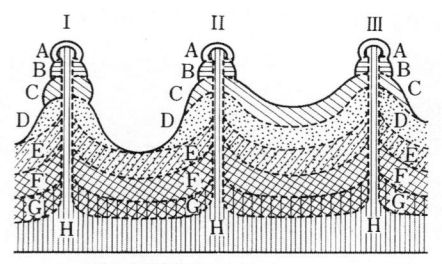

I＝孤立的国民
ⅡとⅢ＝諸国民集団(例・ヨーロッパ)
A＝個体　　　　E＝人類(民族)集団
B＝家族　　　　F＝人間の祖先
C＝血族(種族)　G＝動物の祖先
D＝国民　　　　H＝中心力

図 5-6　普遍的無意識の構造(Jacobi, J., 1959)

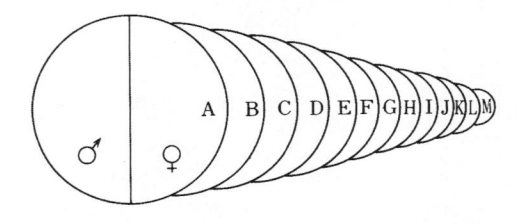

図 5-7　女性的なものの元型の発展系列(Jacobi, J., 1959)

♂：男性的なものの元型，♀：女性的なものの元型，A：夜・無意識領域・受容ないし受胎的なもの等々，B：海・水等々，C：大地・山等々，D：森・谷等々，E：洞窟・冥府(地獄)・深淵等々，F：竜・クジラ・クモ等々，G：魔女・妖精・聖処女・童話の王女様等々，H：家・箱・かご等々，I：バラ・チューリップ・モモ等々，J：牝ウシ・雌ネコ等々，K：祖先，L：祖母，M：自分自身の母親

世界を探求することがユング心理学の大きな特徴となっている(図5-6)。この普遍的無意識の内容がどのようなものであるのかを明らかにしようとユングは考えた。普遍的無意識の世界は非常に広大で，そこには無数のイメージに満ちている。しかし，この無数に存在するイメージは，よく観察してみると非常にたくさんあるようでありながら，少数の基本的な型があることがわかる。ユングはそれを元型(archetype)と呼んだ(図5-7)。世界中に散らばる，神話，おとぎ話，夢などを多く集めてきて比較観察すると，そこには生活環境や文化の相

違にもかかわらずイメージの基本的パターンは共通している。そしてこの元型は個人および社会に対して非常に大きな影響力をもたらしている。

その元型のいくつかをあげてみよう。

【ペルソナ】

これは個人が社会に向かって出している公的なパーソナリティを指す言葉である。われわれは社会の中で一定の役割を演じながら生きている。例えば，医師は医者らしい態度と性格，すなわち威厳，冷静な観察力，患者への優しさ，公正さなどというものを要求される。看護師はその社会的性格として，患者への優しさ，思いやり，冷静な観察力，献身的態度というようなものが社会から要求され，その立場にあるものは，そのようにふるまう。すなわち，社会に向けた顔である。しかし，家に帰れば威厳のある医師も，ただのお父さんに変わってしまう。いわば，状況に応じて，マスクを替えているということができる。

そのようなペルソナは，しばしば衣服で象徴される。医師や看護師は白衣を身にまとうことによって，医者らしい，看護師らしい性格を患者に示すのである。

このようなペルソナは，次のような問題を引き起こす。青年は，自分が将来何になるのかはっきりしない。医学校に入ったけれども，自分が将来白衣を着るかと思うとゾッとする，このような学生は，自分が社会に示すペルソナを作り上げることができないことを意味している。このペルソナの欠如は，社会では「医者のくせに医者らしい礼儀と知識を知らない」などという批判となって現れてくる。

もう一つはペルソナが強すぎて，自分自身の本当の個性が発揮できなくなっている人たちである。例えば，社会では非常な名医として，まるで神様のように尊敬されている人は，それを家庭にまでそっくり持ち込んでしまう可能性がある。奥さんや子どもに対しても，まるで神様のように，ふるまおうとするが，奥さんや子どもはすでに彼の人間的な欠点を見抜いているために，神様とはみなさない。患者とは非常にうまくつき合えるのに，妻や子からは大変嫌われているというような事態になることがある。神様のペルソナは家庭でははずさなければならない。家庭と仕事場が分離していない開業医などの場合，家庭で向ける顔と仕事で向ける顔を使い分けるのがむずかしい。名医やすばらしい先生，天使のような看護師といわれる場合，そのペルソナをはずし，素顔に戻るのが困難となる。白衣というペルソナは強烈なインパクトをもっている。そ

のために白衣を着ているというだけですてきな人と思われ，結婚を申し込まれたりすることさえも生じる。これはその人の本当の個性を見た上でひかれたのではなく，うわべだけ，見掛けだけで反応してしまっているのである。その人柄にほれたというよりも，白衣にほれたのであり，それがわからず結婚して，後で悲劇になることも多い。

【影（シャドー）】

　影はユング心理学の元型の一つで，その人の意識体系の中で存在することのできないような心的内容をいう。意識は一つの整合した秩序体系をもっている。そのために，その秩序に反するものは，その中に含むことはできない。その心的内容は，意識から排除されて，無意識の中に落ち込んでしまう。人は生きてゆくためには，ある一つの人格をつくり上げなければならない。例えば，善良で，怒ることもしない誠実な人柄をつくり上げると，その生きられない反面は，邪悪な，攻撃的な性格傾向をもつ。このような意識に反する人格を影（シャドー）と呼ぶ。スチーブンソンの『ジギルとハイド』の物語は，この影をテーマにしたものである。

　人はある一定の性格とその影の部分があって，人間らしい生き方ができるのであり，その影の部分を切り捨てることをしてはならない。神様のようにすばらしい，光り輝くだけの人は存在しない。そのようなすばらしい人は，それだけの影を背負わなければならない。

　心理療法を受けると，その初期には影の問題が生じてくることが多い。自分が生きてこなかった影の部分は，夢の中では，あまり仲のよくない同性の友人として現れることが多い。そのような友人と夢主とは反発しながらも，どこか気になることがあって，なかなか離れることができない（p.169 以下の症例 1 参照）。

【アニマ・アニムス】

　アニマ・アニムスは対になる術語である。これは心の中に存在する異性イメージを術語化したものである。誰でも自分の心の中に一定の異性イメージが存在するが，この異性イメージが心を成熟させるのに非常に重要な働きをすることをユングは指摘した。男性の心の中にある異性像をアニマ（anima）と呼び，女性の心の中にある異性像をアニムス（animus）と名づけた。これはラテン語で，風，（元素としての）空気，呼吸，（肉体に宿った）魂，生活力，生命力，血，精神という意味である。アニマは女性形で，アニムスはその男性形である。こ

のアニマ・アニムスは，具体的にというと夢の中に登場する異性像といってもよいであろう。いったい男性の夢の中には，どのような女性像が登場しているのであろうか。

「アニマは男性の心のすべての女性的傾向が人格化されたもので，それは漠然とした感じやムード，予見的な勘，非合理的なものへの感受性，個人に対する愛の能力，自然物への感情，無意識への関係を示す」(『人間と象徴』, p.194)。このアニマの性格は，一般にその母親によって形づくられる。もし，母親との関係が悪い状態の中で成長した男性の夢には，非常に恐ろしいイメージの女性が登場することが多いであろう。このような男性はこのイメージを現実の女性の上に投影することになるので，女性との関係は悪くなりがちである。

世の中にはさまざまなタイプの女性イメージが存在する。ユングはそれを四つのタイプに分け，アニマの発達段階として捉えている。

① 生物学的アニマ：画家ゴーガンの絵に表現されたタヒチの女性のように，素朴で生命力に満ちた女性。ともかく女であり，子どもを生み出すことができる女性。
② ロマンティックなアニマ：ゲーテの『ファウスト』に登場するヘレナのような女性イメージである。ロマンティックで，性的にも魅力をもっている女性である。
③ 霊的なアニマ：処女マリアによって示される。性愛(エロス)を神聖な献身性にまで高めた女性である。東洋では観音のようなイメージ。女性であり，母親となりながら，性を超えて，聖なる愛を実現するような女性イメージである。
④ 叡知のアニマ：処女マリアは聖なる存在であるが，やはり女性という具体的な身体をもっていた。しかし，この第4段階のアニマは最も聖にして，至純なものをさえ超える叡知によって示される女性である。これはギリシャの知恵の女神アテネとレオナルド・ダ・ビンチの「モナ・リザ」のような女性イメージである。河合隼雄(1967)は日本の叡知のアニマイメージとして中宮寺の弥勒菩薩像をあげている。

アニムスは女性の心の中の男性イメージである。アニムスはエロティックな空想やムードの形をとって現れてくることは少なくない。多くは，例外を信じない強固な意志や確信などという形で登場する。アニマはムードをかもしだし，アニムスは意見を形成するといわれている。アニマが母親の影響をもとにつく

られてくるのと同じで、父親の影響のもとにアニムスが形づくられる。その発達段階として次の4段階に分けられる。

① 力のアニムス：ターザンやスポーツの優勝者。身体的な力の人格化されたもの。筋骨たくましい男性。
② ロマンティックなアニムス（行為のアニムス）：強い意志をもって計画された行為をやり遂げる男性のイメージ。例としてイギリス詩人シェリーやアーネスト・ヘミングウェーのような男性。
③ 言葉のアニムス：偉大な政治家、弁護士、哲学者、宗教家など。肉体より理念や思想という形で現れてくる男性。
④ 意味のアニムス：性の対象を超えて、精神的な真理への導き手。インドのガンジーのような存在。

【自己（セルフ）── 全体性の象徴】

　この概念はユング心理学の核心をなすものである。ユングはいつも二つの対概念で思考する傾向がある。例えば、内向性–外向性、思考–感情、感覚–直観、ペルソナ–アニマ（アニムス）など、これらは互いに対極をなす概念である。しかし、ユングはこの分極化された概念はそれぞれ相補的に働くという意味をもっており、これらは一つに統合されて全体性を形づくっている（図5–8）。このように心の全体へと向かって、個人が可能性を実現していく努力の過程を、ユングは個性化の過程（individuation process），あるいは自己実現（self–realization）の過程と呼んだ。われわれの心はこのような全体に向かって進みゆくのであり、夢分析や心理療法と呼ばれるものは、この自己実現の過程を分析家と患者が共に歩んでいくことにほかならない。

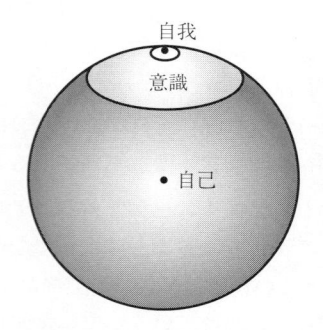

図5-8　自己は意識と無意識を含む心全体の中心（河合隼雄，1967）

5-4 エリクソンの心の発達理論

(1) はじめに

これまでは人格の類型論, 人格構造論について述べてきた。本節では, このような人格がどのように発達していくのかについて説明していきたい。心理学的発達理論については多くの研究があるが, ここでは主に, 精神分析的発達理論の中でも代表的なものであるエリクソン(Erikson, E.H.)の理論を中心に紹介していきたい。エリクソンの発達理論はフロイトの精神分析的発達理論を発展させたものである。心理療法実践の中から生まれた観察をまとめたもので, 赤ん坊から老人までの人間の生涯を含んでいる。この発達理論は心理療法を実践する上での目安となり, 高く評価されている。

(2) エリクソンの生い立ち

エリクソン(Erik Homburger Erikson)は1902年に, ドイツで生まれたデンマーク人である。実父母は彼が生まれる前に離別した。そして実母の再婚相手の小児科医師ホーンブルガーの養子になった。このような出生の複雑さが後の自我同一性(アイデンティティ)の理論を提出する背景になっている。

母親は芸術への関心が高く, 彼に大きな影響を与えた。彼は最初画家として出発した。幼な友だちがウィーンで私立学校を開設し, 彼を美術教師として招いたことがきっかけとなって, 1927年当時同じくウィーンに住んでいたフロイト家と知り合うこととなった。そしてフロイトの末娘で精神分析家になったアンナ・フロイトに分析を受け, 子どもに絵を教えるかたわら, 児童の精神分析を始めることになった。ナチスのウィーン侵入のために, 1933年にアメリカに亡命し, アメリカ最初の児童分析家となる。1938年ころ, スー族インディアンの研究に従事し, それが後に社会文化と人間の成長の問題に取り組むことになる。1959年に著書『自我同一性』を出版し, 青年期の研究に画期的な視点を切り開いた。

エリクソンは精神分析的自我心理学の立場に立ち,「フロイト理論の忠実な継承者」として自分を位置づけているが, その考え方はフロイトとはかなり異なっている。フロイトとのいちばんの相違は, フロイトが生物学にこだわり, 理論の中心に性を据えたのに対して, エリクソンはより文化・社会的要因を強調したことである。後にも述べるように, エリクソンはフロイトの用語を忠実に使いながらも, その意味を生物学的意味よりも, より心理的社会的意味に解釈し直している。エリクソンの人間理解の特徴は, 精神・身体・文化・歴史と

いった多次元的な存在として人間を捉えることである。

(3) エリクソンの発達理論の基本的枠組み

① **人格漸成論**(epigenetic development theory)

人格の発達は，あらかじめ予定されていた成長発達のプログラムがあり，それが個体をとりまく種々の環境の中で漸次発現していくという視点をとっている。つまり，人格が段階的に形成されていくということである。彼はこの発達段階を，フロイトやユングの考え方を参考にして八つに分け，それを一つの表にまとめた(表5-2)。彼によると，年齢に応じた発達段階があり，それを土台にして次の発達が準備される。つまり人格発達は順序的な積み重ねによって発展していき，ある段階をうまくクリアしないと，次の段階には進むことができないと考えた。また，ある段階より下がり，より幼児的な段階に戻ることもありうる。これは退行(regression)と呼ばれる。これはふつう，赤ちゃん返りとして知られている。次の段階へと乗り越えようとするときには，一時的により幼稚な段階に戻り，そこで体制を立て直して後に，前進することがよく見られる。

発達に関する時間の捉え方は，一定ではない。まず直線的イメージで捉える考え方がある。つまり，初めから直線的に発達していくという考え方である。これは原因-結果という因果律の考え方ともなじみ深い。もう一つは，そのような決まりきった順序はないという考え方である。極端なことをいうと，前者の場合，はじめは赤ちゃんの発達段階から始めて，次が幼児期の発達に進み，次は児童期の段階へというふうに発達を遂げなければならない。この順番を間違うことができないと考える。もしこの順序を間違うと，とんでもない不適応となると推測する立場である。もう一つはそのような決まりきった順序はなく，極端なことをいうと，赤ちゃんで生まれたときから，老年期の課題を背負っている場合もある。前者の立場に立つのはフロイトやエリクソンで，もう一方の考え方はユングが代表的である。例えば，ブッダは，生まれてすぐに，赤子のあどけなさよりも神秘性，徳の高さを担って生まれてきた。ユングは，ある時期にはある特定の元型が活躍し，その後，また別の元型が活躍するというように考えている。しかし，この順番は一定していないと考える。そうはいってもしかし，ふつうは子ども時代には無邪気さ，活動性などの特徴をもつ「子どもの元型」がその個人を支配している。しかし，まるで老人のような子ども時代を過ごすこともありうると考えるのである。この二つの立場はともに重要な見方である。それゆえに，エリクソンの発達理論を学ぶに当たって，その順序性

表 5-2 エリクソンによる発達段階（エリクソン，E.H./小此木啓吾訳，1973）

展望図

	A 心理・社会的危機	B 重要な対人関係の範囲	C 関係の深い社会秩序要素	D 心理・社会的様式	E 心理・性的段階
I	信頼 対 不信	母親的人物	宇宙的秩序	得る お返しに与える	口愛−呼吸感覚−運動段階（合体的様式）
II	自律性 対 恥，疑惑	親的な人物（複数）	法律と秩序	保持する 手放す	肛門−尿道段階筋肉（貯留−排泄的様式）
III	積極性 対 罪悪感	基本的家族	理想的な標準型	思い通りにする（＝追いかける）まねをする（＝遊ぶ）	幼児−性格，歩行段階（侵入−包括的様式）
IV	生産性 対 劣等感	"近隣"学校	テクノロジー的要素	ものをつくる（＝完成する）ものを一緒につくる	"潜伏期"
V	同一性 対 同一性拡散	仲間集団と外集団，指導性のモデル	イデオロギー的な展望	自分自身である（または，自分自身でないこと） 自分自身であることの共有	思春期
VI	親密と連帯 対 孤立	友情，性，競争，協力の相手	協同と競争のパターン	他者の中で自分を失い，発見する	性器性
VII	生殖性 対 自己吸収	分業と共同の家庭	教育と伝統の流れ	世話をする	
VIII	完全性 対 絶望	"人類""わが種族"	知恵	過去各種によって存在する 存在しなくなることに直面する	

については尊重しなければならないが，他方，必ずこういう順番で人生を送ら"なければならない"というように，固定的に考えるべきではない。一応，エリクソンがいうような発達モデルを頭に描いて観察すると，多くの現象がかなり理解されやすいことはいえると思う。

② 心理・社会的発達段階

エリクソンの発達理論では，人間の発達を心理・社会的発達と呼んでいる。そして各発達段階において，クリアしなければならない発達課題があると考えた。例えば，赤ん坊が生後1年の間に獲得しなければならない発達課題を「基本的信頼感」の獲得と呼んだ。これはわかりにくいかもしれない。なぜなら，今までの発達理論では，赤ん坊が発達するために獲得しなければならないものは，例えば「言葉」，「足で歩く」能力などを考えるであろう。もちろん，言葉，歩く能力の獲得ということを無視しているわけではなく，それらを当然重要なものと感じている。エリクソンの発達理論の視点は，個体と環境との相互作用に焦点が合っている。個々人の諸欲求は社会との間に葛藤と緊張をもたらす。この葛藤や緊張は，個人に心理・社会的危機をもたらすが，それらを解決，克服していくことによって，自我に新たな資質が獲得される。

また，エリクソンの発達課題は，フロイトの発達理論（表5-2のE）を基礎に置いている。その成長段階において最も鮮明な成熟を示す身体部位と，それをめぐる家族，社会との相互作用に視点をおいて捉えようとしている。

③ 相 互 性

個々人の成長・発達は，それぞれの段階での他者との出会いであり，他者との協同作業の中で生じる。例えば，幼児が発達課題における危機を克服していくのは，母親の世話によるものであり，一方，母親は幼児の世話をすることで母親としての自分が成長し，母親自身の発達課題を達成していくこととなる。両者とも，自分の成長のためには相手が必要なのである。その相互作用に焦点を当てて記述しているのが特徴である。

(4) 発達段階の概要

人間が生まれてから，生を終えるまでの生涯をその八つの基本的段階に分けて，その発達と危機のありさまを述べている。ここでは，基本的にはエリクソンの考え方を紹介しながら，われわれが日々の臨床場面で出会う事柄に当てはめて，理解してゆこう。

（Ⅰ） 乳児期（出生～1歳ごろ）──**基本的信頼 対 基本的不信**

誕生してから，1歳前後までの乳児期において，子どもが最初に直面しなければならない発達課題を，エリクソンは「基本的信頼感」（basic trust）の獲得とした。フロイトは子どもと父親の関係をエディプス・コンプレックスとして最も重要視し，生後直後の母子関係についてはあまり重要視していなかった。むし

5-4 エリクソンの心の発達理論

ろ，ユングなどの方が，母子関係の重要性を指摘していた。エリクソンは，ユングなどの影響のもとに生後直後の母子関係を重視した。基本的信頼感とは，次のことを意味している。生まれてまもない乳児は，養育者（唯一の人物，おもに母親および母親に相当する人）がいなければ，食べることも，おむつを取り替えることもできない，まったく無力な存在であり，養育者に全面的に依存して生きている。その意味で，この時期，お母さんまたはお母さん的な人物と赤ちゃんとはまったく一体であり，赤ちゃんにとってお母さんは世界そのものである。お母さんが赤ちゃんの欲求に応え，どんなときにも変わらぬ愛情を注いでくれる体験をすることによって，赤ちゃんは「自分は安心して生きることが許されている」，「この世界は信じるに値する」，「自分は生きるに値する存在である」という感じ，つまり基本的信頼感をもつことができる。そして，このような十分に安心できる体験をした赤ちゃんは，その後の人生においても，不安や苦しみに耐える能力を身につけることができる。

赤ちゃん側から見ると，自分が生きていくためには，他人から自分への愛情を引き出さなければならない。自分のもつあどけなさ，無邪気さによって，母親をはじめ，まわりの人々を魅了しなければならない。十分にまわりの者を引きつける力をもって生まれた赤ちゃんと，そうでない赤ちゃんがいることも事実である。さらに，生まれてすぐに見捨てられるということも生じてくる。これはネグレクト（育児放棄）と呼ばれている。そのような赤ちゃんは，自分は生きる価値のない存在だと思ってしまうであろう。

この時期の母子関係をエリクソンは「赤ん坊は口を通して生き，口によって愛する」，母親は「乳房を通して生き，乳房によって愛する」と述べている。これは授乳の行為を非常に象徴的に表現している。赤ちゃんが成長するには，他者から与えられたものをそのまま口に受け入れる能力が必要である。他人を完全に信用して，それをそのまま受け入れる能力が必要なのである。赤ちゃん側からすると，自分の欲するものすべてを，自分のために他人に無条件で奉仕させる能力が必要である。養育者である母親は，赤ちゃんに「適切な時期に，適切なものを与える」能力が必要となる。すなわち，赤ちゃんがお腹をすかしているときに，適当な量の養分を，適切な仕方で，うまく与える能力が求められる。もし，これがうまくいかない場合，赤ちゃんは自分の欲するものをお母さんはいつもくれない，という欲求不満になってしまう。あるいは過剰に与えられ過ぎても困る。一方，お母さんの側に立てば，せっかく乳房を与えても，赤ちゃんが喜んで飲んでくれず，そっぽを向いてしまわれることで，赤ちゃんに

対して怒りを感じることがある。お乳を飲んでくれないと，母親の乳房がはちきれてしまう。

このような母子の協調行動は，医療場面をはじめ社会的な場面でもすぐに観察される。例えば，われわれは昼に食堂へ行く。このとき，出された食事に毒が入っているとは毛頭考えないであろう。しかし，少し考えてみると毒が入っていない保証は何もないのである。にもかかわらず，われわれはそんなことがないことで安心して食事を楽しむことができる。このとき，われわれは食堂で働いている人に対して，信頼しているからである。実際，このような信頼関係が失われた場合，被毒妄想といった症状が現れることがある。

病院でも，スタッフが，患者にとって必要な薬などを与えようとするとき，こちらを信用して非常に素直に飲んでくれる患者と，それを拒絶してしまう患者がいる。これは母子の基本的信頼感が，このようなスタッフ（母親）と患者（子ども）に反映していると考えられる。同じように，患者の世話をするのに，非常にタイミングよく適切に配慮しながら接することのできるスタッフと，患者のニードをいつも間違えて，よけいな世話を場違いに与えてしまうスタッフがいる。このように，与える–与えられるという非常に根本的な人間関係において，乳児期の母子関係が反映していると見ることができる。われわれは誰でも，自分が育てられたようにしか，他人を育てることができないのである。

エリクソンは，ノイローゼや精神病の発病と発達課題との関係についても考察している。この時期に基本的信頼感が獲得されないと，後に非常に重い病態をもたらすことを指摘している。例えば，統合失調症の発病の際に見られる全世界の没落体験，被毒妄想（食べ物に毒が入っている），すべての人から見捨てられ，迫害される不安，などはこの基本的な安全・信頼感が患者の中に育っていないからである。

（Ⅱ）　幼児期前期（1歳ころ～3歳ころ）── **自律性　対　恥，疑惑**

1歳から3歳前後までの幼児期前期において，子どもが直面しなければならない発達課題を，エリクソンは「自律性」と呼んだ。

生後8か月前後に人見知りや，強く抱かれると身をよじって抜け出そうとする動きの中に，すでに子どもの「自律」への動きが始まっていると考えられる。つまり，それまでのまったく母子一体感の世界から，自分は母親と別の独自な存在であることに気づくようになる。この時期の幼児は，起立歩行や離乳，排泄の習慣，話し言葉の学習などといった重要な技能を身につけていく。つまり，筋肉系の発達に伴って，自分の体を自分の意志のままに動かすことができるよ

うになってくる。さらに言葉の獲得によって，自分自身の意志を相手に伝えることができるようになる。そして，それまでは単純であった情緒体験や対人認知力もしだいに分化し，成長してくる。

　この時期の子どもは自分の意志をなんとか表現しようとするけれども，それは親側（複数：第Ⅰ段階は母親的な人物ただ1人であるが，この段階では影響を与える養育者は複数となる）から見ると，とても安心して見ていられるようなものではない。その結果，親はついこまごまと口を出すことになり，子どもの意志と親の意志が正面衝突することになってしまう。このようなありさまを表現するために，フロイトはこの時期を肛門期と名づけた。すなわち，排泄のしつけをめぐる親子の争いを，象徴的に表現しようとしたのである。肛門括約筋は「自分の意志のままに，緩めたり，（便を）落としたり，放したりすること」が可能になる身体部分である。それまでは，いつどこで便を出そうと，親からそのことで叱られることはなかったはずなのに，生後1年にもなると，親は便をある一定の時間と場所で，一定の方法で行うことを要求するようになる。子どもからするならば，いつでもどこでも自分のしたいようにしたい。それが親の意志によって否定されることになる。それまでは何をしても全面的愛情を注いでくれたはずなのに，これからは親の愛情は条件つきのものとなる。つまり，ちゃんと親のいうことを聞く良い子であれば，親は愛するが，親のいうことを聞かない子どもは愛されなくなるのである。

　このような状況の中で，子どもはどこまで自分の意志を貫き，どの程度親のいいなりになるのかを決定しなければならない。あまりにも自分の意志を主張しすぎて，頑固でわがままな子どもになるのか，あるいは親のロボットのように，まったくいいなりの子どもになってしまうのか。いったい自分の体の動きを決定するのは誰なのか，という問題に直面させられることになる。

　エリクソンはこの時期の危機を「永続的な疑惑と恥の感覚は，筋肉と肛門の無能感や自己統制の喪失感や両親から過剰に統制されすぎるという感覚から生まれる」，「恥とは，自分が完全にさらしものにされて，見られていることを意識していること――自意識と考えられる。人間は見られる存在であると同時に，見られる準備のできていない存在である」と述べている（Erikson, 1959）。

　依存的ではあるが，自我意識が芽生えつつある幼児の「自律性」を発達させるためには，親側は忍耐強く，我慢すると同時に，しかし，ときには断固たる調子で制限を課し，指導してゆかなければならない。つまり，親側にも，寛大さとともに，子どもの行き過ぎた自律性を制限する決断力が求められる。しつ

けるときには，このような矛盾する態度をうまくバランスよく行わなければならない。

　これらは幼児期のできごとであるが，しつけをめぐるトラブルとして捉えてみるならば，医療場面でもよくお目に掛かるであろう。患者や職員と病院や職場の規則をめぐるトラブルが発生したりするが，それもこの幼児期のしつけをめぐる問題が青年期に再現されているとみることもできるであろう。このときにも，医療側（親）は患者（子ども）に，上司（親）は部下（子）に対して寛大さと同時に断固とした制限をバランスよく与えなければならない。

　この時期に基礎をおくノイローゼとしては，夜尿，吃音，チックなどの心身症がある。もちろん器質的障害が背景にあることも考慮しなければならないが，これらに共通しているのは，いずれも自分の身体的コントロールの無力さ，つまり自律性が喪失しているのである。そのため彼らは恥をかき，意志がくじけそうになっている。これらの子どもを分析してみると，親の過度の厳しいしつけのために，子どもの身体的な自由さが失われていることが多い。また，過度の良い子は自分自身をまわりに合わせようとして，子どもらしい無邪気さがなくなり，過度にきちょうめんで，エネルギーの乏しい人格となってしまう可能性がある。

（Ⅲ）　幼児期後期（3歳ころ〜6歳ころ）──積極性 対 罪悪感

　自律性が確立し，自分が1人の独立した人格であることをある程度わかった子どもは，今度は自分が「将来どのような種類の人間」になろうかを決めなければならないという課題が待ち受けている。このころになると，将来の夢を非常に漠然とした形ではあるが，表現し始める。このときには，将来の人物として，そのモデルを両親に求めるようになる。第Ⅱ段階では，重要な対人関係の範囲として親的な人物（複数）があげられていた。しかし，そこでは父親と母親の区別がはっきりと分離されていなかった。しかし，この段階になると，両親の役割の違いがはっきりし始める。子どもは将来，お父さんのようになるのか，それともお母さんのように生きるのかを決めなければならない。男の子であるにもかかわらず，お母さんのように生きたい，と母親に同一化する場合には，その子どもは自分を女性と同一化していることになる。この場合，将来性的倒錯となるかもしれない。あるいは，生物学的に女性であるにもかかわらず，母親のような生き方を否定し，父親のような生き方を選んだ場合には，彼女は非常に男性的な態度を身につけることになってしまうかもしれない。

　このころは，男の子の関心と女の子の関心が非常に違ってくる。男の子は

5-4 エリクソンの心の発達理論

チャンバラ，ピストルごっこなど，相手への侵入的攻撃的な遊びをすることが多くなり，一方，女の子は　ままごと遊び，着せ替え遊びなど，"包む"ことを主とする遊びになることが多い。これをエリクソンはこのような心理社会的様式を「積極性」と名づけた。そして男の子の場合の活動様式を「侵入的様式」と呼び，女の子の場合のそれを「包括的様式」と呼んで区別した。これは男女の身体的特徴，すなわち男性器と女性器の形や機能を象徴的に表現したものである。

侵入的様式ということで，エリクソンは次のことをあげている。第一は「身体的攻撃によって，他人の中に侵入すること」である。つまり男の子は男性器の象徴である刀やピストルなどを武器にして，友だちに突っかかっていく。レスリング遊びなど，相手の体の中へと飛び込んでいくような遊びを好む。第二は「攻撃的な話し掛けによって，相手の耳の中に侵入する」ことである。つまり，相手の心の中へと食い込んでいくような，攻撃的な物のいい方を男の子はわざとするのであるが，これも男性性の特徴とされる。第三は「精力的な運動によって空間の中に侵入していく」。これは三輪車などをこいで，まっしぐらに駆け出していく元気のいい男の子を想像するとよいであろう。第四は「燃えるような好奇心で未知の領域に侵入していく」ことをあげている。これは何にでも関心を示し，とくに親が隠しておきたいような性的なことがらにさえも，非常な好奇心を発揮していくことになる。もし，このような発達課題を通過することのできない男の子は，上に述べた態度とは逆の性格となる。それは，刀遊びなどの危ない遊びはまったく怖がり，そのような仲間には入れず，いつも受け身的で，話す言葉も遠慮がちで，はっきりと相手に向かってしゃべることもできず，自分の口の中でモゴモゴといって，相手からは「はっきりものをいえない，おとなしい子で，何も自分から興味も示さない子ども」と見られることになってしまうであろう。青年期における無気力さも，さかのぼればこのような時期からすでに，積極性を奪われたまま育っていることが多いのである。

以上に述べたことが男性としての積極性の例であるが，一方，女性的積極性は，ある物を包み込むこととして理解されている。つまり，自分を受動的にしながら，なおかつ，相手のいいなりにばかりなるのではなく，自分らしさを発揮していく能力を意味している。このように，自分らしさを発揮するのに，二つの積極的な形式があることを示している。このような男女の相違は，箱庭療法においてつくられる箱庭作品でも観察される。男の子のつくる箱庭には，タワーや山，ビル，木など尖った，空へと伸びていくものを選んで置くことが多

い。一方，女の子の場合には，中心に海や湖などのくぼみを表現し，風景全体としては包み込む形として表現されることが多い。

　この段階での重要な対人関係の範囲として，エリクソンは「基本的家族」と考えた。これは父−母−子という3者がきれいな正三角形を形成するべきであるということを示している。つまり，子どもは父親と母親のどちらとも良い関係を維持していくべきだ，ということを意味している。多くの場合，父親に反発し，母親に密着している息子や，母親に反発し父親と密着している娘，あるいは両親のどちらにも反発している例など，親子の三角関係をめぐるトラブルが多発する。これは青年期における対象選択（自分の伴侶を選ぶ）において，この関係が表に出てくることが多い。

　フロイトは，とくにこの時期を非常に重要に考え，エディプス期と呼んでいる。これは古代ギリシャの悲劇「エディプス王」の物語に由来する。知らないままに実の父親を殺し，実の母親と結婚し，子どもまでもうけた英雄エディプスの悲劇を，父親−母親そして息子の歪んだ三角関係を象徴しているものとしてとり上げた。そしてこれと関係づけて，「衝動そのものが本質的に悪であるという心の奥深くに根ざした確信の形で表現される罪悪感」とエリクソンは述べている。

　この時期に根をもつ精神病理は男らしさと女らしさをめぐる障害である。例えば男性であれば，メソメソとして男らしさがないという形で現れるであろう。これが後の青年期に至ると，インポテンツや女性恐怖症，ホモセクシュアルなどの性倒錯へとすすむことがある。一方，女性はやはり女性らしさをもつことのとまどいとして現れるであろう。例えば，拒食症，過食症などのように，女性らしい身体をもつことへのこだわり，男性恐怖，同性愛などが考えられる。

（Ⅳ）　児童期（6歳ころ～12歳ころ）——　**生産性　対　劣等感**

　以上述べたⅠ段階は「私は与えられる存在」であり，第Ⅱ段階は「私は意志する存在」であり，第Ⅲ段階は「私はかくありたいと想像する存在」とエリクソンは述べている。この3つの段階は子どもにとって，激しい変化の多い時代である。わずか数年の間に，赤ん坊がいっぱしの口をきくまでに成長するのである。しかし，学校生活が始まる6歳ころになると，このような家庭内での父母との葛藤がひとまず治まり，友人や地域社会へと活動の目が向けられるようになる。この時期はそれまでの乳幼児期のめまぐるしい日々に比べて，かなり落ち着いた時期が続くことから，小学生時代は「潜伏期」と名づけられている。これは火山のマグマ活動が思春期まで一時的に休止している状態にたとえたも

のである。

　これまでのしつけをめぐる親とのトラブルなどで消耗されたエネルギーは，これからは学校の学習に向けることができるようになる。子どもは好奇心をもってどん欲に知識，技能を修得していく。この段階の発達課題をエリクソンは「生産性」と名づけている。そしてその時期に遭遇する危機を劣等感と呼んだ。

　この時期は知識や技能を"仲間と共に"修得していく。家庭外の世界で社会性の養われる時期なのであり，経済的利害を抜きにした同性の親友をつくる時期でもある。とくに同性の親友をつくることができるか否かが，後の思春期を迎えるのに，非常に重要な意味をもってくる。同性の仲間社会において，協調性，社会性が養われ，幼児的な自己中心性から抜け出すことができる。親の目の届かない秘密の場所や暗号などを共有し，非常に結束力の強い仲間集団が結成される。このような緊密な仲間ができてこそ，初めて親から独立することができるのである。

　この時期に現れる問題行動として，大きな問題となるのは，いわゆる落ちこぼれ，不登校，いじめ，などである。落ちこぼれとは，仲間集団とともに学習し，進歩していくことができない状態を示している。不登校とは，本来学校に行くべきはずの者が，どういうわけか，学校よりも家庭の中に閉じこもったままにある状態をいう(p.83のColumn 7参照)。この原因はいろいろ想定されるであろうが，エリクソンの発達段階のⅠ～Ⅲの課題を達成できていないために，社会場面に参加することができないことを意味している。すなわち，学校に適応できるためには，先生や友人に対する基本的信頼感があること(Ⅰ)，自分の身体を自分で統制できること(Ⅱ)，さらに男の子として，女の子として友人とうまく遊べること(Ⅲ)が必要である。また，この時期にはいじめの問題も生じてくる。親元から離れて，仲間だけの社会になったけれど，まだ十分仲間だけで集団を運営していくことができず，誰かを排除したり，攻撃することによって，グループの秩序を保とうとしていることを示している。最近の傾向として，外で子どもが遊ぶことが少なくなり，また年長の子どもと遊ぶことも少なくなり，いわゆるギャングエイジがなくなりつつある。それゆえに，子ども集団を運営していくルールを，現在の子どもは知らなくなっていることも一つの原因であろう。

(Ⅴ)　青年期(13歳ころ～20歳ころ)── 同一性 対 同一性拡散

　この時期は中学，高校時代が中心である。この時期のいちばん大きな特徴は，

身体の急激な成長である。青年期において特徴的なことを書いてみると，次のようである。

① 急速な身体的成長によって，自己の身体イメージが非常に変化してくる。これは自己イメージが急激に変化することを意味している。

② 性的な成熟が始まってくる。これによって，自分とは異なった性と新しい関係を結ばなければならない。これにはかなり困難が伴う。

③ 社会的関心の増大や交際範囲が広がる。これによって自分を世界の中のどこに位置づけるべきかが問題となる。将来の職業選択が徐々に現実的問題となってくる。

④ 親からの心理的，経済的独立。これも青年にとっては非常な重荷となる。

この時期の発達課題をエリクソンは，自我同一性(ego identity)の確立と名づけている。この自我同一性という言葉は抽象的でわかりにくいかもしれない。この言葉は「自分は何者か」，「自分というものをはっきりさせる」ことを意味している。「自分が社会的現実の中にはっきりと位置づけることができるような人格を，自分は発達させつつあるという確信」をエリクソンは自我同一性の感覚(sense of ego identity)と呼んだ。これはいま，自分がしていることは，社会のためでもあり，自分のためでもあるという感じを意味している。それに対して自我同一性の拡散とは，いまやっていることが，自分のためにはならない，将来，何の役に立つのか，努力すればするほど自分を見失う，という感じをいう。

このように自分自身を確立しなければならない困難な課題に対して，青年はどのようにするのであろうか。青年は本当のわたしを見つける前に，「わたしは誰に似ているのか」と考え，自分に同一化することのできる対象を見いだそうとする。例えば，先輩や先生，歴史上の人物，あるいはアイドル俳優などに自分のイメージを託して，その人たちをそっくりまねしようとする。自分自身というものをもっていないから，このような理想的人物のそっくりさんになってしまうこともある。

この時期は，いろいろなノイローゼ，また統合失調症の発病の時期である。ノイローゼとしては対人恐怖症，思春期やせ症，強迫神経症，ヒステリー，アパシーなどさまざまな形のものが発症する。これらはすべて青年期における自我の未確立と非常に密接な関係がある。例えば対人恐怖症は，中学後半から高校後半にかけて発症するノイローゼである。このような状態に陥ると，他人と

同席する場面で、強い不安と緊張を感じて、人前に出ることが困難となる。他人の視線が気になったり、顔が赤くなったり、声が吃ったり、ふるえたりする。これらは自分と他人との関係の中で、自分を位置づけることができにくいことを意味している。とくに異性の前では、不安感がいっそう強くなる。

この時期に、青年が社会から決断を迫られることの中に、異性の伴侶や職業を選択することがある。異性の問題は7章に譲り、ここでは医師の職業選択の問題について簡単に述べておきたい。医学生の学生相談室には、自分は医師に向かないのではないか、親にむりやり医師になるようにいわれ、大学へ入ったけれど、まったくやる気が起こらない、などの相談が多い。これは自分の職業的アイデンティティがゆらいでいることを意味している。このような学生の話をじっくり聞いてみると、自分が何をしたいのか、自分の適性は何かを決めることができないのである。何となく周囲の勧めで医学部に入った学生が多い。とくに親が医師の場合、なかなか自分の意志を貫き、自分の職業を選ぶことが困難である。もし、自分の意志にそむいて医学部に入ったとすると、勉強すればするほど、自分自身を見失うということになりがちである。勉強すればするほど、他人の人生を生きることになってしまうからである。まさしく、アイデンティティの喪失である。このような場合、自分が本当は何がしたいのか、何に興味があるのかをよく考えなければならない。親のようになりたいのか、そうでもないのか。親とも調和しながら自分の独自性を出していくのはどうすればよいのか。これは青年期に、誰もが多かれ少なかれ通過しなければならないテーマでもある。

(Ⅵ) **ヤングアダルト(20歳～30歳)——親密さと連帯 対 孤立**

20代に入ると、それまでのような成長にともなう激しい身体的変化はなくなる。その結果、心理的により安定した生活を送れるようになる。しかしそれに代わって、社会的圧力が増大し始める。この時期にははっきりと自分の職業を決め、自分自身の仕事、研究に取り組まなければならない。また、社会は結婚相手も決めるように圧力をかけてくる。その他、自己決定しなければならない問題が次々に出てくる。一つ決めるごとにそれに責任がかぶさってくる。社会的責任が次第に重くなってくる。これは青年には大変な重荷であるので、できるだけ自己決定するのを避けようとする。このような青年の感情を「モラトリアム」の心理と呼んでいる。モラトリアムとは本来、"支払い猶予期間"という意味である。これは戦争、暴動、天災などの非常事態において、銀行が倒産するのを防ぐために、一時的に金の支払いを延期するという意味である。それが

青年の心情を表す言葉として用いられるようになった。

この時期は青年が大人になることを意味している。エリクソンはこの時期の発達課題を「親密さ」と呼んだ。これは性的に一体になることを意味している（7章を参照）。そしてこのことはまた，異性，つまり自分とは考え方，信条，気質の異なった性質をもつ他人と打ち解けて，また自分を見失うことなく調和しながらつきあうことが発達課題となる。つまり，青年期には，自分と考えや性質の同じ集団をつくり，違った集団に対して不寛容であったけれども，そのような不寛容な態度を乗り越えなければならない。自分自身がしっかり確立してくれば，考えの異なった人たちとも，うまく付き合えるようになるのである。これが大人になるという意味である。

(Ⅶ) 成人期（30歳～60歳）──生殖性 対 停滞性

この時期の発達課題は「親であること」，つまり，子孫を生み育てることである。自分をしっかりと確立した後に，次の世代のめんどうをみなければならない。これをエリクソンは「生殖性」と呼んでいる。この生殖性は単に親であること以上の意味をもっている。つまりその人が実際に結婚しているとか，子どもがいるとかという事実とは必ずしも直接関係するわけではない。結婚していなくても，異性（自分とは異質な存在）との交流を楽しみ，活力をもち生きている人も多い。結婚していても，実りのない不毛の関係を続けている夫婦も多い。すなわち，生殖性とは，第一に親として子どもを育てること，第二に仕事，研究においても新しいアイディアを生み出し，それを育てること，第三にもっと広い意味で人々を指導していくことを意味している。単に自分だけのためだけではない，生み出し，育てることがこの世代の任務となる。エリクソンは，この時期の危機を「繁栄する」ことの反対，「停滞の感覚」と「人間関係の貧困化」を挙げている。「生殖性が発達しない人物は，しばしば，自分本位になって，まるで子どもみたいに自分自身のことばかり考えるようになる」と述べている。

(Ⅷ) 老年期（60歳～　　　）──完全性 対 絶望

この段階は死を迎える時期。今までの自分の人生の最後にあたり，自分の全人格の統合が問題になってくる。自分の人生の意味がここで試されるといえよう。この全人格の統合という考え方は，ユングの個性化の考え方の影響が大きいといわれている。

以上，エリクソンの発達図式をおおまかに見てきた。ライフ・サイクルを一望することのできる理論はあまり他には見られないので，重要な理論であるといえる。

5-5　マーラーの心の発達理論

　マーラー(Mahler, M.S.)が，この発達論の仮説を最初に提示したのは，1955年であるが，その後，正常な乳幼児と母親の相互作用について長期的な観察を積み重ね，1975年に"*The Psychological Birth of the Human Infant.*"として集大成された。1980年にポルトガルで第1回世界乳幼児精神医学会大会が開催されたが，マーラー理論は，そういう乳幼児精神医学の流れに大きな影響を与えたといわれている。マーラーは，エリクソンの理論とともに，漸成的発達上の一連の危機を記述することにより，発達の混沌の中にささやかな秩序をもたらした(James Anthony, E., 1983)といわれるように，臨床的に対象を理解するのには，有効な理論であると思われる。

　マーラーの理論は，分離-個体化過程(separation-individuation process)の理論といわれ，次のようなことを明らかにしようとした。

① 対象像と自己像がどのように分化していくのか。
② 対象像の中から，個別性をもった母親像がどのように弁別されていくのか。
③ 一貫した恒常性をもった個別的存在としての自己像が内的に確立するのはいつか。それは，どのようにしてか。

　マーラーの分離-個体化は，生後4，5か月ころから始まるプロセスであるが，それに先駆けて乳児は，正常なる自閉期，正常なる共生期をもつという。

　正常なる自閉期(normal autistic phase)というのは，生まれてから最初の数週間をいい，ほとんどが眠っているような状態であり，内部と外部の識別はほとんどない時期である。次の正常なる共生期(normal symbiotic phase)は，内部と外部の区別が漠然とではあるが可能になる段階をいい，生後4，5か月くらいまでの時期で，母親と共通の境界(common boundary)の中にいて，母親と2人で1個体(dual unity)という形の状態にある。

　この状態から，乳幼児がどんなふうにして孵化(hatching)し，どのようにして子どもの意識の中における母子間の分離と，子ども自身の自由な個体化が発展していくのか。それが分離-個体化のプロセスである。この分離-個体化の過程を，次の四つに分けた。

① 分化期(differentiation and the development of the body image)：4，5か月～8，9か月
② 練習期(practicing)：9か月～14か月

③ 再接近期(rapprochement)：14か月〜24か月
再接近期危機(rapprochement crisis)：18か月〜20，24か月
④ 個性化の確立(consolidation of individuality) と情緒的対象恒常性(the beginning of emotional object constancy)：3歳ころ以降

つづいて各時期を説明しよう。

① **分　化　期**

　母親と2人で1個体といわれる密着状態，共生段階からの離脱が起こり，個体が孵化していく段階である。その過程の中で，それまでの無差別微笑から母親という特定の対象に向けられた微笑(specific smile)が分化し，母親との特異的結合(specific bond)の象徴となる。孵化するためには，2人で1個体といわれる段階，すなわち正常な共生期において，母親に十分暖めてもらう必要がある。孵化したという行動学的現れの印として，マーラーは，注意集中(alertness)，持続性(persistence)，目標指向性(goal-directedness) という特徴をもつ顔つき・表情を示すようになることを挙げている。

　生後約6か月くらいになると，もはや子どもは，一方的に抱っこされるだけでなく，子どものほうから母親の髪の毛，耳，鼻といったものを引っ張ったり，母親の口の中に食べ物を押し込んだり，母親が身につけている衣服やブローチを手でさぐったり，母親をもっと良く見ようとして，あるいは母親や周囲をもっと良く調べようとして，母親から身体をぐっとそらして母親を観察したりするようになる。ときには，母親の膝から滑り抜けて，その足元で戯れたりするようになる。これを分離–個体化における試験的試みであるとマーラーはいい，このような試験的試みの中で，母の手と顔の結合ができるようになることは，身体像(body-image)をつくり上げる第1歩になると考えている。

　生後7〜8か月ころになると，粗大筋肉の発達により動きも大きくなり，やがて自分で座れるようになる。「おすわり」ができるようになると，自分の上半身の回転が可能になり，外界の目標にしっかりとした注意を向けることができるようにもなってくる。

　このころになると，子どもは，比較調べ(comparative scanning)ということを始める。母親と他人を見比べて，母親に属するものと属さないもの，「よく知って慣れ親しんでいる(familiar)」か否か(unfamiliar)を判断する。こうした試みにより，見知らぬ人を，unfamiliarなものとして認知できるようになり，子どもは8か月不安とかスピッツ(Spitz, R.)のいう人見知り不安(stranger anxiety)

とかいわれる不安状態を体験するようになる。この不安状態に襲われるのは，その背景に，認知機能の成熟と母親との特別なつながりの達成があるからであり，この面における順調な発達を証拠づけるものである。

母親との間に基本的な信頼関係をつくり上げてきている子どもは，この人見知り反応を，外界への新鮮な驚きに変えさらには，母親以外の世界を探求していこうとする好奇心にまで高める。

② 練 習 期

子どもはハイハイをしたり，つかまり立ちをしたり，つかまり歩きをしたりを試みた末に，自由な直立歩行ができるようになる。このため，子どもは母親から身体的に離れることができるようになり，まわりの生物界，無生物界への興味が飛躍的に増大する(生活空間の広がり)。この手に入れたばかりの移動運動能力を繰り返し練習して，習熟する時期である。この時期は，早期練習期(the early practicing period)と，厳密な意味における本来の練習期(the practicing period proper)の二つに分けられる。

早期練習期とは，ハイハイや，つかまり立ちなどのような，身体的に母親から離れるための初歩的な能力を獲得することを特徴とする時期であり，厳密な意味での本来の練習期というのは，自由な直立歩行の能力の獲得によって特徴づけられる時期である。

マーラー理論における早期練習期を理解するキイワードは，母親による子どもに対する情緒的エネルギーの補給(emotional refueling)，情緒的にうまく対応してくれる母親(mother's emotional availability)である。母親の膝もとから1歩離れることができるようになった幼児は，まわりの毛布，おむつ，玩具，哺乳びんなどの無生物にあふれんばかりの関心を向け，外界の探索活動に母親の存在を忘れてしまうほど熱中するようになる。しかしそれは長続きせず，母親の元に舞い戻ってはスキンシップを求める。そして母親から離れ，探索活動に疲れ，元気をなくした子どもは，母親との接触により，元気を取り戻すのである。これが，情緒的エネルギーの補給といわれる現象である。戻ればいつでもエネルギーを補給してもらえる基地(ホーム・ベース)としての母親が必要である。

この「探検↔スキンシップ」という子どもの往復運動に対して，情緒的にうまく対応してくれる母親の存在がきわめて重要なのである。

次に本来の練習期のキイワードとして，誇大感，優越感(the feeling of grandeur and omnipotence)と気分低下(low-keyedness)を挙げて説明しよう。だれにも

助けられないで第一歩を踏み出すことは，子どもにとって達成感，自信を強く味わうことになる。特に，よちよち歩きのとき，最も高揚感(elated state)が高まる。そして子どもは，世界の頂上(on the top of the world)にいるかのように感じ，世界と情事関係にある・世界に恋している(love affair with the world)とまで感じるほどの高揚感，誇大感，優越感に浸る。しかし，この状態は長く続くわけではない。不意に母親が自分のそばにいないことに気づくと，子どもは急に元気がなくなる。だんだん，母親と一体ではないことに気づき始める。母親は，自動的に(automatically)自分を助けてくれるわけではないことを知るようになる。このような気分低下の状態の子どもは，母親以外の誰が慰めても泣くばかりである。母親と再会すれば，元の調子に回復するというのが特徴である。

まだ気分低下状態に陥らない子どもは，母親との幻想的一体感の中にいる。しかし，いまや自己の中の共生的な母親的部分(the symbiotic mothering half of the self)が失われてしまったことに気づき始める。そして，母親が自分と同じ部屋にいないことに気づいたときなどに，気分低下状態に陥るのである。

③ 再接近期

練習期，とくに本来の練習期においては，母親の存在に対する関心は，相対的に欠如しているというのが一つの特徴であったが，この時期になると，母親がどこにいるかということについて常に関心をもつようになる。母親から愛を向けて欲しいという強い気持ちはもちろんのこと，自分が獲得した新しい技術，初めての経験などすべて母親と共有したいのである。

いわば，親密さへの欲求(need for closeness)は，練習期の間は移動能力の獲得に伴う高揚感のため，一時停止の状態にあった。それが，この時期になって再び強く見られるようになるので，再接近期と名づけられた。それゆえに，この時期を通して，母親が適切に情緒的に対応してくれること(the optimal emotional availability of the mother)がとても重要になる。

早期練習期において，母親は基地であり，子どもが情緒的エネルギーを必要として戻ってきたときには，それを「補給(refueling)」してあげることが大切であった。確かにそういう形では母親のところに戻ってきていたが，このときの母親は，1個の分離した人間(a separate person in her own right)という形で認識されていたとは思えない。しかし，15か月ころになると，子どもにとって母親は，もはや単なる基地ではなくなるようである。子どもが体験する，世界についてたえず広がる発見をこそ分かち合いたいという対象である母親へと変

わってくるのである。この新しい関係の始まりを表す重要な行動レヴェルにおけるサインは，子どもが探検した世界で発見してきたいろいろな物を母親のところにもってきて，母親の膝の上に積み上げるようになることである。これらの物を，すべて母親と分かち合いたいという情緒的欲求による行動である。

　このころになると，子どもの最大の喜び(greatest pleasure)の源は，独立移動運動，無生物世界の探検ということから，社会的相互作用へと変わってくるのである。ところが，子どもが，自分の喜びをいっしょに分かち合いたいと考える母親は，「世界の外にいる人(out there in the world)」であることに気づき始める。このような発達段階にあるこの時期の子どもを見ていると，時には母親の存在などどこ吹く風とばかりに自信に満ちているかと思うと，急にだだっ子になって，まとわりつくので，多くの母親はこの矛盾した行動に当惑する。子どもも母親と共に何かをしながら遊ぶという一体感が得られないと，すぐにメソメソしたりする。この時期になると，単に情緒的エネルギーを補給してくれることではなく，個人としての母親の愛を求めているので，母親以外の代わりの人では慰められない。

　子ども自身のこの時期の具体的行動自体が矛盾に満ちており，母親との関係を難しくする。例えば抱っこを要求するので，抱くとすぐに降ろしてくれという。このように，母親にしがみつきたい欲望と，母親を退けたい欲望が急速に交互する。母親の援助が本当の援助にならない。母親自身，ついにとまどい，叱ってしまう。拒否してしまう。時には，これが傷つきやすいこの時期の子どもにとり，「悪い母(bad mother)」の体験になってしまう。

　この時期は，練習期以上に，適切な母親の情緒的な対応が重要になってくる。母親が子どものそういう状況をすべて受けとめることにより，「悪い母」をそれほど深く体験しなくても済むようになる。この点の重要さについては，どれだけ強調してもし過ぎることはないであろう。母と子の不一致や誤解を，お互いが認識し，克服していかなければならない。このプロセスを通して，子どもなりの適切な距離(optimal distance)のとりかたを見いだしていくことになる。

再接近期危機

　母親が不在などの場合に，さまざまな形の分離反応が子どもに引き起こされる。再接近期初期には多動になったり，かんしゃく発作を起こしたりするが，20か月も過ぎるころになると，正常でもこの分離反応は再接近期危機といわれるほど激しいものになる。母親自身が未熟で問題を抱えており，情緒的に子どもに適切に対応できないと，将来の発達に問題を残すような危険な信号

(danger signals)を示す。マーラーは，この危険信号として次の三つの行動をあげている。

(ⅰ) 後追い(shadowing)：母親が視界から消えることを許さない。
(ⅱ) 無鉄砲な飛び出し(darting-away)：本当の意味での母親との分離意識が確立していないため，自分が飛び出しても母親が追いかけてきて，自分を抱き締めてくれることを期待し，母親との分離意識を否認し，打ち消そうとしている。
(ⅲ) 極度の睡眠障害(excessive sleep disturbance)

こういう行動を示す子どもを目の前にして，未熟な母親は，自分が子どもからいじめられているという体験をしてしまうことがある。そんなとき，父親が母親の背景にいて，どのような役割を果たせるかが重要である。

④ **個性化の確立と情緒的対象恒常性の始まり**

生後3年目になると，複雑な認知機能(complex cognitive functions；言語発達，空想，現実検討)の発達が進み，遊びも建設的方向性をもち，母親以外の人間，特に他の子どもへの関心が増大する。母親の不在にも耐えられるようになり，再接近期のような母親へのつきまとい行動は影を潜め，母親が視界から去っても平気で遊び続けられる。愛情対象としての母親の心的イメージが永続性をもち，母親が不在であったり，欲求不満を与えられたとしても，その内的イメージが拒絶されたり，破壊されることはない(情緒的対象恒常性の達成)。

満足を与えてくれる「良い母親像」と，欲求不満を与える「悪い母親像」とが統合され，一つの全体的な母親像が形成される。それと同時に，自己も一貫性(self-constancy)をもつようになる。

この4期は終わりなく，終生続くプロセスであるとされる。

心と身体　6

6-1　はじめに

　1章で見てきたように，古代人は心と体を分けないで考え，そして治療を行ってきた。また重要なことは古代では解剖学が存在しなかったということである。近代解剖学は1543年にアンドレアス・ヴェサリウス(1514–1564)が『人体の構造について』を出版したことで始まる。1632年にはウィリアム・ハーヴィー(1578–1657)によって「血液循環説」が提唱され，心臓の働きが解明さ

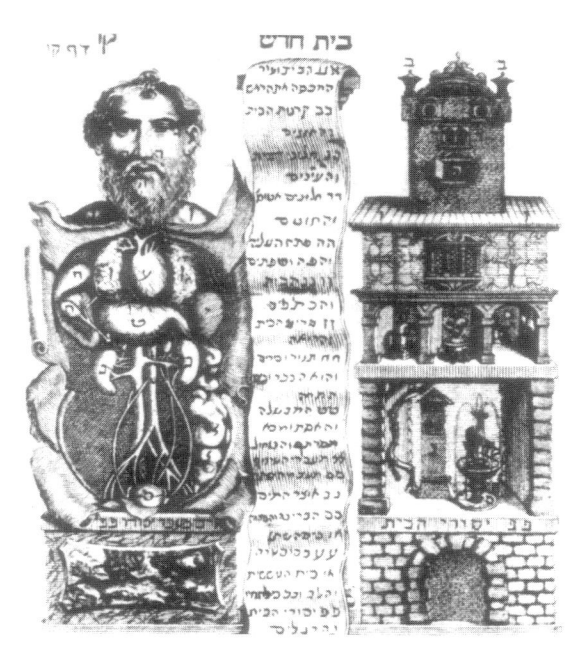

図 6-1　18世紀の解剖図（18世紀の版画，朝日百科「世界の歴史79」1990より）

　　人体が建物にたとえられ，心臓を炎，肺はふいご，腎臓は噴水となっ
　　ている。これは身体を精密な機械として考える考え方である。この時
　　代は素朴な唯物論，理性万能の時代精神に染まっていた。

れるようになった。近代になって，17世紀ころよりデカルト哲学の影響により，身体と心は別に取り扱うべきであるという心身二元論の考えが優勢になり，医学は心を排除して，その体系を築いてきた。医師は患者の心の状態には無関心となり，ただ物体としての身体を物理的に治療することに専念してきた。その結果，医学は物理学の一分野となり，自然科学の発達につれて急速に進歩を遂げてきた。しかし，つい最近になって，いくら物理的に治療しようとしても治らない病気があることを認めるようになってきた。また，臓器移植やターミナルケアの問題ともからんで，身体をどのように考え，位置づけていくのかが切実に問われるようになってきた。例えば，心臓を単なる「優秀なポンプ」と見るか，「心の座」と見るかによって，まったく臓器移植に対する態度が違ってくるのである。最近は価値の多様化が進み，心臓に対する考え方も個人差がはなはだ大きくなって，統一的な見解に達するのがむずかしくなっている。心の問題をも含めて，医学は身体というものを新しく考え直さなければならない時期にきたようである。しかし，この試みはまだ歴史が浅く，今は模索期にあるといえるだろう。ここでは幻影肢痛や心身症などの現象を通して，心と身体の問題について考えてみよう。

6-2 身体イメージ —— 幻影肢痛の現象

　心と身体の問題を考えるに当たって，まず最初に幻影肢痛の現象から考えてみたい。これは非常に不思議な現象として，外科医師たちにはよく知られているものである。この現象は，事故や手術によって切断され，なくなったはずの手足に痛みを感じるというものである。切断された神経の末端が痛むというのであれば，生理学的に理解できるであろうが，神経も通っていない，実体をもたない身体に痛みのような感覚があるのは，普通では理解しにくい。

　この幻影肢痛を初めて記述したのは，16世紀に生きたアンブロワーズ・パレ（Ambroise Paré, 1510–1590）である。彼はフランスの片田舎に生まれ，身分の低い理髪外科医として出発した。当時，一般に外科医はあまり教育のない旅回りの理髪師の仕事で，彼らは切り傷やけがを治療して歩きまわっていた。パレは外科学の分野で数々の業績をあげたために，フランス陸軍や宮廷外科医として4代のフランス王に仕えるまでになった。そのことによって，外科医の地位が高まっていった。

　パレは戦争で手足を失った患者の観察から，なくなったはずの手足がまだ

6-2 身体イメージ——幻影肢痛の現象　　　　　　　　　　　　　　　　123

残っているかのように感じる現象について報告した．また，ナポレオンをトラファルガル海戦で打ち破ったことで有名なイギリス海軍のネルソン提督も幻影肢痛に襲われていたといわれている．彼は戦争で片眼と右腕を失ったが，そ

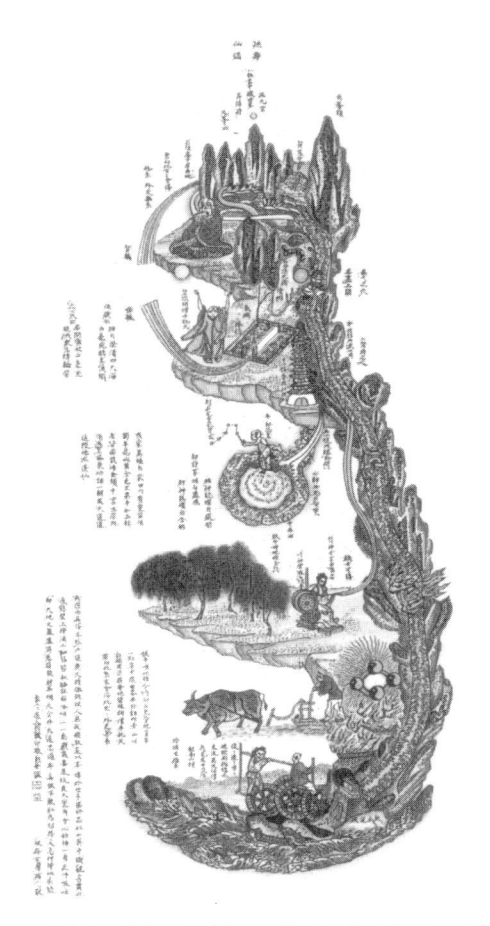

図 6-2　中国の「内経(景)図」(朝日百科「世界の歴史 79」1990 より)

解剖図とは異なり，体内のようすを透視した図である．この図では頭から尾骶骨(びてい)まで，身体の側面を風景画のように描いている．自然科学的解剖学の知識の豊富な今日のわれわれからすると，とても受け入れられない図である．東洋では身体は心と物質のいわば中間にあり，両者を結び付けるものと考えられてきた．これを実際の解剖図と考えるよりも，「身体イメージ」を表現していると考えると納得できる面があろう．

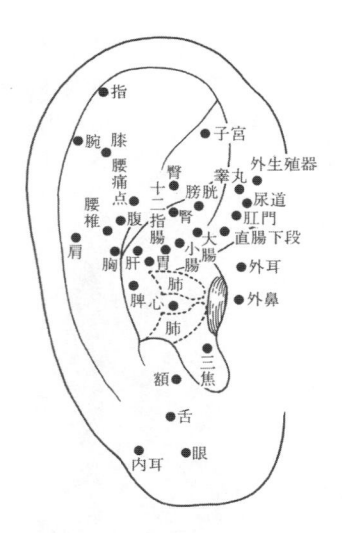

図 6-3 ミクロコスモスに含まれるマクロコスモス
(朝日百科「世界の歴史79」1990 より)

マクロコスモス(大宇宙)とミクロコスモス(小宇宙)は互いに即応し合っていると考える立場がある。これによるとミクロコスモスである身体の中に,すべてのマクロコスモスが凝縮されていると考えられる。さらに,この図は耳の部分に体全体が圧縮されていると考えて,その位置を表したものである。耳たぶを頭として,逆さまのかっこうで身体部位が耳に配置されている。これを単なる身体イメージとして考えるだけでなく,実際,耳の中の胃の部分とされているところを刺激すると,胃の運動が始まったりする,と指摘する医学者もいる。

れ以後,右腕の手の指の耐えがたい感覚に悩まされた(Gorman, W.)。渡辺勉(1977)は,41歳になる主婦で,悪性腫瘍のため左股関節離断の手術後に「足の指先が針金で引っ張られる」,「歯車にかまれてちぎれる」,「爪がはがれる」,「かかとが折れて食い込む」などの幻影肢痛がでてきたことを報告している。幻影肢は空中を浮遊し,後方に屈曲して感じられたという。

このような幻影肢は切断後1週間から10日後に出てくることが多い。多くは数週間で消えてしまうが,中には10年も続くことがある。また,幻影肢痛は7歳以下の子どもには生じないとされている。

このような幻影肢痛の現象は,解剖学的身体の見地からだけでは説明しきれない。つまり,われわれの身体には神経の分布とは異なった,別の秩序がある

6-2 身体イメージ——幻影肢痛の現象

ことがわかる。この秩序はたとえ手術で足が切断されても，その感覚はそのまま残っているのである。このような身体の秩序をゴーマン(Gorman, W.)はボディ・イメージ(body image)と呼んでいる。つまり，このイメージとは，「現在および過去の知覚に基づいた自分自身の身体についての概念」，あるいは「われわれが心の中に形づくる自分自身の面像，つまり身体がわれわれにはどう見えるか，ということを意味する」(シルダー Schilder, P.)。われわれは自分の身体について，ある一定のイメージをもっており，それはある程度の恒常性をもっており，そのイメージにしたがって生きているといえる。またそれをフィッシャー(Fisher, S.)は身体地図と呼んでいる。このボディ・イメージ(身体図式)は幼児期から学習や経験によって徐々にできあがり，ほぼ5歳から8歳の間に形成されると推定される。幻影肢痛は，このように形成されたかけがえのない身体イメージが崩れることを否定する試みであり，その喪失に対する心の苦痛を意味している。それゆえに，この幻影肢痛は外科の領域だけではなく，心理療法の対象でもある。患者の失った手足に対する悲痛を心理療法家が共感的に理解することによって，このような痛みが徐々に治まってくるのである。

　われわれは自分の身体部位の大きさを正確に思い浮かべることは困難である。例えば，われわれは自分の頭部の大きさを実際よりも大きく感じている。そのような身体イメージを調べるために，人物画を描いてもらうとよいであろう。子どもの絵は，顔ばかり大きく描かれて，手足が非常に貧弱である。また，高い知能をもつ人は不釣り合いなほど大きな頭を描いたり，衝動の統制力の少ない人は，頭部を身体に比べてかなり小さく描く傾向があることもわかっている(Gorman)。また，このように身体イメージを理解するための方法として，夢も利用できる。夢には身体イメージが意味深い表現として出現することがまれではない。先に述べた渡辺勉の報告した幻影肢痛の症例では，患者は次のような夢を報告している。

> 「…海で片足が逃げていくのを，もう少し，もう少しと，泳ぎながら追いかけていく。泳いでいる私は五体満足だが，逃げていくのは自分の片足だとはっきりわかる。『逃げちゃう！』ともぐったら，息が苦しくなって目が覚めた…。」

　これは切断された足が，自分から離れていくのを必死で止めようとしている患者の態度が非常によく表現されている。夢の中で患者は自分の身体が五体満足なのか，それとも片足なのかまだはっきりとしていない。これは患者の身体イメージが混乱していることを示している。幻影肢痛とは，このような患者が

足を失った悲しみを意味しているといえるであろう。このように，夢の中で患者の身体がどのように表現されるかを知ることは，治療する上で非常に助けとなる。今後，心電図やレントゲン写真と並んで，夢の中の身体イメージが，患者の状態を知る上で重要な指標となるかもしれない。

6-3 精神としての身体

　科学としての医学は，患者の身体を病気の客体として扱う。患者は身体を他人である医師の処置にまったく委ねることになる。患者は自分の身体をまるで物体として扱われることを受容しなければならない。しかし，心理学で扱う身体は，そのような物体としての身体ではなく，生きて働いている具体的な身体が問題となる。このような身体を市川浩(1975)は「精神としての身体」と呼んでいる。

　われわれは，精神とも身体ともいえない独特な構造の中で生活を送っている。精神と身体を二つの根本的原理とみなし，その二つの原理の交わりと分離によって捉えるのではなく，「むしろこの独特の構造をこそ基本的なものと考え，いわゆる精神と身体はこの独特の構造の抽象化された一局面とみなすべきである」と市川は主張している。それでは，このような「精神としての身体」という視点からすると，われわれの身体はどのような姿となって現れてくるのであろうか。まず，物体としての身体を考える場合には，われわれの身体は一定の大きさをもち，それは皮膚の表面によって限定されている。すべての身体の働きはこの皮膚の下で行われていると考えられる。もっとも，皮膚を通しての外界との交流はあるが。しかし，生きて働いている身体は，そのような明確に限定された形をもっていないことが特徴である。身体の広がりは，皮膚の限界を超えて外の世界にまで広がっている。そしていつも他人の身体と互いに直接影響し合っているのである。

　身体と身体の関係は，二つの物体が空間の中に並んで置かれているというものではない。二つの身体は明確な輪郭をもたず，相互に浸透し合っている。例えば，母親に抱かれている赤ちゃんは，自分の身体と母親の身体をはっきりと区別できない。また，講義のために席に座っている私の身体は，隣の学生との間に物理的には 50 cm ほどの距離がある。しかし，隣の人がちょっとでも動くならば，まるで自分の身体の一部を動かしたかのような衝撃を感じることがある。また，夢中になって話し込んでいる2人の片方が頭に手をやれば，もう1

人は知らずに同じような動作をしてしまう。

　このように，生きて働いている身体は自分だけの孤立した領域の中だけではなく，いつもすでに他人の身体との相互的作用の中にあることを忘れてはならない。神経症の人たちがいつも繰り返し訴えるのは，解剖学身体というよりも，このような状況の中で生きている身体なのである。例えば，気の弱い男性は上司の前に出ると，自分の体がほんとうに縮んでしまう体験をするし，心臓が苦しくなる。また，このような人は自分と他人との身体境界があいまいであるために，非常に不安を感じている。それゆえに，かっちりとした服装などを着ると安心感が得られたりする。また，入院などの大部屋での生活でも，カーテンなどの仕切りによって安心感につながる。しかし，この仕切りの重要性を知らず簡単に入ってしまうと，非常な怒りを向けられることもまれではない。

　生理学的知識も医師として必須のことであるが，解剖学的身体とは別の身体像に関する知識も必要である。次にはこのことを心身症を例にとり，考えてみたい。

6-4　心　身　症

(1)　心身症とは

　心身症という言葉は，医学をその専門としないものにとっても，よく耳にする言葉であり，日常的な会話の中でも使われる頻度が高くなっている。一躍この言葉を有名にしたのは，1982年2月9日の日航機の羽田沖での事故である。その際，機長の操縦が事故の主要因となったことが証言され，その機長が心身症であったことが報道された。実際には，その機長は心身症ではなく，いわゆる「精神病」圏内にあったことが，その後の報道で知られるようになった。それ以後心身症という言葉はひろく知れわたりよく使われるようになった。しかし，このように誤解も多い。精神病や神経症と混同して考えられたり，また日常生活の中でも理解がいきわたらなかったり，相手をおとしめるときに「あの人は心身症だから…」というように，人との理解し合う関係を切断するときに使われる言葉となることもある。ここでは，このような偏見にもとづいた理解ではなく，心身症が何であるかを検対してみよう。心身症は心と身体がいかに密接にからみ合っているかを示してくれるのである。

(2) 心身症の定義

　日本心身医学会によると，「身体の症状を主とするが，その診断や治療に，心理的因子についての配慮が特に重要な意味をもつ病態」とされる。ここで注意しなければならないことは，「心身症」という言葉のイメージから，心理的因子の方により関心を向けがちであるが，心理的因子が原因であるという記載ではなく，「配慮」という言葉を使っていることに注意しなければならない。つまり，心身症治療には，心理的治療だけではなく，身体的な治療も重要であり，心身にわたる総合的な治療が不可欠であるということである。さらに広義には，"身体的原因によって発症した疾患であっても，その経過に心理的な因子が重要な役割を演じるようになった症例や一般に神経症とされているものであっても，身体症状を主とする症例は，心身症として扱った方が好都合のこともある"とされている。この定義の示すところは，心身症が病名ではなくて病態であることを意味する。つまり，簡単にいえば，心因の関与した身体症状ないし身体疾患を示すのである。

　アレキサンダー(Alexander, F.)は当初，代表的な心身症として七つの病気をあげ，それを"Seven Holy Disease"と呼んでいた。それは消化器性潰瘍，潰瘍性大腸炎，気管支喘息，本態性高血圧，甲状腺機能亢進症，関接リウマチ，神経性皮膚炎の七つであるが，それぞれ独立した心身症という疾患単位を意味していた。

　しかしその後，心身症の分類は器官神経症を含む広い分類単位となり，循環器系，呼吸器系，消化器系などの器官別，あるいは皮膚科，婦人科のような専門科ごとに数多くの疾患が心身症としてあげられるようになった（表6-1）。さらに最近では，すべての疾患が大なり小なり心理因子とかかわりのあることが明らかになり，心身症は特定の疾患単位ではなく一つの病態と捉えられるようになった。

　このように考えると，われわれは病気そのものに焦点を当てるのではなく，病気をもつ人そのものに，より重大な関心が向けられなければならないことに気づく。

(3) 心身症の発症のメカニズム ── "心身相関" について
【心身症者の性格特徴】

　心身症者の心理的特徴を表す概念として，シフネオス(Sifneos, P.E., 1973)が提唱したアレキシシミア(alexithymia)という概念があげられる。この言葉の語

表 6-1　心身症の分類（日本心身医学会医療対策委員会）

1. 循環器系	本態性高血圧症，本態性低血圧症（低血圧症候群），神経性狭心症，一部の不整脈，心臓神経症	
2. 呼吸器系	気管支喘息，過換気症候群，神経性咳嗽（せき）	
3. 消化器系	消化性潰瘍，潰瘍性大腸炎，過敏性腸症候群，神経性食思不振，神経性嘔吐症，腹部緊満症，空気嚥下症	
4. 内分泌代謝系	肥満症，糖尿病，心因性多飲症，甲状腺機能亢進症	
5. 神経系	片頭痛，筋緊張性頭痛，自律神経失調症	
6. 泌尿器系	夜尿症，インポテンツ，過敏性膀胱	
7. 骨格・筋肉系	慢性関節リウマチ，全身性筋痛症，脊椎過敏症，書痙，痙性斜頸，頸腕症候群，チック，外傷性神経症	
8. 皮膚系	神経性皮膚炎，皮膚掻痒症，円形脱毛症，多汗症，慢性蕁麻疹，湿疹，疣贅(ゆうぜい)（いぼ）	
9. 耳鼻咽喉科領域	メニエール症候群，咽喉頭部異物感症，難聴，耳鳴り，乗物酔い，嗄声，失声，吃音	
10. 眼科領域	原発性緑内障，眼精疲労，眼瞼痙攣，眼ヒステリー	
11. 産婦人科領域	月経困難症，無月経，月経異常，機能性子宮出血，更年期障害，不感症，不妊症	
12. 小児科領域	起立性調節障害，再発性臍痛症（臍痛症部の腹痛），心因性の発熱，夜驚症	
13. 手術前後の状態	腸管癒着症，ダンピング症候群，頻回手術（ポリサージャリー），形成手術後神経症	
14. 口腔領域	特発性舌痛症，ある種の口内炎，口臭症，唾液分泌異常，咬筋チック，義歯神経症状	

源は，ギリシャ語の a = lack, $lexis$ = word, $thymos$ = mood or emotion にあるが，このことから日本語では「失感情体験ないし失感情言語症」と訳されていることが多い。アレキシシミアは通常心身症と神経症を区別するのに用いられているが，通常アレキシシミアの状態に陥ると，自分の感情の状態が自覚されにくく，また，それを言葉で表現できにくい状態になる。しかしアレキシシミアとは感情そのものの不在ではなく，情動表出の言語の欠落，もしくは極端に少ない状態のことをさしていう。

アレキシシミア患者の臨床的特徴としてシフネオスは，
① 空想力が貧困で，葛藤が言語化しにくい
② 情動の気づきと表現が制限されている

③ 事実をくどくどと述べ，感情が伴わない
④ 面接者とのコミュニケーションが困難
⑤ 情動を表現するのに，言語よりも動作を用いる傾向がある，

などをあげている。

一方，池見酉次郎(1978)は心身症患者は失感情症だけではなく，自分の身体感覚が鈍いといった「失体感症」の傾向もあると指摘している。すなわち，心身症患者は概して身体的疲労感にも無関心で，自分の身体的な状態をあまり考慮に入れず無理な生活を続け，その結果，発症や悪化に至る場合が少なくないということである。そのことは，社会適応という面からみれば，過剰適応の傾向があり，仕事熱心で，頼まれるといやといえない人に心身症の患者が多いという指摘にもつながっている。一方，心身症患者に比較すると神経症患者の場合は，その感情への気づきと感情表現はずっと豊かである。

【心身相関の説明理論】

心身症における心と身体の関連性，すなわち心身相関については，医学的な解釈とともに心理学的な理論に基づいた解釈がある。医学的な見地からの解釈については，神経系説，内分泌系説がある。一方，心理学的な解釈に近い立場としては，ホメオスタシス説，ストレス学説，自律神経過剰刺激説，条件反射説，などをあげることができる。ここでは，これらの中から心理学的な理論について検討することにしよう。

(a) ホメオスタシス説

ホメオスタシス(homeostasis)とは，19世紀中ころにフランスのクロード・ベルナール(Bernard, C.)が発見した概念で，キャノン(Cannon, W.B.)は『体の知恵』という著書の中でこのメカニズムについて述べている。ホメオスタシスとは，われわれをめぐる気温や気圧を初めとする外界の環境の変動にもかかわらず，体温，血液の組成などの内的環境が，常に一定の状態に保たれる機能である。

キャノンは，自律神経−内分泌系の役割の重要性を認め，それを実験的に証明した。例えば，ネコがイヌに追いかけられるような非常事態にさらされると，いわゆる"緊急反応"が起き，一連の連鎖反応が起きる。すなわち，血管が縮小し，血圧や心拍が増大する。また血糖値の上昇などもみられるが，これらは生理学的には交感神経(アドレナリン系)を中心として起きるもので，緊急事態に対し内的に適応する状態を作り出して事態に対処しようとする働きである。

6-4 心身症

しかし，心身にストレスがかかって，それがわれわれの許容量を超えるほどの負担となると内部環境の恒常性(ホメオスタシス)に破綻をきたすことになり，自律神経–内分泌系のバランスが崩れて，心身症を誘発することがあるというものである。

【ホメオスタシスを治療的に応用する場合：自律訓練法】

ホメオスタシスは「体の知恵」と呼ばれるように，人間が生まれながらにもっている自然治癒力であるといわれている。自律訓練法における「自律性中和法」では，自然におこる心身の変化に，治療者も患者もいっさい干渉せず，あるがままに任せておく。そうするとホメオスタシスが働いて，自ずから病気が治る方向に向かうという考え方がある。

(b) ストレス学説

カナダのハンス・セリエ(Selye, H., 1950)によって唱えられた学説にストレス学説がある。ストレス(stress)とは，いうならば生体内に生じた"ひずみ"の状態を表す言葉である。つまり，体外から加えられた有害因子(ストレス作因；ストレッサー)が加えられると，それに応じて体内ではそれを防衛するための反応が生じる。ストレス学説とは，このストレッサーの作用とそれに対する防衛の両方を説明するものである。ストレッサーとしては，細菌，薬物，毒物，騒音，暑さ，寒冷などの物理・化学的な因子があり，また精神的な緊張をきたすような出来事(例えば，死別，失恋，試験など)も当然のことながら含まれる。

身体にストレッサーが加わると，神経系を経て大脳皮質へと伝達され，さらにこれが視床下部を経て下垂体に伝達される。次に下垂体から副腎皮質ホルモンが分泌され，その作用で，副腎皮質からステロイド・ホルモンが分泌される。これが全身に働いて反応を起こし，ストレッサーの有害な影響を最小限に食い止めようとする。ところが過度のストレッサーが長時間にわたって加えられると，このメカニズムに破綻が生じ，"全身適応症候群"と呼ばれる症状が出現する。この症候群は3段階に分けて考えられている。

第1期は警告反応と呼ばれる時期である。それは有害なストレッサーに突然さらされて障害の兆候があらわれるショック期と，それに対する防衛反応を固めようとする反ショック期とがある。ショック期は体温や血圧，血糖値の低下がみられ，一般的に神経系の活動が抑制されるが，逆に反ショック期に入ると体温・血圧は上昇し，血糖値も高くなって，神経系も活発に活動を始める。

次にくるのが"抵抗期"で，この段階になると，ストレスに対する抵抗力が強化され，ストレスのもとで一見安定した状態に達する。高血圧症，胃潰瘍，

糖尿病などは，とくにストレスから起こりやすい身体疾患であるが，これらの症状はストレスへの適応に関連のある疾患で，"ストレス病"と呼ばれることもある。反ショック期や抵抗期では，もともと病的状態を矯正するためのはずのストレス反応が過剰に生じたり，その反応が偏った出かたをすることによって，かえって病的状態に陥ることがある。これがストレス病の原因にもなる。

　ストレッサーの影響があまりにも長期間持続すると，適応を維持することができなくなって，第3期の"疲憊期（ひはい）"と呼ばれる段階に入る。つまり，ストレス下にあまりにも長時間おかれることによって，心身の適応エネルギーを消耗しつくしてしまい，疲労しつくして病気になるわけである。看護師や医師などの医療従事者に見られるという，いわゆる"燃え尽き症候群"はこれに含まれるだろう。

【器官選択の問題について】

　一口にストレス病，適応障害といっても，その表れ方はさまざまである。つまり，同じストレスが加わったとしても，その反応が循環器系に表れる（例えば高血圧など）人もいれば，消化器系（例えば胃潰瘍など）に出る人もいる。深層心理学（フロイトの精神分析，ユングの分析心理学）の立場からは，個人にどのような身体症状が表れるかということに対して象徴的な意味づけが試みられることが多い。例えば精神分析の立場からは，嚥下（えんげ）障害が起こるのは，その人が「その状況を<u>のみ込む</u>ことができないからだ」といったぐあいである。またユング派では，目的論的に身体疾患の「意味」を捉え，その身体症状がその人個人の心理的なプロセス（"個性化の過程"）の中で，いったいどのような意味をもっているのかという視点から考える。一方，より医学的な立場からは，身体症状に象徴的な意味づけは無意味であると考えられる。例えばアレキサンダー（Alexander, F.）は，意識の支配を受けず，自律神経の支配下にある器官では，その症状に身体言語のような意味づけをすることは妥当ではなく，単に情緒的な緊張に対する身体反応と理解すべきであるとしている。一般的には，遺伝的・体質的に弱い器官や，過去に病気などをして弱っていた器官に精神的ストレスがかかることによって，身体症状が発現しやすくなるというのが，心身医学の分野では一般的な考え方である。

　（c）　条件反射説

　イヌに餌を与えると同時にベルの音を聞かせるということを反復していると，ベルの音だけで唾液を分泌するようになる，というのが有名なパブロフ（Pavlov, I.P.）の古典的条件づけの実験である。餌が口の中に入ると唾液を分泌

するという反応は，イヌに先天的に備わった反応であるが，このような反応を無条件反射と呼ぶ。この無条件反射(唾液の分泌)を基礎にして，二次的な条件刺激(ベルの音)に対して獲得された反応(ベルの音を聞くと唾液を分泌する)を条件反射(conditional reflex)と呼ぶ。

　人間の場合，パブロフのイヌにとってベルの音に相当するもの，つまり条件刺激は，多くの場合の言語的な刺激(信号)である。この場合の言語刺激は話される言葉も含まれるが，思考の道具として用いられる言葉も含まれている。例えば，「大勢の人の前でスピーチをする」ということを思い浮かべただけで，発汗や動悸が生じる人がいる。この言語刺激によって，無限に多様性をもった条件反射をわれわれは獲得することになる。

　パブロフの弟子のブイコフ(Bykov, K.M.)は，自律神経の支配を受ける内臓の働きも，条件反射で起こることを証明した。例えば，イヌにアドレナリンを注射すると心搏が速くなるが，この注射を繰り返していると，注射器を見ただけで脈搏が速くなる。注射器を感覚器によって知覚するのは，大脳の働きによってつかさどられているわけであるが，ブイコフはこれによって，大脳皮質と内臓との結びつきを証明した。つまり内臓の働きも，大脳皮質を通して外界の(知覚の)影響を受けることが証明されたわけである。大脳皮質に機能的な障害があると，内臓がその間接的な影響を被って障害を引き起こすことがある。例えば，高血圧症や胃潰瘍がそうであるが，これらの症状は「皮質内臓症」と呼ばれることがある。末松弘行(1985)は，この「皮質内臓症」という考え方は，ほぼ心身症と近いものと考えることができると述べている。

6-5　心身相関の心理的メカニズムについて

　これまで心身相関のメカニズムについて説明をしてきたが，ここでは具体的にどのようにして心身症が表れてくるのか，その臨床的・心理的メカニズムについて説明したい。

　① **条件づけによって起きる身体症状**：不安，恐怖，怒り，悲嘆などの強い情動を体験して，その時たまたま，ある身体症状が起きるということが何回か繰り返し起こると，一種の条件づけが形成される。つまり，同じような感情を体験すると，条件づけによって繰り返しその同じ身体症状が起こるというものである。例えば，たまたまある種の食べ物を食べた後でアレルギー発作を起こした人が，その食べ物の名前を聞いたり，思い浮かべたりするだけで，アレル

ギー発作を生じるようになる。過呼吸発作，喘息発作，動悸，頭痛，頻尿，乗物酔いなどの身体症状は，これと同じようなメカニズムで起こることが多い。

② **不安，緊張，抑うつによって起きる身体症状**：不安や緊張状態におかれたときには，動悸の亢進，震え，冷や汗などの症状が起きやすい。一方，抑うつ状態におかれると，不眠，頭重，倦怠感（けんたい），食欲不振，性欲減退，便秘などの身体症状が起きることが多い。

③ **習慣によって起きる身体反応**：アルコール依存症の患者には不安定な人や依存性の人が多いなど，嗜癖的（しへき）な行動習慣をもっていることが多い。慢性のアルコール依存の場合はアルコール性肝炎や肝硬変，慢性膵炎になることがある。そのほか，過度の喫煙や，過食などの習慣は，長期間にわたって健康に悪影響を及ぼすことがある。もともとこのような習慣をもった人が糖尿病などの病気になった場合，自己の生活全般に対するセルフ・コントロールが良くないので，その治療がはかばかしくないことが多い。

④ **心身交互作用**：例えば，高血圧を極端に恐れて，絶えず血圧のことばかり気にかけ，不安に思っている人は，身体のちょっとした変化も強く感じられるようになり，そのために心搏や血圧に影響を及ぼしてしまうことがある。また，症状を恐れて運動もせず，家の中に閉じ込もりきりになると，かえって血圧には良くないので，さらにそちらの方に注意が向き，心身ともに悪化するという悪循環に陥りやすくなる。

このように身体的なささいな変化を気にして，そうした症状に注意を集中させ，とらわれた状態が持続すると，その気にかかっている症状がますます強くなる。そのために症状への注意がさらに増強されるという悪循環に陥ってしまう人がいる。このことは"心身交互作用"と呼ばれるが，これが心身症の症状の発症や経過に重大な影響を及ぼすことが多い。

心身に負荷が加わったときに動悸が起きるのは，誰にでも起きる生理現象であるが，身体へのとらわれの強い人ほど，それを自分の意志で調節しようとする傾向がある。そのような人は動悸を感じると不安に襲われ，どうしてもそれをそのままに放置することができない。森田療法では，不安を感じている自分をあえて打ち消そうとはせず，「あるがまま」に受け入れること，運動後の動悸なども自分の意志で調節しようなどと努力しないことが勧められる。「あるがまま」の自分になれることによって心身の交互作用も成り立たなくなって，身体症状へのとらわれからも解放されるといわれている。

⑤ **暗示による身体反応**：暗示とは，他人に言われたことや，他人の働きか

けを，自分から主体的に判断したり，意志決定をしたりすることなく，そのまま無批判に受けとめていると，さまざまな観念や感情が起こってきて，行動にも影響を及ぼすようになることをいう。他人の言動に対する暗示は他者暗示と呼ばれ，自分自身で暗示を与える場合を自己暗示と呼ぶ。だれでも多かれ少なかれ暗示に対しては反応するものであるが，とくに暗示の受けやすさには相当の個人差があり，個人の性格・特徴と深い関連がある。しかし同じ人でも，不安な状態や疲労した状態になると，暗示に対する感応性が高くなる。

　身体症状の出現や経過，治療に暗示が重大な影響を及ぼすことがある。また逆に，暗示は治療にも応用することができ，催眠療法は他者暗示による治療法であり，自律訓練法は自己暗示による治療法である。

⑥　**体の病気の神経症化**：もともとは器質的な病変がもとで起こった病気でも，病気の経過中にさまざまな心理的な反応が加わって，もとの病変とは不釣り合いな自覚症状を呈したり，治りが遅れたり，別の身体症状が付け加わったりすることがある。これは心理的加重と呼ばれる現象である。この心理的加重は，自己に対する関心がきわめて強い，いわゆる自己愛的な性格の人に起こりやすい。そういう人は心的エネルギーを外に向けるよりも，自分の内に向ける傾向があるために起こりやすいのである。また，自虐的傾向の強い強迫的な人が，身体的な病苦を通じて無意識的に自分自身を痛めつけようとして，病状を長びかせることがある。

⑦　**欲求不満による身体反応**：発達の過程において，主として親子関係に問題があると，幼少期に欲求の処理が適切になされないことがある。欲求の処理が不十分であると，そのことは性格的な"ひずみ"を生み出すことがある。このような人は成長した後も，同種の欲求不満をしばしば体験するが，そこで生じる心的エネルギーをうまく処理できないと，身体症状として表面化する可能性が生じる。

6-6　心身症の治療 —— 実際の事例から

　ここでは実際の事例をとり上げてみる。臨床の場面においては，一つの症状として限定できない場合の方が多い。特にこれから述べようとする「児童，生徒」いわゆる「子ども」の場合，単一の症状を示すことはむしろ少なく，不登校に伴う頭痛，腹痛，嘔吐等の心気症状の合併など複合して見られることが多く，成人の系統分類にあてはめるには，あまりにも細分化し混沌としている。

このようなとき，臨床場面にかかわるものへの視点としては，「身体症状として自己を表現する人」と現象的な記述でもって表現する方が，はるかに全体を捉えやすい。これから紹介する事例は，最も日常的に出会うチャンスの多い訴えをもつ症例であろうと思われ，学校場面や大人からは「気のせい」，やる気がないから」と決めつけられたり，近所からは「親が過保護だから」と井戸端会議の絶好の話題になるようなものであろう。その経過を追い，内容を検討してみよう。

|事 例| Y夫　13歳，男子，中学2年生
　主訴：　登校を渋る，嘔吐，発熱，下痢，湿疹
[家族歴，生活歴]
　両親と祖母と本人の4人家族。出生時については特に異常はない。乳児期にはよく風邪をひくことがあったが，始歩始語とも順調。両親ともかなり気を使い，何かあるたびに小児科にいくことを心掛けていた。両親共働きのため，1歳時から保育園へ。特にその時期においては問題はなかったが，保育士から「よいことは何でも率先してやる子だが，本当にやりたいことはやっていないみたいだ」といわれたことが，母親としては，今となっては気に掛かることだという。
[両親のようす]
　Y夫の父親は銀行員，母親は中学校教師。両親は親の反対を押し切っての恋愛結婚。父親は病弱のため大手の都市銀行を断念し，大学卒業後，地元の金融機関に就職。その後，肺結核のため片肺を切除し，20代半ばはしばらくの間入院生活を続けた上で，母親の両親の反対を押し切り結婚した。その後，母親の両親とは和解したが，心の中にはその親族に対してさまざまなもつれた感情をもつようになったことが，経過の中で述べられている。
　母親は中学校の教師で，生活指導では地区研修会のリーダーを務め，若手の教師から相談を受けるような立場になっていた。知的な側面の強い人で，子どもの「自主性」を大事にしたい気持ちをもっているが，「自主性」を強いる傾向にあり，結果として子どもに否定的なかかわりをしてしまっていることがたびたびあった。
[現病歴]
　小学校低学年時のY夫は，成績もよく，先生からの評価も高く，親としては安心していた。身体的にはよく風邪をひくことなどがあったが，早目に小児科にいったりして大事にはいたらなかった。小学校4年の頃から中学受験を考えはじめ，父親がかなり意気込み，学習塾を探してきた。また，健康も大事との配慮から，剣道と水泳のスクールを探し，Y夫は同時に3か所へ通うことになった。母親はY夫に「自主性」がいかに必要かを話し，「行きたくなくても自主的に行くことが必要」ということを盛んに強調し，Y夫も頑張って週4日のさまざまな塾およびスクール通いを始めた。

6-6 心身症の治療——実際の事例から

　小学校5年のときに頭痛，吐き気を訴え，身体全体に湿疹がでるということがあり，1か月ほど登校を渋ったことがあった。病院では治療のほかに，「リラックスさせるように」と医師から指示された。その時には，父親はすぐに塾およびスクールをやめさせ，母親は担任に，友人が迎えに来てくれるように早目に手を回し，不登校の状態にならずにすんだ。この頃，父親はひどく落ち込み，親戚の会合などには一切出席しなくなったということであった。結局，私立中学の受験はやめて公立中学に進んだが，その1学期の中間テストで，予想外にも校内で300人中6位という成績をとり，父親は喜び，親戚中にその成績表を見せて歩いたという。しかし，その後の期末テストの前に，Y夫は嘔吐を繰り返し，発熱，下痢，発疹が出るということになり，学校を休み始めるようになった。夏休みは無事に過ごしたが，新学期とともに再び嘔吐，発熱，下痢があり，再び医師のもとへ行き，「心因的なものが深くかかわっている」ということで，心理相談機関を紹介されることになった。

[事例概要]

　医師の紹介により両親が来所し，問題のあらましを話し，上記に述べたようなことが得られた。その後Y夫も来所して，簡単な心理検査を施行した。

① 知能検査の結果：田中ビネー式検査によるIQは105で，平均値だった。
② YG検査の結果：C型プロフィールを示し，その傾向としては，内向的，消極的，自己抑制傾向が見られた。検査の結果には情緒的な安定傾向が表れていたが，実際のY夫はむしろ情緒の表出があまりないといった方が適切であった。
③ 事例の経過：事例の経過を追いながら，Y夫との関係の中で起こったことを検討し，その時々の大まかな方針と，その理由について述べてみよう。

　事例の経過は大きく三つの時期に分けることができる。まず第I期は，治療者との関係づくりをしながら，自分の現実の状態を遊びを通して説明してくれた時期であった。面接と同時に遊戯療法もとり入れたが，その理由は，言語的な表現以上に言葉にならないさまざまな情動を遊びの中でのイメージに託し，より象徴的に表現できる可能性があるからであった。特に心身症の子どもの場合，感情の抑圧，感情と言葉の間にズレが生じていることもあり，さまざまな表現の機会が子どもの成長を育むと考えたからである。

[治療過程]

　Y夫は初めは無理やり連れて来られたこともあって，治療者に対して警戒的であった。しかし，箱庭療法の用具を使って，「大人たちと対立する自分自身」，「窮屈な柵の中に押し込められた自分自身」を表現し，それを治療者が関心をもって受け止め始めると，関係はかなり良いものになっていった。

　第II期においてY夫は，治療者との安全な関係を土台にして，退行した遊びを繰り返し，自分の根底にあるさまざまな気持ちを十分に表現しはじめた。

　心身症の背景には，アレキシシミア(失感情症)という問題があるとされている。

それは前節でも述べたように，感情体験と言語レベルとの間につながりがなく，自分自身のその時の感情体験を知ることに抑制がかかってしまった状態である。Y夫の問題にとっては，退行し，自分のもともとの感情に気づく必要があったわけで，治療者はその状態を見守り，かつ促進させることが必要と考えた。

　Y夫は，箱庭に水を入れ，どろどろにして，その中に手を入れ，形を作ることもせず，治療者にもその遊びに参加することを要求した。治療者と一緒になって，どろどろの砂に手を突っ込み，お互いの手からこぼれる砂を受け止め，またそれを相手の手にこぼすような遊びを何回となく繰り返した。ひとしきりそのような遊びを行った後に，Y夫は「僕のすみ家だ！」といってビニール・トンネルの中に毛布を引きずり込み，身体を丸くして寝転んだ。まるで母親の胎内にいるような遊びであった。このような遊びの中で，Y夫は，気持ちの良さや安心できる気持ちを治療者に話してきた。母親面接の中では，Y夫が両親の寝室で布団を並べて寝たがり，両親がそれに応じていることが報告され，治療者は両親のその対応を支持した。

　第Ⅲ期において，Y夫は野球やサッカーゲームを好み，言葉のやりとりを交えたゲームを楽しむようになってきた。タイミングの良い冗談も結構いえるようになってきた。そのような遊びの最中に，Y夫は，これまでの親子関係について，感情を込めながら，「小学校の時，塾をやめたのはよかったけど，剣道まで止めさせられるとは思わなかった。あの時は悲しかった」，「やらされたり，やめさせられたり……あの時もやっぱり悲しかった」，「でも，剣道だけはやりたいな。道場へ行ってみようかな」と話した。

　母親との面接では，反抗的な態度と乱暴な言葉遣いが現れ，とまどうことがあると報告された。しかし，嘔吐と発熱はなくなり，また湿疹がでることもなく，登校するようになったということであった。

[その後の経過]
　その後も，嘔吐，発熱，下痢，湿疹等もなく，登校が続いていた。近くの道場に通い始め，2年次には中学校の剣道部にも入部し，活動を続けているようであった。

　親に対してはかなり反抗的になっているようであったが，そのことを両親は自立の始まりとして受け止め，むしろ肯定的な気持ちで見守っているとのことであった。

〔考　察〕
① 身体症状のもつ意味
　これらの症状の中で特に嘔吐による吐出は，直接周囲の人に不快な感じを与えるので，周囲の人への非難，拒絶の非言語的な表現として，しばしば用いられた。また，心身症の子どもにおいては，これまでの経験の中で，身体で訴えた方がまわりの人々の関心をひくことができることを無意識に学習している場合が多く，これらの症状の背景に身体の訴えを通して対人接触，愛情の供給への渇望があることも考えられている。

② ストレス因を考える

問題行動の原因を考えるとき，「原因–結果」「刺激–反応」といったような一義的な対応関係で考える方法は，心理的な要因がからむ症状においてはふさわしくない。むしろ，その背景にさまざまな要因を考えることの方が重要であると考える。特にこの事例の場合，思春期前期に当たり，心身両面で不安定な時期にあり，さまざまな要因がからみ合い，その混乱した状況を身体で表現してしまう傾向がある。

Y夫の場合，直接的な引き金はテストへのプレッシャーであったが，その背後にこれまでの生育史があり，その積み重ねの上に「引き金」があったと考えるのが妥当のように思われる。理知的で，自律を促す母のもとでは，Y夫の幼少期は充分なスキンシップに恵まれなかったであろうし，また，すべてを先取りしていく父親の前では，自分の感情を大事にする余裕もなかったであろう。また，身体と健康にコンプレックスをもつ家族の中では，その生育の中で，身体で訴えることが重要な意味をもつことを感じとっていたことであろう。そのような背景の上に大きなプレッシャーが加わったことが，今回の発症の契機と考えられる。

③ **家族との関係**

この症例を見るときに，葛藤の中心は両親の間にあることがわかる。家族が何をテーマにしているか，特に両親の未処理な問題を見ていくことも時には意味がある。

父親は几帳面で，なんでも率先してやり，人に対する配慮もあるが，その配慮が子どもに対しては結果として押しつけになって，子どもの欲求を型にはめてしまい，直接的な表現を結果として許さなかったといえる。母方の親戚に対して，「見返してやろう」という気持ちがあり，自分自身の身体と社会的地位について強いコンプレックスをもっていた。

母親は，知的であり，かなり論理的に話す人である。論理的なやりとりは得意だが，今の「感情」，「気持ち」を治療者が問う場面になると，説明的になり，突然にコミュニケーションにズレが生じてしまうことがよくあった。

子どもの教育では，表面的には父親が行動的だったが，母親もまた要所要所では「自主性」を持ちだし，Y夫に自己抑制を強いていた。Y夫が子どもっぽい遊びをしているのを見ると無性に腹が立つこともあり，特にまとわりつかれるのが嫌で，早くから「自律」を促していた。その意味ではいわゆる「母性的」なかかわりが少なかったようだ。

父親には塾と剣道のように，学習と健康をワンセットで用意したり，医師の指示で即座に両方をやめさせるといった過敏なところが見られ，そのような傾向はさまざまな場面で見られた。

このような中では，身体表現として，自分を表していくことが大きな武器となっていたように考えられる。

④ **ライフサイクルの中で症状を捉え，治癒の原因を考える**

このケースに関していえば思春期（青年期）の前期にあたるが，この時期は，身体的にも心理的にも変化の激しい時期にある。

心理的には自意識が高まり，他人と自分を比較したり，性格，能力，体格などにも思いをめぐらしたりし，内省的にもなってくる。また，学校生活の面では，度重なるテストや成績の評価，親からの期待と批判，教師からの勉強の強制などが加わり，心理的緊張や負担が重なってくる。

　このようなライフサイクルの中で，これまで形成されてきた問題が一挙に噴き出しだのがこの症例といえよう。特にこの症例では，感情的抑制がかなりあったが，退行過程の中で象徴的にスキンシップを成し遂げ，感情表現に対して自信をもったことが大きな特徴としてあげられる。

　このことから見れば，子どもの根底から湧き上がる素直な感情を，大人側が「教育的配慮」のもとでからめ取らずに，その発現の水路づけをいかに促進していけるかが，このような子どもの対応の課題となってくるといえよう。また，身体で訴えた方が，親やまわりの人々がより関心を示してくれることを，知らず知らずのうちに学習していることもあり，その時には身体症状はより強い自己主張の武器になっている。この症例の場合，初めての嘔吐，発熱に対する両親の反応が，後の身体症状の強化因となったと考えられる。

子どもは身体症状として訴えるが，それ以外のさまざまなサインを事前に出していることもある。医療スタッフのみならず，大人側にはそれを十分に読取る力が要求されるように思われる。

性の発達と健康　7

7-1　性の概念と意義

　性をどのような視点から扱うべきかについて，現在もコンセンサスがない。性は非常に重要な問題でありながら，人間の歴史において十分に研究がなされてきたとはいいがたい。いまもなお，性は秘密のベールに包まれているといえる。そのために，いろいろな考え方が錯綜して存在している。

　性をどのような視点で取り扱うかについて，さまざまな立場と見方があり，そのことで混乱がみられる。医学は性を生理学的な視点から扱うことが多い。すなわち，医学は人間の生殖器の解剖学的構造とその機能について説明してくれる。また，性をつかさどる内分泌，神経系の働きを通じて，性の生物学的側面について教えてくれる。また世間では，性を男女の技術的な問題として捉えようとしている。いわく異性と交際するためにはどうしたらよいのか，異性を喜ばせるにはどうすればよいのか，など。このような視点もそれなりに重要なことではあろう。しかし，このように性が多面的なアプローチを許すということは，性が人間にとって非常に多義的な意味をもっていることを示している。

　しかし，上述したこのような視点にも増して重要なことは，性を人間存在全体の中に適切に位置づけて理解することである。性を人間性の必須部分としてトータルに捉え，理論的に統合しようと苦心したのはフロイトである。フロイトはノイローゼの治療の経験から，その理論の枠組みの中心に性を置いた。フロイトは性(sexuality)とセックス(sex)とを区別している。これはよく混同されることであるが，sexuality（性，性欲）という言葉には，性器的なものを意味するだけではなく，もっと広い概念を意味している。すなわち，人間の欲望と他者との関係全体を意味している言葉としてフロイトは使用している。それに反してセックスとは，男女の性器の結合という狭い意味に限定されて使用される。そして，エリクソンはそのフロイトの方向をさらに広げて，性を家族や社会とのかかわり方の視点から捉えようとした。これについては5章を参照してほしい。

7-2 性の発達

　フロイトやエリクソンの精神分析的発達論のところですでに述べたように，精神分析は性の発達を思春期以後として考えるのではなくて，赤ちゃんが誕生してすぐに生じる出来事として捉えている。すなわち，それまでの考え方では，性の目覚めを思春期以後のこととして捉えていた。しかし，フロイトは思春期のはるかに以前，幼児に性欲があるとして，それを問題とした。これはすでに述べたように，ノイローゼの患者を心理治療すると，幼児期にまでさかのぼる性関係が重要な役割を果たすことに気づいたからである。すなわち，思春期になって急に性欲が現れてくるのではなく，乳幼児期からすでに準備されているのである。むしろ，この乳幼児期の育てられ方が，成人になってからの性生活を規定してしまうほどの力をもっていることを指摘したのである。このフロイトの指摘は，その後エリクソンなどの研究を通して，より広い対人関係，社会関係の中で論じられることになった。つまり，結婚相手として異性を選ぶのも，その相手はなぜか母親や父親のおもかげを感じさせる相手を選ぶことが多い。それゆえに，性愛の相手としては，異性の親に似た人を選択することが生じやすい。その問題については，エリクソンの基本的家族の問題として，すでに述べたことである。

　さて，性の個別的問題に入る前に，性の発達に関する概略を捉えておきたい。小学校の高学年になるとホルモンの分泌活動が活発になり，男女の身体に異変が生じてくる。それまでは男女の体つきは目に見える部分はほとんど同じで

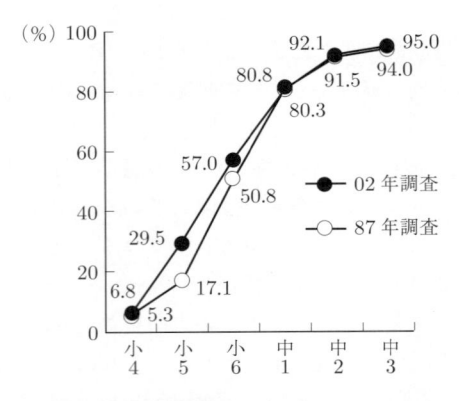

図7-1　初潮現象の累積発現率(東京都幼稚園・小・中・高・心障性教育研究会，2003)

7-3 性をめぐる問題行動   143

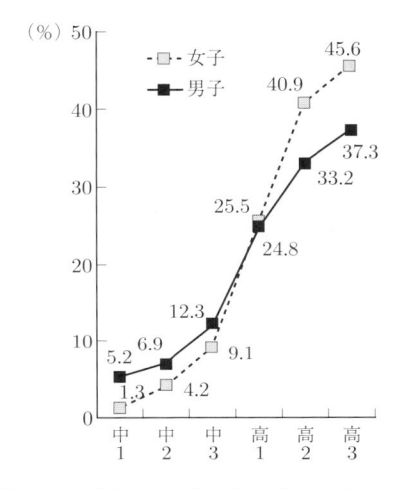

図 7-2　性交の累積経験率（東京都幼稚園・小・中・高・心障性教育研究会，2003）

あったものの，それが目立って異なってくる。男性では声変わりが始まり，女性では乳房の発達や月経が始まる。図 7-1 は 1987 年と 2002 年度の初潮の発現率を示している。小学 4 年生頃から始まり 6 年生で半数を超え，中学 2 年で 90％を超える。この間ほぼ 5 年の間のできごとである。図 7-2 は 2002 年度の中学 1 年から高校 3 年までの男女の性交経験率を示している。これによると，高校 1 年から女性のほうが多くなり，3 年では半数近くになっている。

7-3　性をめぐる問題行動

　このような身体的成熟に伴って，青年は性衝動を感じることになり，それによって行動面で著しい影響を受ける。性衝動に駆り立てられた存在として，衝動をどのようにコントロールしていけばよいのかが大きな問題となってくる。多くの場合，精神的な成熟よりも，性的成熟の方が先行する。このために性的な成熟と精神的な成熟とがなかなか相応せず，ずれが生じてくる。そのために衝動に振り回されたり，逆に精神的に抑制が強すぎて自由な性の活動が発揮されないことさえも見られる。ここでは性行動における諸問題について，いくつかの事例を通して考えてみよう。

【性の拒否 —— 思春期やせ症】

　性の目覚めとともに，性へより積極的に近づこうとする人と，それとは逆に性を嫌悪し，性的な存在であることを拒否しようとする人が生じてくる。前者は年齢よりもよりおとなびた身なりや態度を無理にとろうとするし，後者はより幼い服装を身につけたり，幼稚な行動をしたりするであろう。いずれにしても，性に対して適切な関係をとることができないことを意味している。

　ある女子中学生（1年生）は夏休みころより食欲がなくなり，体重がどんどん減ってきた。50 kg近くあった体重も，35 kgまで落ちてきた。飲まない食べないような状況が続くので，母親が「食べなさい」というとプイッと横を向いて，自室にこもったり，怒って物を投げつけたりする。医者にも行こうとはしなかったが，あまりにも痩せてきたので，母親が無理やり病院につれてきた。諸検査の結果，身体的にとくに障害が見られず，主に心理的要因が大きいと判断されたために，心理臨床家のもとにリファーされてきた。彼女は目の大きい，整った顔立ちの少女ではあったが，やせ細って，まさに骨と皮ばかりであった。しかし，やせていることを恥じたり，苦痛を感じたりするようすは見られなかった。

　生育史を聞いてみると，小学校のころは成績は万能で，多くの先生からかわいがられていた。小学5年生の秋に初潮があった。まもなく月経を非常に嫌がり，隠すようになった。やせが始まるとともに月経もなくなってしまった。また，小学校のときから乳房が大きく，そのことで男子からからかわれ，非常にショックを受けた。6年生のころから，母親ともいっさい風呂に入らないし，母親の目の前で着替えすることもしなくなった。

　これらのエピソードは，この少女が女性らしい身体をもつことが誇りで，喜ぶべきことではなく，非常に嫌悪すべきこととして経験されていることを示している。彼女は女性らしく装うことにも非常に抵抗を感じていた。髪は短く，ボーイッシュであった。このころに作ったコラージュ作品も，少女らしい華やかさがなく，全体に暗い色のものが多かった。その理由を聞いてみると，昔から黒とグリーンが好きで，ピンクや黄色のような明るい色は嫌がった。小学校へ行く前から，スカートもはかない。ブラウスにフリルがあると絶対着ようとはせず，キュロット・スカートやズボンばかりを身につけていた。たまに母親がかわいいスカートを買ってきても，はこうとはしなかった。また昔から，ままごと，人形遊びのような女子の遊びはいっさいせず，ボール投げ，鉄棒のような男子がするような遊びを好んでいた。面接時にも，ときどき自分のことを

7-3 性をめぐる問題行動

「ぼく」と呼んでいた。

　このようなエピソードから，彼女は女性らしく生きることを思春期になって初めて嫌がっていたわけではなく，すでに幼児期から拒否してきたことがわかるであろう。このような傾向は，彼女の幼稚園時代に父親の浮気がきっかけになって，両親が離婚したことが大きな影響を与えたようである。以後，彼女は父親とは会っていない。この家庭にあっては，性は好ましいものではなかったのであろう。このような状況においては，彼女が思春期になって，性を意識し始めたとき，性を嫌悪するようになっても不思議はない。食べないことは，女性らしいふっくらとした身体にならない努力であり，また，成熟を止めようとする試みでもある。食事をとらなければ，体も成熟しないし，それだけおとなに近づくのを遅らせることが可能とでも考えているようである。もし，このような少女を援助するには，女性として生きることが，それほど不安と恐怖をもたらすものではないことを理解させることである。女性らしい生き方を受け入れることができるためには，家庭の雰囲気が重要な役割を果たすので，母親自身も女性としてどのように生きていくのかを考える努力が必要となってくる。

【性的非行】

　思春期は子どもとおとなの過渡的な途上にある。その段階での成長発達には非常に個人差がある。ある子どもは，早くおとなになりたいと考える。別の子どもは，おとなになりたくない，そのまま子どものままにとどまりたいと願う。これに従って，性に対する態度も極端な形で表れがちである。上述の思春期やせ症のような場合には，性的拒否を引き起こしがちであるが，一方，性に対して過度に接近しがちな傾向が生じる場合もある。後者の場合，服装も派手で，おとなびた態度をしていることが多い。彼らは一見すると性への興味に動かされて行動しているように見える。しかし，彼らの話をよく聞いてみると，性への関心よりも，むしろ安心できる場所と，心を開くことのできる相手を求めていることが多い。彼らは家庭や社会で安心感を得ることができず，いつも疎外感を感じている。そういう孤独感を癒すためのてっとりばやい手段として性関係を利用しているのである。自分の孤独感を癒すために肉体を提供すると，一時的に孤独を癒すことができる。しかし，本当は異性を求めてはいないので，真の満足にはつながらない。彼らは多くの場合，よく注意して観察すると，異性愛を求めているというよりも，もっと幼児的な甘え，母性愛を求めていることに気づかされることがたびたびある。異性へと愛と，親への甘えの欲求とを混同していることが非常にしばしば見られる。もっともこの二つは，分離する

のが困難ではあるが。

　家庭で親からの愛情を得ることができない場合，性を媒介にすると一時的にでも他人から愛情を得られるような錯覚をおこす。性的関係の非常に荒れていたある女子大生は，性行為によって少しも喜びを感じることはない，と語っていた。彼女は性行為をまるで握手でもするかのように，簡単に済ませてしまうのであるが，本質的な意味で自己の中にセックスを受け入れてはいない。彼女は自分は不感症であることを告白した。いくら性関係をもったとしても，いつも心の中では"むなしさ"しか残らなかった。満足感がまったくないのであった。その満足を得ようとして，ますます異性と関係をもつのであるが，同じ結果になるだけであった。彼女は性を好ましいものとして感じるよりも，むしろ，自分の肉体に接近してくる男性には，軽蔑と怨念を感じていた。しかし，肉体を提供しないことには，自分に振り向いてくれる人は誰もいないので，仕方なくそうしているのだと述べていた。彼女が真に求めていたのは，父母のやさしさなのであったが，それを得ることは家庭では不可能であった。しかし，カウンセラーが両親とも話し合いを続けることによって家庭で愛情が得られるようになると，このような"性的な逸脱行動"がなくなっていった。逆にむしろ異性と話をすることすら嫌がるようになった。

【幼児わいせつ・同性愛】

　幼児わいせつとは，幼児へのいたずら行為をすることをいう。これは本来，犯罪行為になる。しかし，これらの犯罪行為の背景に心の中でどのようなことが生じているのかについても目を向ける必要がある。彼らは成熟した女性に接近したいのであるが，それが果たせない場合，その代償として幼児へのいたずらをすることによって性的満足を得る。精神的に未成熟な男性にとって，成熟した女性に接近したいという欲望はありながら，その一方で近づくことは，非常に不安を呼び起こす。女性に圧倒され，自分を見失う恐ろしさを感じるからである。しかし，子どもが相手であれば，自分は相手から圧倒されることがないので安心できる。

　ふつう青年期の男性は，このような幼児への関心はあったとしても一過性に終わる。それゆえ，男性が精神的に成長し，自分の男性性に自信がつき，おとなの女性とつき合うことができるようになれば，幼児への性的関心は失われることが多い。しかし，なかなかそのような成長ができず，ずっと幼児へ関心が固着している場合がある。これは時々，世間を騒がす事件として表面化することになる。このような人は，おとなの愛を受け入れる精神的成熟がなにかの要

因で妨害されていることが多い。フロイトはこのような発達途上のある時期に精神的に停止することを固着(fixation)と呼んでいる。それゆえに，心理療法の目的はこのような固着から自由になり，より精神的に成熟するように援助することである。

同性愛についても，同じように異性へ接近する前の段階にあると考えられるであろう。小学校や中学校では，同性の友人と過ごしていることが多い。これらは心理的には同性愛的段階と考えてよいであろう。しかし，異性とつき合いが始まる前に，このような同性の友人と深い人間づきあいをしておくことは重要である。同性の友人が1人もいないから，その代わりに異性の友人をもつということは，精神的にかなり危険な事態になることが多い。

【下着への関心――フェティシズム】

青年期にある男性はさまざまな形で異性に近づきたいという欲求をもっている。しかし一方，異性に近づくことの不安をも感じている。そのために，自分自身が脅かされないで，しかも異性に接近したいと願っている。このようなときにとる一つの方法は，上述したように，成熟した異性ではなく，幼児を相手にすることである。別の方法は，直接異性と接触することなく，しかも，異性に接触したのと同等の喜びを感じる方法として，異性の持ち物，とくに衣類，とりわけ下着類に関心を示すことがある。このような直接相手との接触を避けて，その人の持ち物へ関心が集中する場合をフェティシズム(fetishism)と呼んでいる。これは青年期にある男性にばかり見られる現象ではなく，もっとより一般にも見られる現象である。例えば，母親の匂いのする毛布を片時も離さない子どもは，母親の毛布に対するフェティシズムである。この毛布は子どもにとって，母親代わりなのである。それにくるまれていると安心なのである。この程度があまりひどくない例としては，恋人からもらった手紙やハンカチを恋人の身代わりとして大事にする。このような場合，手紙やハンカチよりも恋人そのものの方がよいに決まっている。しかし，なかには物体にしか性欲を感じることができない人もいる。このような場合，恋人自身よりもそのハンカチなどの物体の方に，より恋人の存在を感じるのである。

【近親姦】

近親姦とは，自分の父母やきょうだいと性的な関係をもつことである。このような人は病院などに相談にくることはまれである。しかし，匿名性をもつ電話相談などでは非常に頻繁にみられる。

相談の多くは，10代の若い男性からの電話である。典型的なストーリーは，

「オナニーをしているところを母親に発見されたことがきっかけになって，母親に誘惑され，性的な関係をもつようになる。自分としては非常に罪悪感を感じ，止めたいが，母親に誘惑されると断ることができず，ずるずる関係を続けてしまう，どのようにしたらいいのか」という内容である。これとは逆に父親と性的な関係に陥っていると訴える女性もある。

このような電話相談で話される近親姦の事例は，本当かどうかを確かめることはできない。作話である場合もかなりあるであろう。しかし，作話であろうと事実であろうと，少なくとも近親姦のファンタジーが青年の気持ちに大きな役割を与えていることは事実である。近親姦のファンタジーをフロイトはエディプス・コンプレックス(Oedipus complex)として理論化したことは，すでに述べたとおりである(5-4節参照)。これは多くの人の場合，異性愛へと移行する前には，まずその過渡期として，近親姦的な時期を経過する，というのがその趣旨である。

このような近親姦に陥る場合，あるいは，そのファンタジーを生きている人の場合，青年の関心が異性へと移行することがなんらかの形で妨げられていると考えることができるであろう。例えば，母子姦の場合，母親の性的な相手である父親の存在が非常に希薄であったり，離婚，死別などによって存在感がまったくなかったりする。いずれにしても，その人は母子が密着した非常に狭い世界で生きている。出会う相手は父や母だけであり，それ以外の世界は彼らには開かれていない。だから他人である異性とほとんど出会うこともない。このような近親姦から脱却するためには，狭い世界の中でしか生きられない青年を，より広い世界へと連れ出す必要がある。これは単に別の異性を連れてきて，その人と会わせるだけでは十分ではない。生き方そのものが，より広い世界の中で生きることができるようにならなければならないのである。

【禁欲主義】

このように異性とつき合うのが非常に困難であるため，いっそのこと異性といっさい接触を断とうと決心することがある。この生き方は禁欲主義(asceticism)と呼ばれる。とくに宗教では，修行の一つとして，厳格な禁欲を課していることが少なくない。青年にとって性衝動とたたかうことは，自我を鍛えることに結びついている。それゆえに，禁欲は修行の一つとしての意味をもちうる。衝動と内面的にたたかうことによって，自我が鍛えられ，精神が清められる。しかし，禁欲主義もまた，別の問題が生じてくる。

ある大学生は宗教に興味をもち，ある団体に入った。その教団は非常に強い

禁欲を要求した。そこで彼は週刊誌もいっさい読まないほど性から離れた生活をしようとしていた。教団の教えに忠実に従うために，「恋人は作らないように，心にはシャッターを下ろしている」ような状態であった。しかし，そのような状態で生活をしていると，顔面の痙攣(チック症状)が発症したために，カウンセラーのもとを訪れた。そこで夢分析が開始された。教義では夢の中でも，セックスの対象として女性を見るのは禁止されていた。それまでは女性には興味がなく，単に伝道活動の対象としてしか見ていなかった。しかし，近ごろでは，女性を意識しはじめ，道を歩いていてもすぐ視線が女性にいってしまう。そのことでも非常に罪悪感を感じていた。

しかし，彼は夢の中で，毎日のように「女性を犯す夢」を見ていた。「相手の女性は誰かわからないが，本当にめちゃくちゃしている」ような夢であった。彼は覚醒生活で性を抑圧しようとすればするほど，夢の中では衝動に苦しめられていた。このような場合，夢の中に登場する女性も人格をもっていない。性的衝動に振り回されているような時期において，男性でも女性でも，異性を人格をもった存在として見る余裕がないといえるであろう。異性の匂いを少し感じただけで，もう抑えきれず衝動的に行動する危険性がある。この夢でも相手の姿がまったく登場していない。異性が人格をもった1人の人間として見えてくるには，精神的成熟が必要なのである。

7-4 結婚をめぐる諸問題

青年期も終わりになってくると，いよいよ結婚が現実に迫ってくる。2006年の人口動態統計によると，1970年代から平均初婚年齢が上昇の一途を辿っている。1970年代では夫27.0歳，妻24.7歳であったが，2006年では夫30.0歳，妻28.2歳に上昇している。この30年間でおよそ3年も遅くなっている(図7-3)。また，平均夫妻年齢差において男女差が減少しつつある。1960年代では2〜3歳年齢差であったが，最近のカップルでは2006年では1.8歳しか違わない。男女が対等という意識になってきている。

最近の結婚をめぐる問題としては，晩婚化，すなわち平均初婚年齢が増加し，未婚率が増え，その結果，子どもの数が減っている。

とくに，未婚率は1970年代(18%)から急に増え始め，2000年には30〜34歳代の男性は42.9%，女性は25〜29歳では54.0%を越えている。しかし，50歳時点で一度も結婚したことのない人，すなわち生涯未婚率の人は2000年度に

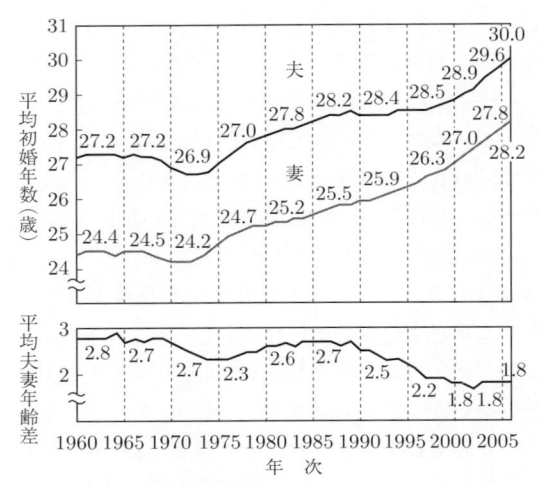

図 7-3　平均初婚年齢と夫妻年齢差の推移(厚生労働省「人口動態統計」より)

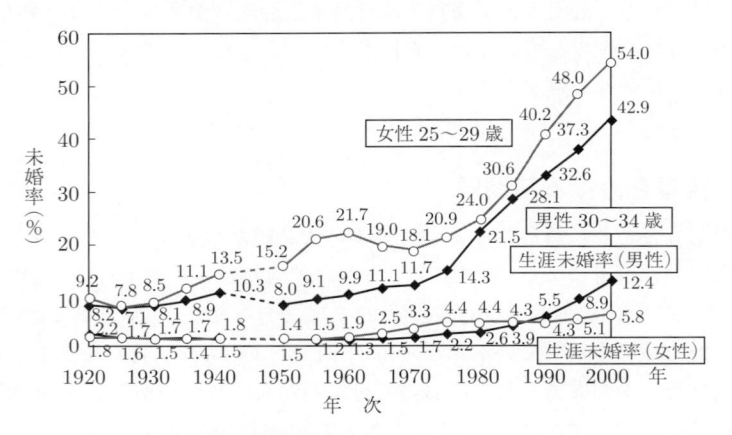

図 7-4　年齢別にみた未婚率の推移(総務省統計局「国勢調査」より)

おいてもそれほど多いとは言えない(男 12.4%,女 5.8%,図 7-4)。たしかに一般的には結婚に対して以前ほどの,せっぱつまった,追いつめられた感じは少なくなっているものの,やはり深刻な悩みを抱えていることには変わりはない。

最近では就職活動と並んで、結婚活動(婚活)という現象としてあらわれている。

事例1　結婚を前にした不安と焦り

　25歳の女性が相談にやってきた。結婚のことで相談したいという。彼女のいい分によると、「家の中がぐちゃぐちゃで困っている。実母は小学生のときに病死。以後、父と母方の祖母の折り合いが悪い。私はその間の調停役を果たしている。私が結婚でもしてこの家を出てしまえば、この家はいったいどうなるのだろう。こんな中ではとても私の結婚のことを考えられない。夜になると泣いている。一体どうしたらよいのか。私は自分の将来よりも、家の将来の方が大事。家の中が一段落しないと、とても結婚には目が向かない。それはいつのことやら。」

　彼女は自分の境遇を呪うように訴えた。このような訴えは非常によく見られる。残すことになる家族が気になって、自分の結婚ができないという点で共通している。家族の犠牲になって、一生結婚できなかったとうらんでいる人もいる。たしかに、さまざまな家庭の事情で、自分のことを考えられなかった人もいるであろう。この人の場合もまことに親孝行な娘で、家のためによく尽くしているのだと思う。しかし、反面では自分の精神的成熟に向かう不安を、このような理由で引き延ばしているとも考えられる。そこでカウンセラーは、「あなたは家のことなんか、まったくかまうことはない。エゴイズムかもしれないが、自分の幸せだけを考えなさい」と忠告した。これは彼女には非常に意外なアドバイスであったらしい。

　その後、しばらくしてから彼女から手紙が届けられた。

　「先日は相談にのっていただき、ありがとうございました。そのときはどうしてよいのかわからずにいました。先生に『あなたは自分の幸せを考えなさい』とアドバイスしていただき、気持ちが軽くなりました。いま考えますと、私が悩んでもどうなるということでもないのに、あれこれ考え、自分の幸せを後回しにしていた自分はバカだったと思います。祖母も父も家を出てもいいといってくれています。今のところは何とかうまくいっています。これからどうなるのかわかりませんが、親のために自分が不幸になるのは絶対にイヤです。先生に相談してよかったと思います。自分にとって何がいちばん大切なのかを忘れていましたから。ありがとうございました。」

　このように、いざ結婚という事態になって初めて、親から精神的にも経済的にも自立しなければならないということを急に気づく。これは当人にとって非常に不安なことなので、なんとか自立しなくても済むように、いろいろな口実を設けることが多い。ここにあげた事例もその一つである。じつは、親の方はいっこうに結婚しない娘を前にして、困っていることが多いのである。

事例2　頻回見合い

　エリート大学を卒業した24歳の女性が5回も見合いをしたが相手が決まらない。どうしてなのか、ということで相談に来た。もっともこの見合い5回というのは、

そう多い方ではない。彼女は見合いするたびに「どこかにもっといい男性がいるのではないか。もっと自分をリードし，引っ張ってくれる男性が欲しい」と思って，見合いするたびにガッカリしてしまうのであった。彼女はこれまで自分が欲しいと思ったものはすべて手に入れてきたので，「まさか私が結婚問題につまづくとは思ってもみなかった」のである。

　このような頻回見合いのケースも，一種の自我同一性の拡散といえるであろう。結婚相手が決まらないというのも，結局のところ，自分自身がいったいどのような存在であり，何を欲し，どのような生活を送るのか，何をしなければならないのかが決まらないためである。自分自身が決まらないことには，その伴侶も決まらないのである。もっとも，これはどちらが先とはいえないが。また，一生結婚しないという自我同一性の確立もあり得る。彼女はエリート大学を卒業しているが，これは何も考えずに大学を受けたら，合格して入ってしまったのであった。すなわち，エリート大学卒という肩書きも，自分のアイデンティティを確立することにはつながっておらず，むしろ高い学歴がかえって結婚対象を狭くすることにしかなっていなかった。

　さて，そこでカウンセラーは初回面接において，彼女に夢を尋ねてみた。すると，次のような夢を語ってくれた。

夢1.

　「見合いした彼の家に行く。彼の父母，親戚が大勢出てくる。そこに知恵遅れのような人が出てくる。それを見て父が『こんな人が親戚にいるのなら，断わらなければいけない』という。それで私が断わる。それで見合いした彼が淋しがる。」

　この夢は見合いした直後に見たものである。見合いした彼と結婚しようかどうか迷っていたら，このような夢を見た。この夢は，結婚に直面した女性の心の動揺を非常によく示している。この夢の特徴をいくつか挙げてみよう。

　まず，相手の親戚や，こちらの父母など大勢の人が登場し，彼と私の1対1の出会いではないことである。これは見合い結婚の特徴でもあるが，これは自分自身の欲求ではなく，集団の意志が優先しているのである。自分の意見がなく，父親の意見に従って行動している。しかし，まったく親のいいなりになるならば，その場合にはそれでことが過ぎていくであろう。しかし，彼女の場合，自分で結婚相手を見つけるほどの自立性もなく，かといって親のいいなりになるには教養を積みすぎている。どっちつかずなのである。しかし，夢の中では，彼の方が少しこちらに愛情を感じている。すなわち，見合い結婚でありながら，少し恋愛感情も芽生えつつあることを示している。

　また，「知恵遅れの男性」のイメージは，彼女の学歴の高さのために，一般の男性

7-4 結婚をめぐる諸問題

はすべて知恵遅れと考える，彼女自身のやや尊大な側面が表現されていると解釈することもできる．あるいは，「傷のない完璧な結婚」を意識しすぎているのかもしれない．結婚するときは，誰しも何も問題点もない理想的な相手や家族としようと思うものである．しかし，そのような傷のない人物や家庭は存在しない．相手との経済，学歴，家柄などでは必ず差が生じる．また大勢の親戚には問題ある人もいるであろう．このようなことを考えると，結婚はいつも何か欠点があるのである．そのような傷を知ることによって，結婚を取り止める人もいるだろう．あるいは自分の家庭や自分の能力や身体的ハンディを理由に，結婚をあきらめている人もいるかもしれない．しかし，結婚するには，これらの傷を乗り越える気持ちがないと，永遠に結婚はできない．この夢でも，この結婚には傷があることを示している．「親戚に知恵遅れがいても，結婚する気があるのかどうか」，この夢は回答を求めているともいえる．

「誰からも反対されることのない，祝福された結婚」のファンタジーもかなり強いものがある．みんなから祝福されて結婚したいと誰しも願う．しかし，現実にはそのような「誰もが賛成する結婚」というものはないといっても過言ではない．もちろん「誰からも反対される結婚」がいいわけではない．しかし，結婚する際には，身内の中に誰か反対者がいるものである．どう考えてもすばらしい2人としかいいようのない場合でも，周囲はいろいろいうのが常である．相手の背が低すぎる，顔がまずい，服装のセンスが悪いなど，いい出せばきりがない．これらは結婚に反対しているのではなくて，むしろそのような障害や傷を乗り越えて，それでも2人は愛を持ち続けることができるかどうかを試しているといえる．それゆえに，「反対者のない結婚は成立しない」ということもいえそうである．どうでもいい，誰でもいい，早く結婚さえしてくれればいい，と感じている2人の場合は，反対する者は出てこない．結婚したいと親に打ち明け，親が賛成してくれたことがきっかけになってうつ状態になった女性もいる．内心反対してほしかったのである．身内が反対してくれなければ，すべて自分で相手のネガティブな側面（学歴，経済力など）を吟味し，悩まなければならないからである．反対者のない結婚の場合は，すべて自分たちで責任をとらなければならない．

この夢はまた，男性の側からも見ることができるであろう．この〈夢1〉は父親が相手の男性を手厳しく評価していることを示している．彼女が男性と出会う前に，父親が前面にでしゃばって来ている．男性が女性に交際や結婚を申し込むときに出会う相手は，彼女自身ではなくて，相手の父親である．彼女の家に電話したら，彼女の父親が出て，恐縮した経験があろう．男性側からするならば，もし，女性と交際し，結婚しようとするならば，彼女の心の中に存在する父親イメージと闘い，それを乗り越え突破しなければならないことである．これは未熟な男性にとっては，かなり負担になることである．

この女性が次回に見た夢である．

夢2.

「私の母親と彼のことについて話をしている。母『彼のお母さんは昔，赤痢菌をもっていたからダメだわ』という。私が『今ごろ何をいうの。私はもう決めたのに。どうすんの！』と怒る。」

「前回の夢を見た後，もう断わるつもりだった。しかし，彼と会うといい出せなかった。彼の方からはプロポーズされている。しかし，私は迷っている」と彼女は語っていた。

この夢は最初の夢よりもっと踏み込んだ内容となっている。〈夢1〉が父親と彼との相克というテーマであったが，この夢は逆に母親と姑（しゅうとめ）の関係が問題になっている。彼の母親，すなわち姑となるべき人は，恐しい伝染病をもっている。これは将来の嫁と姑の葛藤を暗示している。結婚するには，このような姑との付き合いもしなければならないのである。これらの夢は，結婚というものは，単に2人だけの問題だけではないことを明瞭に語っている。覚醒状態では，結婚を迷っていたが，しかし，彼女は夢の中では，すでにもう結婚を決めていることも印象的である。結婚するには，このようなネガティブな材料を踏み越えていけるだけの，意志と愛情をもつことが非常に大事である。自分の人生を決める覚悟，これがないと先には進めないのである。彼女はこれ以後，結婚する意志を固めた。

7-5　性をめぐる問題のまとめ

自分とはまったく性質の異なる人格と一体になることは，非常に危険なことである。いつも自分を失う可能性があるからである。そのために，食物を拒絶して性的に成熟しないようにしたり，おとなではない子どもをに関心を向けたり，相手と直接出会わないようにその代理物（下着など）を利用したり，欲望自体を抑圧したりするなど，さまざまな形で自分を防衛しようとする。

エリクソンは，青年期からおとなになるための発達課題を「親密さ」の獲得と呼んだ（5-4節参照）。これは精神的，肉体的に異性と一体になる能力を意味している。結婚式をあげても，精神的・肉体的に結ばれることのない夫婦もいる。性的に一体として結びつくのは，それほど簡単なことではない。このために必要な能力を，エリクソンは「自己放棄の能力」をあげている。つまり「他者の中で自分を失い，発見する」能力である。二つのものが一体になるには，自分を放棄することができなければならない。しかし，自分を放棄することは，一時的にしろ自分を見失い，自分のアイデンティティ（自我同一性）を喪失することにつながる。事実，恋愛関係において，自分を見失い，破滅していく男女も多く見られる。時には犯罪行為となって人生を台無しにしてしまう危険があ

る。そうならないためには、それまでの段階である程度の自我同一性を獲得しておかなければならない。つまり、男女が一体になることができるためには、ある程度の自己確立がなされていなければならないのである。そうでなければ、異性と出会って自分自身がなくなり、混乱状態に陥ってしまうであろう。自己確立ができた者だけが、自分を見失うことなく喜んで一時的に自己放棄することができるのである。「本当の2人になるための条件は、1人1人が、まず自分自身にならなければならない」とエリクソンが述べている。夢で現れているように、相手と結婚という形でも結びつくためには親の意志から自由になり、1人の自立した個人になることができなければならないのである。異性と良い関係で付き合いをすることは、自分自身がより成熟し、自由になるために必要なことなのである。そして、人格の成熟度合いに応じてしか、それにふさわしい異性と出会うことができないのである。

Column 8

エイズ・カウンセリング

エイズ（AIDS：Acquired Immune Deficiency Syndrome の略、後天性免疫不全症候群）とはヒト免疫不全ウイルス（HIV）の感染による免疫系の働きがそこなわれる病気である。1981年アメリカ合衆国で、世界ではじめて新しい病気として、エイズと思われる症例が報告された。その後、世界各地に広まっている。

HIV に感染してもまだ症状の出ない無症候性キャリアと呼ばれる段階から、免疫不全状態（AIDS）になる段階まであり、また、その経過が長いことが特徴である。図は日本での HIV 感染者数と AIDS 患者の図である。1985年以来、増加の一途をたどっており防ぐことが困難であることを示している。

この疾患は、ウィルスによる感染症であり、医学的治療が最優先される。最近では、さいわい薬物治療が進歩してきている。しかし、今なお完全に治癒することはむずかしい。それ故に、がん治療と同じように困難な病気を抱える患者に対する心理的援助が必要である。すなわち、彼らの苦しみを理解し、希望を与え、よりよい生き方を一緒に考えるという援助である。この病気はがんと違って、社会的偏見にさらされやすい。医学情報の管理などの問題も重要である。患者との信頼関係が他の場合よりもはるかに重要な意味を持つ。

この病気は多くは対人接触を、とりわけ性的接触行為を通じて感染が拡大する。予防のためには、性的接触の在り方を扱う必要になる。人から移されない、また、人に移さないような性行動について注意を喚起したり、抑制ある行動を守

るように援助しなければならない。また，社会から孤立しがちな患者の不安を共有し，自暴自棄に陥らないような支えも重要である。

　この病気はとりわけ非常に長期にわたる対応が必要である。患者も援助者も長期戦を覚悟で戦わなければならない。

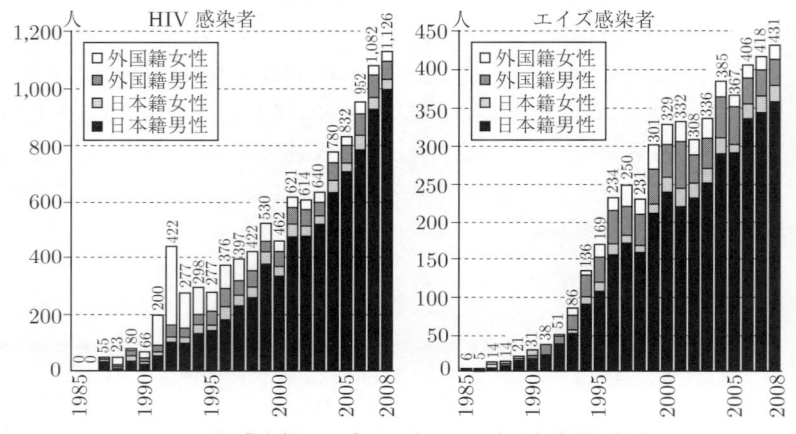

HIV感染者およびエイズ(AIDS)患者報告数の推移

(注) 各年の報告数。HIV感染者とは感染症法に基づく後天性免疫不全症候群発生届けにより無症候性キャリアあるいはその他として報告されたもの。AIDS患者とは初回報告時にAIDSと診断されたものであり，既にHIV感染者として報告されている症例がAIDSを発症する等病状に変化を生じた場合は法定報告から除かれている。HIV感染者数は検査を受けて初めて判明する場合が多いので実際の感染者数は報告以上に多く，AIDS患者は特定の症状を有することが多く医療機関を受診するので報告数は実際数に近いと考えられる。なお，凝固因子製剤による感染はこの報告の対象外とされている。

(資料) 厚生労働省エイズ動向委員会「エイズ発生動向報告」

心理療法 8

8-1　心理療法の立場

　心理療法的なことは，第1章でも見たように原始の時代から行われていた。しかし，現代的な意味での心理療法（psychotherapy）につながるものは，多くの催眠術師たちによる治療，そしてフロイトの精神分析療法を始まりと考えてよいだろう。

　それ以降，発展させる形であったり，修正する形であったり，また独自な方法を考えるという形で，次のような心理療法理論が生まれた。

　精神分析療法，来談者中心療法，論理療法，ゲシュタルト療法，催眠療法，森田療法，遊戯療法，箱庭療法，芸術療法，行動療法，家族療法などがある。以下，簡単に説明しよう。

(1)　精神分析療法（psychoanalysis）

　精神分析については，1-2節，5章においてすでに触れたが，19世紀の末にフロイトが創始した治療法・学問である。次節でも述べるように，フロイトの流れをくむもの，ユングの流れをくむものなどがあり，フロイトは自由連想法を基本的な方法論とし，ユングは夢分析を基本方法としている。フロイトの流れは，さらに自我心理学派，対人関係学派，クライン学派，対象関係学派などに分かれて，現在にいたっている。

(2)　来談者中心療法（client-centered therapy）

　ロジャーズ（Rogers, C.R.）によるものであり，1940年ころに，来談者中心療法の基本的観点となる次の4点を発表した。① クライエント（来談者）の成長・健康・適応へ向かう欲求に絶大の信頼をおくこと。② クライエントの知的側面より感情的側面を重視すること。③ クライエントの過去より直接の現在の状況を重視すること。④ 治療関係そのものが成長経験であること。

　最初，この立場を非指示的療法（non-directive therapy）と呼んだ。しかし，「感情の反射」などの非指示的技術を強調しすぎ，否定的な"non"が狭い意味に取られやすいことを反省して，1951年にクライエント中心療法という名称が生まれた。

1957年に発表された「人格変化の必要十分条件」でロジャーズの理論は頂点に達したといわれる。この論文の中で，六つの条件を提示した。

① 2人の人が接触をもっており，② われわれがクライエントと呼ぶその1人の人間は心理的に傷つきやすく，不安定な状態にあり，③ 他方の治療者と呼ばれる人は，2人の関係の中では安定し，統合されており，ありのままの自分でいられる。④ この治療者はクライエントに対して，無条件の積極肯定的な関心を経験しており，⑤ かつ，クライエントの心の内面の見方，感じ方の枠を共感的に理解している。⑥ クライエントは，条件の④，⑤を少なくとも最小限度認知している。

1970年代以降，ロジャーズ自身は，エンカウンター・グループの研究と実践に取り組んだ。

(3) 論理療法 (rational-emotive therapy)

エリス (Albert Ellis) が，1954年ころ創始したものであり，神経症的行動の前提になっている非論理的な文章記述を，説得して修正させようとする心理療法である。エリスは精神分析学者として出発したが，時間がかかり過ぎること，洞察してもなかなか治癒に結びつかないことなどから，精神分析から離れ，行動療法の消去からもヒントを得て，論理療法に到達した。

自分の内部で発している言葉 (文章記述) が，神経症的行動，行動障害の原因である。この文章記述を修正すれば感情まで変容するので，問題となる行動障害の背景になっている感情レヴェルにおける修正が行われることになり，結果，治癒に結びつく。いわゆる，感情の病理とは，論理療法の立場からいえば，非論理的な文章記述のことである。この非論理的な文章記述を説得により，論理的な文章記述に修正するというのが，基本的な考え方である。

(4) ゲシュタルト療法 (Gestalt therapy)

パールズ (Frederic S.Perls) によって創始された実存主義的な心理療法の一つである。この治療法の中では，「今，ここ」を大切にし，一瞬一瞬の自己に気づくこと (self-awareness)，自発的な感じ (spontaneous feeling) を引き出そうとする。リベラ (Libela, J.M., 1977) から，具体的な治療状況の一部を引用しよう。

  メリー　　　：今何を言ったらいいのかわからない。
  セラピスト　：今，目をそらしているんですね。(メリー，クスクス笑う) そして，今，手で顔を隠しているんですね。
  メリー　　　：私をとても恥ずかしく感じさせるのです。

8-1 心理療法の立場

> セラピスト： そして今，両手で顔を隠しているんですね。
> メリー　　： やめて，もう耐えられない……
> セラピスト： 今，何を感じていますか？
> メリー　　： とても恥ずかしいんです……私を見つめないでください。
> セラピスト： その恥ずかしさを，味わってください。
> メリー　　： 私は，今までその恥ずかしさばっかり味わってきたのです。何をしていても恥ずかしいのです。私には，生きる権利がないように……

　この症例に現れているように，ゲシュタルト療法の目的は，今感じていることを意識させ，そしてその感情を直接に現すことができるように援助することである。

　またドリームワークという一つの技法があるが，これは夢の断片をみた本人が演じ，治療者の助けでドリームワークが進められると，本人は夢のメッセージを経験的に知ることができるというものである。この背景理論として「夢は実存のメッセージであり，夢の断片は，その人の疎外された自己の部分である」という夢についての考え方がある。

(5) 催眠療法(hypnotherapy)

　催眠術・催眠療法の歴史は 1-2 節で少し詳しく触れたが，催眠の原形的なものは，すでに 1-1 節で述べた原始医学の中に見られた。

　ひと口に催眠療法といっても，その中身は幅広く，行動療法的なもの(症状移動，症状除去，脱感作法など)から精神分析の流れをくむもの(催眠分析療法)まで，多様な技法を含んでおり，神経症や心身症の治療や，心理的リハビリテーションなどに有効であるといわれる。前田重治(1967)は，「催眠を用いたくなる場合」として，次の 10 の場合をあげている。① 神経症や心身症の中で，症状が主として不安・緊張に基づくもの，不安と症状の悪循環が見られるもの，すでに発病時の心理的要因とは関係なしに症状が自動化して続いているもの，自己暗示や他人暗示，または条件づけによって形成されていると見られるような症状など，② 比較的新しい症状(3か月以内)の場合，③ 年齢が若い場合(特に 10〜20 歳くらいがよい)，④ 非暗示性テストを行ってみて，感受性が高い場合，⑤ 自分からすすんで暗示療法を希望する場合，⑥ 治療者の個人的な経験。過去にうまくいった経験があり，自分に向いていると自信がもてる場合，⑦ 時には，症状が心因的なものか器質的なものか鑑別するのに利用する，⑧ 患者に抵抗があって，面接がうまくいかないとき，ラポール(疎通性)をつけたり，それを強化する場合，⑨ 自己暗示の練習がうまく進行しないときの補助的な手

段，⑩ 他の治療法で行き詰まり，膠着状態になったとき，なにか新しい進展を期待してみる場合．

（6） 森田療法

森田正馬が1920年代に発表した，独自の神経症理論に基づく治療法である．家庭的な雰囲気のもとで，臥褥（がじょく）や作業をすることを重視し，健康な態度形成と自己実現をめざす段階的，系統的，総合的なものである．対人恐怖，強迫観念，不安，心気症などの神経質（症）の治療に適するとされる．

治療は，全体を次の4期に分けて，各期1〜2週間を大体の目安とする．

第1期 絶対臥褥期；落ち着いた部屋に患者を臥床させ，食事，洗面，用便以外は離床を許さない．この間，苦悶にはできるかぎり直面させる．治療者は，1日1回程度の簡単な面接を行い，患者の状況把握をしておく．患者が退屈になり，積極的に動きたいという欲望を感じるようになったときに，第2期に導入する．

第2期 軽作業期；規則的に起床させ，掃除，草取りなどの軽作業に従事させる．この間，日記を提出させる．治療者は，面接および患者の体験行動を通して指導を行う．

第3期 重作業期；自発性が徐々に高まってくるにつれ，木工，耕作，園芸などの重い作業や責任ある仕事を任せる．日記指導や，講話を折りまぜて，人間性に対する体験的理解を深める．

第4期 複雑な実際生活期；外出は自由．アルバイトを探したり，復帰への準備を積極的に推し進める一方，病院内生活はよりいっそう充実させる方向で適応性を発揮していく．

（7） 遊戯療法（play therapy）

言語的交流が適しない幼児・児童を対象にし，遊具などを使って，治療者と子どもがいっしょに遊びながら治療的交流を深め，心の治療・発達の援助をしようとする心理療法である．歴史的には，遊戯療法をめぐって，1930年ころにアンナ・フロイト（Freud, A.）とクライン（Klein, M.）の論争がある．

両方とも，自由連想法は，子どもの心理療法として適切ではないとするところは一致しているが，次の点については考え方を異にしている．転移については，アンナ・フロイトは，子どもの場合，治療者との間に感情転移神経症を形成しにくいと考え，一方，クラインは，感情転移神経症は形成できるという．また「遊び」の捉え方については，アンナ・フロイトは，「子どもの遊びは，自

由連想法の言語には匹敵しないので，象徴的解釈はできない。子どもの超自我を強化するため，治療者の教育的役割が重要である」とし，クラインは「遊びは自由連想法の言語に匹敵するので，遊びを象徴的に解釈できる。子どもにも，超自我はすでに存在する。精神分析の目的は，超自我の圧倒的な支配力から，発達しつつある自我を守ることである」と考えた。

遊戯療法の立場には，精神分析学的立場，解放療法的立場，関係療法的立場，児童中心療法的立場など，いろいろな理論的立場があるが，ここでは児童中心療法的立場にあるアクスライン(Axline, V.)の遊戯療法の基本原理を紹介しよう。

遊戯療法の基本原理
① 治療者は，子どもとの暖かい親密な人間関係を発展させることによって，できるだけ早くラポールの形成をはからなければならない。
② 治療者は，子どもを現在のあるがままの姿で受容する。
③ 治療者は，子どもが自由に自己表現できるように許容的雰囲気(feeling of permissiveness)を作り出さなければならない。普通，「ここでは，あなたの好きなように遊んでいいのですよ」という形で伝えられる。
④ 治療者は，子どもの表現する感情を敏感に的確に認知し，その感情を反射してやることによって，子どもの洞察への達成を援助する。
⑤ 治療者は，子どもが機会さえ与えられれば，自分の問題を解決する力があることを尊重(respect)する。

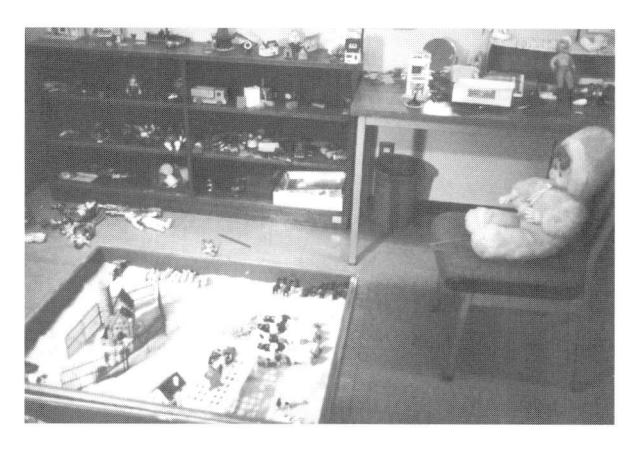

図 8-1 プレイルームと箱庭

⑥ 治療者は，子どもの先導にしたがい，子どもの行動や会話を指示しない。
⑦ 治療は漸進的な過程である。治療者は治療を急いではならない。
　子どもの自由に任せられれば，子どもはくつろぎを感じ，安定感を獲得する。この安定感は子どもの自発性の成長を促進する。
⑧ 子どもを現実の世界に関連づけ，責任感を高めるために，治療場面において制限（limitation）を設定する。
　　例：時間，身体的攻撃，破壊的行動

(8) 箱庭療法(sand play)

　ローウェンフェルト(Lowenfeld, M.)によって創始され，後にユング派の分析家カルフ(Kalff, D.)によって発展させられた治療法である。必要な道具としては，うちのりが 50 × 72 × 7 cm で，内側が青く塗られた木箱と，その中に入れられた砂，そしてその箱庭の中に作品を作るときに使う小さな玩具（人，動物，植物，乗り物，建築物，怪獣など）が用意されなければならない。教示は「これで何でもいいから作ってください」のように簡明なものがよい。

　箱庭療法の特徴は，「クライエントに対して箱庭という非言語的な表現手段を提供すること，それが定められた箱の枠内に一つのまとまった作品として表現されることである」といわれる（河合隼雄，1977）。また箱庭療法においても，治療者とクライエントの人間関係が最も重要であるといわれ，クライエントに向けて用意された「自由で保護された空間」の中で，クライエントは自己治癒の力を最大限に発揮することができるという。このようなクライエントの自由な動きを大切にするためには，治療者は無用な質問をしたり，解釈を与えないでゆっくりと見守っていることが重要である。

　日本では，1965年ころより河合隼雄により，この治療技法は臨床のいろいろな分野に紹介され，広められている。

(9) 芸術療法(art therapy)

　8-2節(3)でも述べるように，芸術療法の中にはいろいろな表現活動（例えば，絵画・描画，音楽，舞踊，詩作，演劇など）が含まれており，かなり包括的な概念である。

　芸術療法がもつ治療的な意味について，徳田良仁(1976)は「芸術とはその発生の時点において，少なくとも人間の生活に密着し，その心身のすべての行動に関連し，人間のあり方そのものを支配していたといえる。こうした表現活動は人間の基本的な知覚・感情・思考・欲求のあり方や体験などと直接的に関連

し，その様相と意味とを語っている。われわれは，そこに行われている創造性を通じて，人間のあり方・生き方・こころの深淵の様相を探り当てようと志向するのである。…絵画療法のプロセスにおいては，治療者は患者と言語的なコミュニケーションを得ること以上に，イメージ表現を利用してそのコミュニケーションの質を濃厚にすることができる。この場合，治療者と患者との心理的接触はより密になり，疎通性は増大する」と述べている。

(10) 行動療法(behavior therapy)

実験的に確立された学習法則を，問題行動の修正に適用する心理学的な治療法の総称であり，歴史的には，ベヒテレフ(Bechterew, V.M.)の反射学，ソーンダイク(Thorndike, E.L.)の学習心理学，パブロフ(Pavlov, I.P.)の条件反射学の流れをくむものである。

実際の治療は，患者の問題行動を適応的行動に変えるための新しい学習事態を計画することから始まる。そのため，患者の動因，反応レパートリー，強化子の質と量，その他，学習に合まれる要因を考慮に入れたスモール・ステップの治療プログラム作りが中心的な仕事になる。

行動療法には次のような技法がある。条件づけによる療法，消去による療法，罰による療法(嫌悪療法)，拮抗条件づけによる療法(逆制止療法，系統的脱感作療法)，社会的模倣による療法(モデリング法)など。

(11) 認知行動療法(cognitive behavior therapy)

上述の行動療法，論理療法，さらにベック(Beck,A.T.)の認知療法が融合して，認知の修正を積極的に進めようとする認知行動療法の流れを生み出した。認知行動療法は，抑うつ症状，心理的ストレス反応，強迫性障害，パニック障害等に有効であるといわれている。

(12) 家族療法(family therapy)

1950年代後半からアメリカにおいて，家族の中の問題は，問題の個人(患者)に対してのみでなく，問題を抱えた家族全体を対象にして治療する必要があるという考え方がされるようになってきた。初期は，主として統合失調症の患者をもつ家族が対象であったが，1970年代以降は，いろいろな臨床現場で，いろいろな家族を対象に行われるようになってきている。

鈴木浩二(1967)は，家族療法の理論的枠組みとして次の5点をあげている。

① 家族は取り扱われるべき一つの構成単位であり，全体的・力学的に把握されるべき性質のものである。② 家族の個々の成員や意識や意図を越えて働く家

族の力動過程は，均衡の維持に基づいている(家族ホメオステイシス)。③家族における均衡の維持は，必ずしも機能的であるとは限らず，不全機能的である場合には，なんらかの症状形成が出現する。④家族治療は家族全体の問題に着目し，問題の人を家族の全体状況の中において把握しようとする。⑤家族ホメオステイシスを規定する重要な要因は夫婦関係である。

家族療法の形態としては，①家族構成員の一部に対して働きかけるもの(individual method)，②家族構成員の数人を並行的に取り扱うもの(collaborative or cooperative method)，③家族全体を同時に取り扱うもの(conjoint method)，④家族集団相互の力学を対象にし多家族を同時に取り扱うもの(multiple method)，などが考えられる。

8-2 治療技法

心理療法を行ううえで，これまでいろいろな技法が開発されてきた。ここでは現在よく使われている代表的なものをあげて，説明してゆきたい。

(1) 自由連想法

自由連想法は，フロイトが催眠に代わって使用しだしたものである。フロイトは初めにヒステリーを治療するときに，ベルネームの催眠暗示の技法を用いていた。その後，1893年ころ，ブロイアーの催眠浄化法(カタルシス療法)を使用した。これは催眠状態で，日ごろ抑圧されている感情を思う存分はらすというものであった。催眠状態で，心につかえている感情をはらすことによって，ヒステリー症状が消えていった。つまり，催眠によって抑圧された無意識が意識化されると，症状が消えると考えられた。しかし，フロイトはまもなく催眠をかけるのが困難な症例に出くわすことになり，その患者のためにフロイトは患者に閉眼させ，精神を集中させ，患者の額に自分の手をのせながら，記憶がよみがえってくることをいい聞かせるという技法を考え出した。これは催眠をかけなくても，忘れられた記憶がよみがえる可能性のあることを示唆するものであった。そのようなことがきっかけになって，フロイトは催眠を放棄し，覚醒状態で行う自由連想法の技法を生み出した。この自由連想は，患者はくつろげるように寝椅子に横になり，心に自然に浮かんでくる思いつき(Einfall)を，それがどんなに不合理で，非道徳的で，苦痛に満ちたものと思われても報告するというのが基本ルールである。一方，分析家は，自分からは患者が見えるが，患者からは直接見えない椅子の背後に腰掛けているようになった。すなわち，

治療者は患者が何でもいうことを、道徳的に非難もせず、十分聞けるような位置へと変わったのである。

　この技法は次の点において非常に画期的であった。それまでの催眠法が、術者が暗示を与えるのであり、これは治療が術者の主導権のもとに進行することを意味していた。そして患者は術者の暗示に素直に従うのである。しかし、この自由連想法においては、治療者はもはや患者に命令したり指示したりすることはない。治療者が主導権を握るというよりも、患者のいい分を十分に聞き取る、受け身的な役割をとることになる。この点が精神分析とそれまでの技法との大きな違いである。すなわち、治療者と患者の関係が根本的に違うようになった。

　表 8-1 にフロイトの方法の変化をまとめた。催眠暗示 → 催眠浄化法 → 前額法 → 自由連想法へと移っていった。それに伴って治療者-患者関係が変化していることを表からよく理解してほしい。

　この自由連想のやり方は、もちろん口でいうほど簡単なことではなく、それを実践するのは非常にむずかしい。何でも話すことはやさしそうであるが、これはきわめて困難である。こういうことを言うのは恥ずかしいとか、言うべきではないという気持ちが働き、自由な連想が妨げられてしまう。このような現象をフロイトは抵抗と呼んだ。とくに、その病的な症状と関係する出来事に連想が触れるときに、そのような抵抗が強くなってくる。治療者はそのとき、抵抗がなぜ、どうして生じるのかについて分析しなければならない。しかし、治療者を信頼していくにつれて、このような抵抗は少なくなり、自由にしゃべる

表 8-1　催眠から自由連想法へ（森谷, 2005）

心的状態	催眠状態(無意識)		覚醒状態(意識)	
方法	1. 催眠暗示	2. 催眠浄化法	3. 前額法	4. 自由連想法
治療者の態度	主導権を持つ。暗示(命令)。	主導権を持つ。質問をする。	主導権を持つ。話すように強制する。	患者に主導権を委ねる。じっと聞き耳をたてる。観察し、分析する。
患者の態度	術者の言いなりになる。	質問に答えて話す。	強制されて仕方なく話す。	自発的に話す。話すことに抵抗する。

ことが喜びになる。しゃべることによって自分がより解放されたような気持ちになってくる。自由連想をしていると、初めは意識的な制御が強く、筋道のある話が多かったが、次第に話はだんだんバラバラになり、観念の飛躍が生じてきたりする。また、もっと分析が進むと、すっかり忘れていたはずの昔の幼児期の出来事の記憶がよみがえってくることもある。このような出来事の報告を受けながら、治療者はそれについての感想を述べたり、逆に問い返したりしながら、分析をすすめていく。

このような、フロイトのいう自由連想とはややニュアンスを異にするが、フロイト派以外の心理面接でも、同じく思いついたものをなんでも自由にしゃべるというのが基本になっている。フロイト以外の学派では、たいていの場合、対面法であることが多い。ユング派でも対面法を使用することが多い。

(2) 夢分析

フロイトが自由連想と並んで重要視したのが夢分析である。フロイトは1900年に『夢判断』を書き、夢を無意識に到達するための王道と呼んだ。しかし、フロイト派はどちらかというと自由連想法を技法の中心に据えたために、夢の分析はやや従になってしまった。

一方、ユング派は夢分析を技法の中心においている。ユングの理論はすべて夢内容の分析から得られたものであるといっても過言でないほど、ユング派は夢分析を重視している。われわれは毎日のように夢を見ている。夢を見ない人の中には1年も見ないという人も中にはいるが、多い人は毎日数個の夢を見ている。これがノイローゼの治療とどのように関係するのかは、まだ不明な点が多い。古くはギリシャ時代に病気の治療を行うのに、アスクレピウス神殿に参拝し、夜に夢みることによって病気が治ったことが知られている（1章参照）。このように、古くから夢は病気を癒す働きのあることが知られていた。しかし、それを科学的な研究対象としてとり上げたのはフロイトやユングである。

夢分析というが、とくに変わった技法を使うわけではない。心理面接のときに、さりげなく夢を見るのかどうかを尋ね、もし夢を見たらノートに記録しておくようにと指示を出す。患者は枕もとにメモを置き、夢を見るとその場で、あるいは覚醒後ノートにメモする。次の面接のときにそのメモを一部コピーするか書き写して治療者に渡し、それを読みながら夢の内容を話し合う。これはあまりむずかしく考えることはない。少し例をあげてみよう。

例えば、ある中学1年の女の子が「お母さんにお小遣いを1000円から100

円に減らされた」という夢を見たとしよう。これはきわめて単純な夢である。これが何を意味するのか，それほど重要な夢ではないといわれるかもしれない。解釈するには，まず夢内容について連想を聞いてみる必要がある。例えば，ここでは「お母さん」や「お小遣い」について思いつくことを聞いてみる。するとお母さんとは，最近仲が良くないということが語られるかもしれない。そして最近，現実で本当にお小遣いを減らされるという出来事があったのかもしれない。このとき，母親への不満な気持ちから怒りを発するかもしれない。これらの出来事をあれこれ解釈するよりも，むしろ夢を素材にして，自由に話が展開していくということがまず大事である。この夢では少なくとも彼女の心の中は，お母さんとの関係が重要になってきていることを示しているのである。このようなことに気づくことが大事である。

しかし，夢の内容と現実が一致しないこともある。お小遣いを減らされた事実はないのに，このような夢を見ることもありうる。そのようなときは，この夢は事実を反映していない。ユングは夢を解釈するときに，客体的水準での解釈と，主体的水準の解釈とを区別しなければならないと述べている。前者は現実の小遣いと関係づけて解釈する立場である。後者は別に事実とは関係せず，それを夢主にとっての象徴的意味として受け取る立場である。夢分析は後者の立場がとくに重要である。例えば，お小遣いの夢を見たのは拒食症の少女であった。彼女は 30 kg 近くまで体重が減少している。その少女が見た夢となると，この夢は特別の意味があるであろう。すなわち，「お母さんは，私が望んでいる大事なものを私にくれようとはしない。むしろ減らしてしまった。そのために私はこんなにやせてしまったのよ」という意味がこの夢の中に込められていると解釈できるかもしれない。

このように夢は一見些細なことで，取るに足らないことのようでありながら，きわめて重要な意味を含んでいることが多い。

(3) 芸術療法的技法

前節でも述べたように，自由連想や夢分析と並んでよく使われる技法として芸術療法と総称される技法がある。これらの技法に共通するのは，美術，文学，工芸など，人間が開発した表現活動を可能なかぎり利用しようとする試みである。現在使われている主なものをあげておこう。

【描　画】

面接場面で，画用紙とクレヨン，クレパスを用いて自由に心に思い浮かぶも

のを何でも描く。このことによって，言葉では表現できなかった心的内容を表現可能にする。あるいはさまざまな場面を課題として指定することもある。

【箱　庭】（p.162 の前節(8)参照）

これは既製品の玩具を砂箱の上に並べることによって，クライエントの気持ちを表現させる技法である。絵を描くのは苦手という人にも適し，かなり手軽に表現できる利点がある。時間制限もなく，きわめて自由度の高い技法である。また，おとなにも，子どもにも利用可能である。砂の感触も重要な意味をもっている。

【コラージュ】

コラージュ（collage）とは，フランス語で，糊付け（すること）を意味する。ピカソ（1912）をはじめ現代美術の重要な技法の一つであり，雑誌やパンフレットなどの既成のイメージをハサミで切り抜き，台紙の上で再構成し，糊づける方法である。美術の世界に登場した後，作業療法として利用され，後に芸術療法として使用されるようになった。

日本では，1987 年，森谷寛之が箱庭療法をヒントに心理療法の一つ（「コラージュ療法」）として確立していった。すなわち，箱庭療法は，すぐれた技法であるがかなり大がかりな設備が必要である。森谷は，箱庭療法の本質は「レディ・メイドの組み合わせ」にあるという哲学者の中村雄二郎の発言にヒントを得て，コラージュの価値を再発見した。すなわち，立体の玩具を砂箱に配置する代わりに，平面の絵や写真を切り抜き組み合わせて台紙の上で表現する方法（コラージュ）が提案された（図 8-2）。

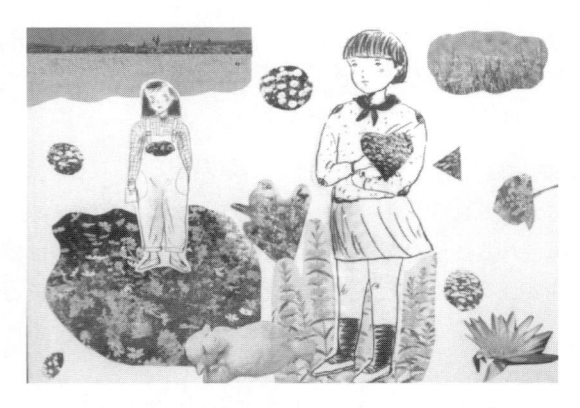

図 8-2　コラージュ（20 歳の健康な女性の作品）

絵が苦手な人でも使用することができる。幼児から高齢者まで、健康な人から精神病患者まで非常に幅広い適用がなされている。また、グループでのコミュニケーション手段としても利用されている。

【九分割統合絵画法】

これは森谷寛之(1986)が1983年に提案した技法である。これはA4判白紙画用紙を枠づけした後、画面を9分割し、その九つの枠の中に描画させるという技法である。多くの場合、枠に入れる順番は"の"の字のように、中心から時計回りの方向に順番に入れていくか、それともその逆に右下から反時計回りに中心に向かう順序か、どちらかをクライエント自身に選ばせる。あるいはまた順序を指定せず、バラバラに入れていくことでもよい。とにかく、心の中に思いついたままを順番に描いていく方法である（次節の症例の図8-3、8-4を参照）。これによって、自由連想された内容がそのまま画用紙の上に表現されることになり、心の動き全体が一挙に把握できる利点がある。

そのほか、粘土、筆を使わず自分の指で描くフィンガー・ペインティング、音楽、ダンス、俳句、連句など、さまざまな技法が考えだされている。

8-3　心理療法の実際

(1)　「いじめ」が発症要因と考えられる不登校・心身症の心理療法

これまでは一般論として人格構造や治療技法について述べてきた。しかし、これらはすべて心理治療の実践において利用されてこそ、初めて価値をもつのである。ここでは簡単な症例をあげて、その一端をかいま見ることにしよう。たいていの場合、心理療法のプロセスは何年にも及ぶ、長く、根気のいる仕事である。この症例はわずか数回の面接で終結した例であるが、いつもこのように簡単に良くなるとは限らない。

ここに報告する女子中学生は、腹痛や"めまい"などの身体症状を訴えて、小児科を受診した。しかし、その訴えをよく聞いてみると、背景に女子生徒同士のいじめの問題があった。いじめはきっかけはささいなことであるが、しかし加害者、被害者双方に与える心の傷は思いのほか深い。なかには自殺や殺人にいたるケースさえあるので、けっして油断できない。

症例1

患者よし子(仮名)は13歳で、中学1年であった。彼女はととのった顔立ちで、明るく、ハキハキした感じのよい生徒であった。訴えを聞いてみると、小学6年の

年末ごろから腹痛を起こしやすく，下痢，頭痛，手足の冷え，体の疲れなどの症状が見られた。中学1年の10月に，手すりで頭部を打撲した。その後，めまいや頭痛の症状がでてきた。検査してみても，神経学的異常は見られなかった。そのうちに学校を休むようになった。不登校の生徒として，心理療法が必要とされた。以後毎週，約1時間の対面法による面接が行われた。

【治療経過】
〈第1回〉
　初回面接では，まず，あまりあれこれ質問しないで，彼女が自由にしゃべることをよく聞くことから始める。すると，かなりよく経過を語ってくれた。
　「約3か月前，廊下を走っていたら，友だち2人に冗談で通せんぼされ，はずみで鉄柱に頭をぶつけた。それから調子がおかしくなった。最近はスポーツクラブの練習の後，倒れたりする。それでこの2日間，学校を休んでいる。とくに，朝めまいがひどい。」
　（面接の初めには，その症状の訴えがほとんどを占める。しかし，それが一段落すると，多くの場合，症状よりも自分の気になっている心理的な葛藤が自然に話されるようになる。症状の話から，次にクラスのもめごとが語られた。）
　「それに，クラスにもめ事がいろいろあって。いちばん初めは，私が目立つといわれ，仲間はずれにされた。飛び箱を8段跳んだら，みんながひがんで，いろいろじわるをされる。私は勉強はふつうだが，運動はいい。そういう仲間に入らないから，よけいに気に入らないらしい。私はとにかく，クラスで目立った存在だから。」
　（まだ世間でも　いじめの問題がいわれてない頃であったので，意地悪されたことを，治療者は，このときそこまで重要に考えていなかった。話が一段落したので，夢を尋ねてみた。夢は心の中の動きを非常に的確にとらえていることが多いので，非常に役立つのである。）
　「私は夢をよくみるんです」といいながら，次のような夢を話してくれた。
　夢1.『草むらを歩いていると，蛇に噛(か)まれた。自分で救急処置をするが，毒がまわってくる。それで救急車で運ばれる。』
　〈連想〉太くて，大きい蛇だった。右足を噛まれて，足をしばるが，ボケーとしてきて，体中がしびれてくる。
　（治療者はこの夢の毒がまわってボーとする状態が，症状のめまいと関係があると思った。そこで，次のように尋ねた。）
　「その感じは，めまいと似ていない？」
　「朝，目覚めると気持ち悪くなって，天井がまわる。そうすると吐いてしまう。アッ，気持ち悪くなってきた」と今にも吐きそうな表情をする。つまり，めまいという身体的症状は象徴的には「毒蛇にかまれた」ためとして表現されている。そのほか，四つの夢が語られた。
　夢2.『スキー旅行にいった夢』

夢3．『お年玉を誰かからもらったりした夢』

夢4．『田舎へ行く道を歩いていると，暴走族の人がいて，そのなかの1人が強盗に入ってくる。私は1人で留守番していた。はじめトイレにかくれる。叫ぶが声が出ない。ようやく逃げ出し，110番に電話をした』

夢5．『蛇，ゴキブリ，ミミズ，イモリ，ゲジゲジなど，嫌いなものに囲まれる。また，井戸にも落ちてしまう。ジャンプして，壁にしがみつき，よじ登って必死に逃げる』

（あまり時間がなかったので，夢の連想を詳しく聞くことができなかった。しかし，初回に語られた五つの夢から，多くのことがわかる。まず面接時のよし子さんのなにげないようすと，夢の世界がかなり異なっていることがわかる。彼女は夢の中で全体に非常に恐怖と不安を感じている。思いがけない不幸に突然襲われている。気丈な性格のよし子さんは，蛇に襲われても何とか自分で始末しようと頑張るが，頑張りきれず病院にかつぎ込まれる。心理学的には無意識からの突然の襲来によって，自我防衛が破綻した状態を示している。この夢は病院に連れて来られるまでのいきさつを非常に手短に，説明してくれているといえるであろう。ノイローゼにかかる人は，自分でもどうしてこんな変な状態になったのか，自分でもわからないのである。ともかく，自分で何とか治そうとするが，どうにもならなくなって，ようやく相談にやってくるのである。また，夢はめまい症状の意味もある程度，説明してくれている。夢4や夢5でも，取り囲まれ，襲われる恐怖を表現している。ユング的にいうならば，暴走族の男性はよし子のアニムス像である。この思春期の少女にとって，男性はすべて恐ろしい存在として知覚されている。このアニムス像が人格をもった人間らしい存在と感じられるようになるには，もう少し精神的に成長しなければならない。また，夢2，3はこの年ごろの無邪気な少女の側面を反映している。親からお金をもらったり，旅行に行ったりの楽しい生活と，非常に恐ろしい体験をする側面がある。その両極端な生活が思春期らしいところである。）

《母親面接》

（このような場合，家族とも会って，話を聞くことが大事である。）

「打撲があって以来，頭痛を訴えつづけているんです。小学5年の終わりから，6年のはじめにかけて，いじめがあった。よし子は学級委員をしたり，活発な子どもです。先生のいうことをしっかり守る。例えばクラスのための買い物を友人とふたりでいった。値引きしてくれたので予算よりも安くついた。そこで友人は，それを黙ったまま着服しようとした。娘は，責任感が強くて，そんな態度がとても許せなかった。

娘は演劇が好きで，劇をするのに女で1人だけ選ばれた。それをねたまれたらしい。そのあとも別の劇で主役に選ばれた。先生の"えこひいき"だと，ますますいじめられた。それ以来，無言のいやがらせ電話や，学校にも『よし子なんて学校に来られなくしてしまえ』というヒステリックな電話がかかってきた。よし子は

『私,殺されるかもしれない』とびっくりして学校から帰ってきた。」

　（母親と面接したおかげで,いじめのことがもう少しはっきりした。このとき,いじめられた経験が不登校と関係があることが治療者に理解されるようになった。）
〈第2回〉
　（前回の夢の話が非常に印象的であったのか,すぐ夢の話をしだした。）
　夢6.　『ベットが空中に浮かんでフワフワする』
　（この夢も,めまいに関係する夢である。しかし,前回の夢内容に比べ,戸外の野原や井戸での恐ろしい体験に比べて,家庭が舞台になっている。これは彼女が少しやすらぎを感じられる場所に移ったことを示している。）
　「最近,めまいはどう？」と治療者が聞いたら,「だいぶなくなってきた」と答えた。
　夢7.　『クラスの子と話をしている夢。みんなでどこかへ行こうとするが,途中でいやみのいい合いになった。その子が行ったときに,ライオンが出てきて,その子はライオンに食べられて,おしまい。その子の口がパクパク動いている。そこで目が覚めた』
　「その子って？」
　「その子が主にいろいろいじめる。現実には無視されている。私はやられたら殴(なぐ)り返すほうだから。その子は派手ずきな子で,男の子にけしかける。あほで,目立ちたがりの男の子。」
　（この夢で,いじめの相手がはっきりしてきた。このいじめの相手は,ユングでいう影に相当する人物である。相手の性格は「派手好きで,目立ちたがりや」で,よし子の自我意識とは反対の性格であり,いわばよし子の生きられなかった反面である。しかし,よし子自身,自分のことは"自然に目立ってしまう"と語っているように,「目立つ」ことをめぐって,お互いに無意識的に刺激しあっていることがわかる。）
　夢8.　『学校へ行くつもりでいる。出掛けようとするとトラックにひかれる。つぶされると思ったとたんに目が覚めた』
　「今朝も頭痛,それに最近,微熱（37度以上）があって下がらない。それにめまい。そんなのが治れば行けると思う。」と,強がりをいう。
　（この夢は学校へ登校しようとするが,その途中に妨害物があることを意味している。多くの不登校の子どもは学校へ行きたい反面,出かけると何か恐ろしい目に会うのではないかと不安を感じている。この夢は学校に行くときの不安をよく示している。彼女にとって「学校」が重要であると考えた治療者は,学校のイメージについて思い浮かぶままを絵に仕上げるように指示した。これは学校についての自由連想法である。）
《テーマ「学校」（図8-3）》　① 担任の先生,② バスケット,③ 校舎,④ 机,⑤ 黒板,⑥ 廊下,⑦ げたばこ,⑧ 靴,⑨ 自転車。

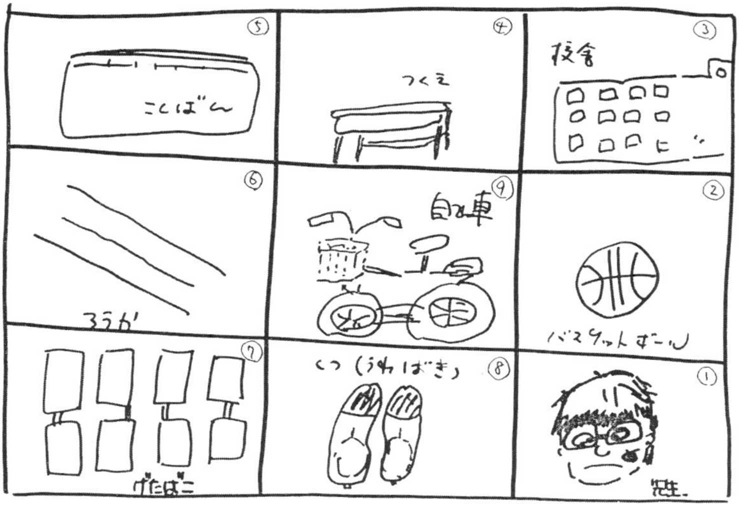

8-3 心理療法の実際

図 8-3 九分割統合絵画(1)（テーマ「学校」）

　学校についてのもっと不安な出来事が絵に描かれると期待していた治療者は，あまりそのような出来事が表現されていないので，
　「いやなことは思いつかないの？」と尋ねてみた。
　「そういう性格だから。いじめの回数は多いけど，ひどくはしない。やり返すほうだから。男は大嫌い。さわられるのもいや。いじめる子には勉強では絶対負けたくない」と相変わらず強がりをいう。
　（この態度は心理学的には，苦痛な出来事を想起することに「抵抗」していることを示している。この九つの絵の中には，いじめが描かれていない，と治療者は思った。しかし，後でわかったことであるが，④ 机，⑤ 黒板，⑥ 廊下，⑦ げたばこ，⑧ 靴，⑨ 自転車などはいじめの出来事と直接関係しているのであった。）
《母親面接》
　「だいぶ，めまいも減ってきている。医師から心理的といわれ，『私は狂っていると思われ，いやだ。学校は絶対休まない。いろいろ言われても泣かないつもりだ。いままで精一杯頑張ってきたことがこんな状態になったというのか。いじめられることと体の不調が，自分の心の中ではつながらない』と娘はいっている。
　担任がいうには，『1学期はハツラツとしていた。それに比べて2学期はみんなから孤立してしまった。』
　小学校でクラスの役員をして，不愉快な思いをしたから，中学校ではやらないと決めていたのに，先生のほうから委員を勧められた。昨夜，『私が頑張るのは，お

姉ちゃんだからね，とお母さんにいつもいわれていたからだ。私もほんとうは甘えたいときがあった』と打ち明けた。この子が生まれたときは家族が多く，私も精一杯だった。だから，ついよし子に無理をさせてしまったと思います。」

（医師が「これは心理的なもの」といういい方をするのは注意が必要である。多くの場合，精神異常である，と受け取られる恐れがあるからだ。また，よし子のいじめられたのも，泣かないという突っ張った強情な態度は，人に甘えることができない悲しい生い立ちから出てくるものである。いじめはいじめる側が悪いことはいうまでもない。しかし，いじめられても泣かない態度自体が，いじめ相手をさらに刺激し，いじめを加速させる要因にもなっていることに気づく必要もある。また，ある同じくいじめにあったことのある女子中学生は，いじめられやすいのは「ウジウジしている子。はっきりしない子ども，臆病な子ども，まじめ過ぎる子どもがやられる」と語っている。）

〈第3回〉
「最近，2週間発熱が続き，夜眠れない。そこで，昼寝をする。また，夜に眠れない。めまいのほうは，もうだいぶおさまっている。夢も見ない。熱がとれないかぎり，体がフワフワして学校に行けない。私と付き合うと，私のほうが目立ってしまって，みんながいじけてしまう。でも，私がなぜ無視されてしまうのかわからない。」

彼女の「無視」という言葉には独特のニュアンスがあった。そこで治療者は，「無視」ということから思い浮かぶものを描いてもらうことにした。

「私，なにも覚えていないけど」と，やや抵抗をしながらも描き出す。

《テーマ「無視」について(図8-4)》 ① 私のいる前では何もしないのに，私が風邪で休んでいるとき，私の机をB子(いじめの首謀者)一味がけった。②「無視」B子一味に私は無視された。③ B子一味の数人が私とA子を取り囲んで，「友だちを粗末にするな。友だちは1人だけにしろ」とか文句をいった。私は人と幅広く付き合いたいから，特定の人と決めていない。A子がB子にいじめられたとき，私はA子をかばっていたから，A子は私を親友と認めてくれた。それで「親友のはずなのに，他の子とトイレに一緒に行くのはいけない」とB子は考えている。私はベトベトするのがきらい。B子は私が目立つので，「今度はA子のためにいっているんだよ」といって私を無視する。④ 5月の初めころ，トイレの中でもいわれた。そのときにはまだいい返す力があった。彼女は2人できて，それが3人になってしまった。⑤ 私のグループの子にも手がまわって，私の机だけ離してしまった。⑥ B子は男子(バカで，もてないくせに目立ちたがりの集団)にけしかけて，私にチョークを投げさせた。⑦ 私が体の不調で帰ろうとしていたら，「体育ぐらい見学していけばいいのに」と嫌味をいわれた。⑧ 副級長が，ある先生にシールを売っていたのをB子たちが責めて，無視した。私がその人をかばったら，B子一味の1人が，私がその情報を流したといって私を無視した。⑨ B子一味が，わけもない

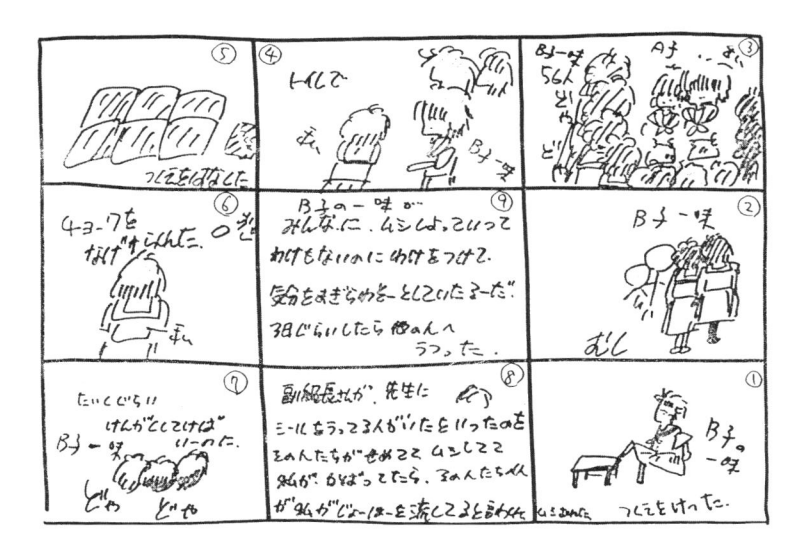

図 8-4 九分割統合絵画(**2**)（テーマ「無視」）

のにわけをつけて気分をまぎらそうとしていたそうだ。
　（彼女は気持ちが混乱しているらしく，話の脈絡がはっきりしない。B 子との葛藤が重要なポイントだと感じたので，さらに B 子についてのイメージを描いてもらう。）
《**B 子**》① 彼女は自分が無視される前に，自分の立場が悪くなると，人の悪口をいって無視する。② どんなことでも目立ちたい。③ 男子としゃべったり，キャーキャーいえば目立つと思っている。④ 悪いことでも，目立つからといってやる人。⑤ 自分勝手で，私の友人は彼女を嫌っている。⑥ みんな B 子を嫌っているけど，無視されるのが恐い。⑦ 自分より強い人にはペコペコするのに，陰ではすごいことをいっている。⑧ うそをよくつく。⑨ 違反や先生に対する悪口などをよくする。
　「B 子は本当に目立ちたがり。私と B 子とのつながりのきっかけは，小学校 5 年のとき。B 子はみんなに無視されていた。そこで，私が彼女とみんなの間を仲介してやった。私はいつも仲介役。B 子がかわいそうだから，せめてキャンプのときぐらいは，仲良くしてやろうと私が働きかけたのに。」
　（このいじめの相手の B 子さんは，じつは昔いじめられていたのであった。その困難を救ったのがほかならぬ彼女であった。おそらく B 子さんは彼女に感謝し，恩を感じたことであろう。B 子さんは，よし子を親友とみなしたに違いない。それなのによし子は「他の子と一緒にトイレにいく」ようなまねをした。そんな態度は許せないと感じて，いじめるようになった。この思春期の少女の甘えとその裏返しの

うらみ，ねたみが，いじめを起こさせるのであろう。また，目立つという点に関して，B子とよし子には共通性があり，それが無意識的にライバル意識を刺激していたのであろう。いずれにしても，ほんのささいなことで深刻ないじめが生じることがわかる。）

《母親面接》

「平熱に戻った。気分良さそうにしているけど，4日前から，リンパ腺がはれて，頭がフラフラするという。熱が下がると，とても楽になったと明るくなっていた。以前のようなめまいはなくなった。娘は『B子のことと，私の病気とは関係がない』といい張っています。」

（夢分析や描画によって，自分の無意識を形として表現できたので，かなり状態が落ち着いてきたことがわかる。しかし，このような心身症になる人は，自分の感情の認知をどうしても避けたがる傾向が強い。「B子と自分の病気は無関係」と主張する態度こそが事態を悪化させることになる。）

〈第4回〉

「調子はマアマア。熱は37度3分に下がってきた。そろそろ学校へ行こうかなと考えていたところ。家で勉強の対策を練っている。夢は見なくなったし，夜，熟睡できるようになった。

「B子とのいきさつについて，もう少し話をして」

「小学6年のときに無視されて以来，しっくりいかなくなった。中学1年になって，私はクラスのC子と仲良くなった。しかし，C子はいつの間にかB子と仲良くなって，私がしたこともないことをB子に告げ口する。例えば，私が先生に悪いことの情報を流しているといったり。C子はいったい何を考えているのかわからない。私と仲良くしたり，私を無視したり。前は死にたいなと思っていた。自分がウジウジすると，またやられそうになるから，よけいに強気でいた。

この間，私の方から1度B子に電話してみた。すると，案外気持ちよく応じてくれた。その後，B子の方から2回も電話してきてくれた。C子とも今日初めて話をした。『いつまで，午前中なの？（午前中だけの登校）』とC子に声をかけられびっくりした。これからは，B子，C子ともふつうに付き合うことにします。私はもう面接は必要ないと思う。」

（治療者はずいぶん進歩したものだと感じた。描画などでB子との気持ちの整理がついたので，電話してみたら案外気持ちよく応じてくれたらしい。それも当然である。もともとは仲良しの関係であったのであるから。）

「結局，こんなめまいになったのは，耳鼻科の方が悪かったのだと思う。今でも，心が原因とは思わない」と最後まで，いじめと身体症状の関係を認めようとはしなかった。

《母親面接》

「3日前から午前中だけ登校し始めた。昨日，担任から電話をもらった。『やっと

出てきたね，とみんなが寄ってきてくれた。いいタイミングで出てきた』と先生にいわれた。来週から学年テストがあるので，もう面接には来られないかもしれない。」

治療者は，おそらくこれ以上，悪化することはないであろう，という判断を示して今日で終わることに同意した。

（これは比較的簡単な例であるが，心理的面接のエッセンスがよく現れているように思う。心理療法とは，このようなさまざまな話の内容や描画などから，そこに流れているストーリーを読み取り，それを相手に投げ返し，その内容を深めていく作業である。そして，病気の意味を探っていくプロセスであるということができるであろう。）

（2） 42歳男性の不安神経症の一症例

この症例は，前項の〈症例1〉と同じように，非常に短い治療期間で治療的進歩を見せた症例である。治療方法としては，対面法の来談者中心療法である。以下簡単に，面接過程を紹介しよう。この男性にとって何が問題だったのだろうか。また治療過程の中で，どのような変化がみられたのか考えてみよう。

症例2

患者は27歳にて結婚。そのとき妻は20歳であった。38歳のとき，父より仕事を受け継ぐ。それまでは，鉄工業というより溶接屋という程度であった。以来4年間，がむしゃらに働き，頑張ってきた。42歳の11月8日突然ムカムカ吐き気がし，苦しくなるなどの症状で倒れ，耳鼻科病院へ向かうが，その途中居ても立ってもいられない気分になり，またムカムカ，しびれ，痙攣，全身硬直などを起こす。そのため行先を変更し，某病院脳外科を受診する。そこで，クモ膜下出血といわれたり，メニエル氏病ではないかと診断されたりして，11月8日より12月22日までの45日間，絶対安静という状態で入院させられる。

その間，頭を氷で冷やされたりしていたが状態が変化せず，患者はイライラし，動悸がする，ゾーッとするなどの感じに耐えられず，12月22日に他の病院へ転院となる。そこで各種検査の結果，身体的に異常なしといわれ，12月28日に退院となる。

退院後は，体力をつけるか，精神科病院を受診するように指示される。その後，不眠，病気に対する不安感，イライラ感，心臓の動悸がする，1人になると寂しい，などの状態がとれないため，翌年1月13日，精神科病院受診となる。

【治療経過】

〈第1回目（1月18日）〉

嫁-舅（しゅうと）との摩擦。それを1人で腹にしまっておいた。仕事の面では，この頃，サウジアラビア関係の仕事を回してもらえるようになった。今まで，がむしゃらにやってきた仕事が少し暇になったときに，急に食べられなくなってしまった。自分

としても急に自信をなくしてしまった。倒れてから半月くらい動けなかった。脳のほうだといわれ，精神的ショックは大きかった。父親はアル中であり，今まではいつも自分のほうが気を遣っていた。しかし，今度自分が倒れてしまったら，親父は初めて私のことも考えてくれるようになった。

〈第2回目（1月25日）〉

　自分としては，かなり良くなりました。不眠も直りました。温泉にいき，酒を飲んだけれどおいしくなかった。昨日外へ出かけたら，喉が痛い。風邪をひいて倒れるのではないかという不安感。目のちらつきが治らない。視力も落ちてきたようだ。先週は，2〜3分車の運転をしたら気持ち悪くなったが，今日は大分できた。私が結婚してまもなくのころ，母は53歳で亡くなった。それから父はますます酒を飲むようになり，妻に当たるようになった。そのため別居を決意したが，父がおまえに家を建ててやるといい，父親用の部屋のある家を建ててしまった。

〈第3回目（2月1日）〉

　毎日毎日良くなってはいくが，車の運転が不安である。妻が横にいれば，なんともないけれども。依然，目のちらつきはひどい。動悸に対する不安はない。夜はよく眠れるようになった。親父は，今日も朝からアルコールを飲んでいる。親父が飲み始めると，誰かがそばにいて話を聞いていなければならない。このままでは，女房が病気になってしまう。私は，この病院にくるようになってから自信が出てきて，一人歩きができるようになった。

〈第4回目（2月8日）〉

　良くなる傾向にはあるが，先日，列車への飛び込み自殺をまともに見てしまった。家に帰り，その話をしているうちに興奮してしまった。このごろは，プロレスも，ラフファイトのものは駄目である。ショッキングなことに出会うと倒れるのではないかと不安になる。私の心の中で不安になっていたことは，家庭的な問題50％，仕事上の問題50％でした。今までは，ストレスは，飲むことにより発散させていた。最近，父親は，仕事のことについて「何も相談してくれない」といって怒る。その父が酒を飲み，女房を受話器で殴ったこともある。そのため，父親を精神病院へ入れようとしたけれど，「俺を気違い扱いするのか」と怒り，不可能であった。今回，私が病気になったのは，そういうことが心の中にたまっていたのでしょうね。最近，疲れたなと思うと，耳鳴りがしてくる。私は苦労性であり，女房に気を遣っている。特に結婚当初は非常に気を遣っていた。ところが，いまでは，女房の方が強くなり，私がこんな病気になってしまった。

　臨床的インプレッション：この日の患者の印象は，血色良く，表情も明るい。

〈第5回目（2月15日）〉

　今日，初めて1人で外来にやってきた。20 kmほど，1人で車を運転していいだろうか。そろそろ，仕事のほうを始めなければならないので，細々とした準備を始めている。お客さんと話して帰ってくるだけでも疲れる。先日，友人と夜中の

12時頃まで話していて，疲れ過ぎて，なかなか寝付かれなかった．不眠になるのではないかという不安におそわれた．耳鳴りのほうは，2～3日続いたり，消えたりという状態である．英会話が好きで，勉強をしているが，勉強し過ぎると，いらいらして，また倒れるのではないかと不安になってくる．このごろは，父親も，私の女房に頼ることが多くなった．私も，親父のいろいろなことに耐えられるようになった．女房にとっても，家の居心地がよくなったようである．私も女房に，「親父は，俺の1人っきりの親だから，死ぬまで大切にしてやってくれ」と頼んだ．精神的にとても楽になった．

患者自身の提案により，面接治療を，次回より2週間に1回とすることにする．

〈第6回目（2月22日）〉

今日は来なくてもいい日であったけれども，アクシデントがありまして．また，元に戻ったという感じです．5日ほど前に，親父と喧嘩(けんか)をした．2人で飲んでいて，気をつけていたけれども，喧嘩になってしまった．それで私は2階に上がり，レコードのボリュウムを最大にしたり，英会話のレッスンをしたりした．そのときは，一応，眠ったけれど，過去の親父とのいさかいをいろいろ思い出して，悔しくて悔しくて．その翌日は，女房の提案で，青少年公園までドライブした．公園の階段で，心臓が高ぶって，吐き気がした．多分親父がいなくて，女房と2人だったら，こんな問題は起こらなかったであろう．親父は最近の私の状態を見て，そろそろ仕事ができると思い始めたのではないか．親父に今の私の状態をわかってもらうために，診断書が欲しい．（←サイコセラピストとして拒否する："Flucht in die Krankheit"疾病の世界に逃避させないため）

〈第7回目（3月1日）〉

先週より落ち着いた．今日は，メモなしで口からでまかせに喋ってみようと思います．酒を飲んでいるときは，親父と思わないでアル中がいると思うことにします．私が父親の身体のことを心配すると，女房が，「お父さんのことは，まかせておいてね」といってくれる．ありがたいことです．最近，私の状態がよくなるにつれて，親父の横暴が目立つようになった．親父は今でも，「おまえには面倒を見て貰わん」という．2～3日前，ウィスキーをコップに半分くらい飲んだ．案外調子がよく，これが俺の本当の調子だと思った．

〔今まで仕事でごまかして，いろいろな問題を考えてこなかったのではないか．〕親子間の葛藤は難しいですね．今までは自分の心の細かさに気付かなかった．私は一本気であり，要領が悪い．親父と別居したら，その時から治るのではないか．〔お父さんとの関係でも要領が悪い．〕その通りです．

〈第8回目（3月15日）〉

かなり気分がよくなりました．前の繰り返しは，お話ししてもつまらないので，目のちらつきはまだ治りませんが……車には1人で乗れるようになりました．薬は，お守りだと思って持っている．私たちのようにノルマを持って仕事をしている

人は，皆病気になっている。ひどい人は，3年も原因不明で寝込んでいる。親父については，もう1人のアル中がいるのだと思うようにしている。酒を飲んでいるときの親父には挙げ足をとられないようにしている。そういう挙げ足を取るという酒癖の悪いところがある。こういうことに，今まで気がつかなかった。親父だからなんとかならないかと考えていたからいけなかった。飲んでいるときは親父の顔と思わないで，他人の顔と思うことにしている。今まで，親父との関係で，ストレスがたまっていたのが私の病気でしょうね。友人には，あんたは仕事一途で，親孝行過ぎたといわれた。親父は他人の前で息子の私を褒めているらしい。しかし，私にそれらしいことをいってくれたりはしない。その，親父の気持ちはわかる。親父は，5年前にすでに年の止まった人である。

　臨床的インプレッション；今日は，とてもいい表情である。

　家庭における，父-息子関係の意識レベルにおける捉え方，考え方の転換。今まで患者は，親父に対しての子どもでしかありえなかった。父親の1段上に立つことはできなかった。今では，父親を少し大きな立場から見ることができるようになった。

死をめぐる心理臨床　9

ターミナルケア，がん対策，緩和ケア，自殺予防

9-1　はじめに

　医学において「死」の問題は避けて通れない。なぜなら医学は人間の誕生と死を直接に扱う学問であるから。しかし，この死の問題は単に医学だけの問題だけでなく，非常に広い学問分野に関係する。医学は人間の生命を救い，長らえさせることを使命としてきた。近代医学のめざましい進歩はとどまることを知らず，人間の寿命を大きく伸ばすことに貢献してきた。しかし，どのように医学が進歩しても，命には限りあることは否定しようがない。また最近，とくに高齢化社会の到来が間近になり，そのために，この死の問題が医学領域においても，改めて関心を呼び起こされるようになった。

　従来は「どうすれば命を救えるのか」，「どうすれば寿命を延ばせるのか」という観点から研究や臨床がなされてきた。今後も医学はますますこの面で貢献することが期待される。しかし，それとともに「あとわずかな命を見つめ，よりよく生きるためには，どのように援助すればよいのか」という問題がますます重視されるようになっている。これは社会や医学が単に寿命を延ばすだけではなく，「生命の質 (quality of life)」を問題にしだしたことを意味している。このように死を間近にひかえた患者に対する援助活動を総称してターミナルケア (terminal care) と呼んでいる。

　なぜ，今までは死の問題が論じられてこなかったのであろうか。医学はこれまで命を救うことに全力をあげ，社会に非常に貢献してきた。つまり医学は死と闘ってきたのである。このような態度は心理学的にみると，死を「否認」しようとしてきたといえるであろう。すべての人はいつまでも若くありたいし，死ぬことがない人生を送りたいと思っている。そして，医学はこのような人々の願いを満たしてくれる手段なのであった。しかし，これからは，医学は死と闘い，死を排除するだけではなく，その体系の中に死を取り入れなければならない。しかし，死を医学の中に取り入れることは，治療者側をも不安にする。治療者も1人の生身の人間として，死を不安に思う気持ちが非常に強いのである。この避けることのできない死の問題を，われわれ医療スタッフはどのよう

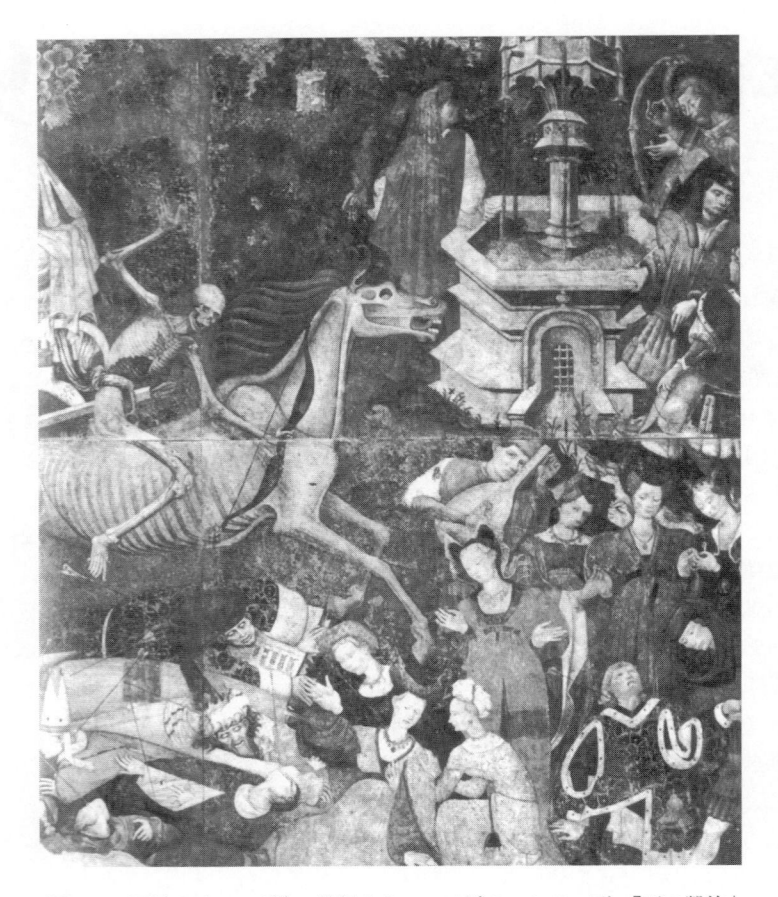

図9-1 死神のイメージ(15世紀カタロニア派のフレスコ画,「死の凱旋」(部分),パレルモ国立博物館蔵)

14〜16世紀はペストの流行期にあたる。この時期25％のヨーロッパ人がペストで死亡した。西欧に解剖学が誕生したのは,ペストの流行と深く関係している。

に取り扱うことができるのであろうか。

最近,ターミナルケアの領域において多大の貢献をなしたキューブラー・ロス(Elisabeth Kübler-Ross, 1969)は,死の問題を「患者は平安と威厳のうちに死ぬ権利がある」という点を出発点においている。そして「患者にとっては,"死"そのものが問題ではなく,"死にゆく"ことが,それに伴う絶望感と無援

感と隔離態のゆえに恐ろしい」と述べている。われわれは「死」そのものをどうすることもできない。そうではなく，問題は「どのような仕方で"死にゆく"のか」が問題なのである。そして治療者側にとっては，この「死にゆく過程」をどのように援助していくのか，が問われなければならない。患者の死にゆく過程に，どのような形で付き合うことができるのかという点に焦点を当てれば，われわれが患者にできることは非常に多くあるはずである。ここでは死にゆく過程につきまとう心理学的諸問題を論じてみたい。

9-2　キューブラー・ロスの「死の受容過程」

　死にゆく患者に援助活動するためには，まず彼らが死をどのように受け止めていくのかについて研究しなければならない。キューブラー・ロス(1969)は精神科医としての経験をもとにして，精神分析の自我の防衛理論(5-3節参照)を末期患者に適用して観察を進めている。すなわち，患者にとって人生で最大の脅威である死の不安をどのように防衛し，かつまた，それを受容し，自我に統合していくのであろうか。この問題と正面から取り組むために彼女は，末期患者と直接面接し，死について話し合いを重ねてきた。当初，このような計画は非常に無謀な試みとみなされ，末期患者との死にゆくことをめぐっての対話の計画を，医師や看護師に強く反対されたこともあった。昔から死についての研究がなかったわけではない。古代においては，賢者とされ，模範とされた偉人が死に面したときの心境などが宗教，文学，哲学書に描かれてきた。しかし，名もない一般庶民が死に直面したときに感じる経験は，実証的に研究されては

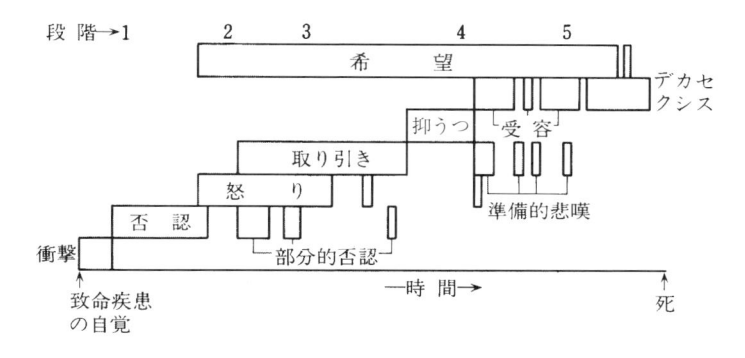

図9-2　死にゆく過程のチャート(Kübler-Ross, 1969)

こなかった。キューブラー・ロスは，このような名もない一般庶民が死におもむくときの心境を，心理的面接を通して直接観察することに成功した。その結果，彼女は人間が死に至るまでには，主要な5段階を通じて死を受容してゆくことを述べている（図9-2）。この観察は重要であるので，ここでは筆者の考えも交えながら，死へのプロセスを述べていきたい。

(1) 第1段階：現実の否認と隔離

　今まで元気であった人が，医学的検査によって自分が難病であることを知らされる。そのとき，患者がまず感じる態度は「それは何かのまちがいではないか」，「自分に限ってそんなことはありえない」，「あの医者はヤブではないか」というように，知らされた結果をそのまま信じようとはしない。5章で，説明したように，私の自我意識にとって脅威となるようなでき事に対して，無意識的な防衛機制が働く。この際に防衛機制としてまず取られるメカニズムは，現実の否認である。この否認の防衛機制は，「外界で起こったでき事で，私の意識にとって受け入れられないようなものを，まるでそれがなかったかのようにする無意識の働き」である。自分が近い将来死ぬ運命にある，という恐ろしい予言を，私はとうてい受け入れることができない。そういうとき，まるでそれがなかったかのようにしてしまう働きが，この否認の防衛機制である。このような防衛機制は，がん（癌）のような難病の場合に限らず，自分にとって都合の悪い事実を，なんとか認めまいとしてとる態度として現れる。医療スタッフはこのような患者の気持ちについて十分知っておかなければならない。ここで難病の告知が問題になってくる。この問題は重要であるので，後にまとめて論じることにする（本章9-3節を参照）。

　このようなかたくなな否認をとり続ける患者には，医療スタッフは患者が気持ちを十分落ち着かせ，事態を冷静に見つめることができるようになるまで，辛抱強く待つ態度が必要である。不安を起こす検査結果を認めない患者に対して，事実を強引に認めさせようとするような態度は慎みたいものである。現実の否認という自我の防衛機制は，患者の無意識が必要としているものであり，自分の意志ではどうしようもないものなのである。それゆえ，患者の態度の矛盾点をむりやり指摘したりして，その防衛体制を破壊しようとしてはならない。むしろ，自分が病気であることを認めたくないという気持ちを大事に尊重してやるべきである。思いやりのある医師の告知であれば，患者は検査結果に最初はショックを受けるが，徐々に自分の気持ちをまとめることができるようにな

る。治療者側が穏やかな態度をとり続けていると，患者の否認の防衛機制を長びかせるのではないか，という不安が生じてくるであろうが，多くの場合，この否認の防衛機制は一時的であり，患者が落ち着き，まわりのでき事を十分に観察できるようになると，自然に治るものである。

　キューブラー・ロスは，最後まで否認を押し通した患者について報告している。彼女は潰瘍性乳がんで，目に見えるほどの潰瘍があったにもかかわらず，自分は病気ではないと主張し続けていた。しかし，心の奥底では自分が病気であることを知っていた。彼女は自分の防衛が破綻するのを恐れていたので，病院のスタッフの誰とも話すことを恐れていた。体力が弱まってくると，それを否認し，隠すために，化粧がますますどぎつくなっていった。そしてついには道化役者そのもののようになった。

　このような極端な例はさておくとして，多かれ少なかれ病気にかかった人ならば，このような否認は経験するものである。自分が病気であることを認めまいとして，医師が止めるにもかかわらず，わざと暴飲暴食をして困らせる。そして，何よりも治療を受け入れないために，ますます自分の病気を悪化させてしまうことになる。このようなときに，患者を叱るだけではダメなことが多い。むしろその背後にある患者の不安について，焦点を当てて，十分な時間をかけて心をときほぐさなければならない。

（２）　第２段階：怒　り

　否認という第１段階がもはや維持できなくなると，怒り，憤り，羨望，恨みなどの感情がこれにとって代わる。「なぜ，私をこんな目に？」，「いったい，この私ではなくて，どうしてあの人ではないのか？」という感情に捉えられてしまう。そのために周囲の人たちにやり場のない怒りをぶつけることになってしまう。このときには，自分の味方であるはずの医師や看護師など，援助的にかかわろうとする人たちに対して，感謝の気持ちよりも先に怒りがぶつけられることになる。医療スタッフとしては，せっかく親切にしているのに，とイヤな気持ちに襲われる。そしてこんな理不尽な怒りを発してくる患者を恨みたくなって，ついつい会いにゆく回数も少なくなりがちとなる。

　このような患者の怒りに対して，医療スタッフはどう対応するのがよいのであろうか。これにはまず，患者の怒りが何から由来し，何に向けられているのか，よく聞くように努力しなければならない。何か医療スタッフ側に気づかないまずい対応があるのかもしれない。スタッフが誠意をもって治療に当たって

いたとしても，患者側から見ると，ピントはずれのことをしているのかもしれないのである。まずそれを聞いて，スタッフ側の対応がまずい部分はできるかぎり改めるようにするのは当然のことである。

　しかし，このような状況におかれている患者は，まったく理不尽としかいいようのない，文句をつけて医療スタッフを非難しようとすることがある。例えば，「こんな病気になったのは，医者のせいだ」とまで攻撃してくる場合すらある。そのような場合には，患者は医療スタッフが悪いから非難しているのではなく，自分自身の中のいらだちを解消する手段として医療スタッフを巻き込んでいることに気づく必要がある。このような場合，いちばんまずい対応は，たまたま文句をいわれた医師や看護師が，自分自身が攻撃されたと思い込んで，逆に腹を立ててしまうことである。患者は現在の患者自身の運命に腹を立てているのに，医療スタッフ側は自分のことをいわれたものと受け取り，自分を防衛弁護するために患者を逆に非難してしまうことになる。このような医療スタッフ側の攻撃に対して，患者は思いのほかひどく傷つくのである。八つ当たりの相手を望んでいた患者はますます怒り，つまらぬ医師や看護師のミスを探し出して訴訟するといい出すかもしれない。スタッフはますます防衛的になり，患者を避けようとする。事態はますます悪化するだけなのである。このような無意味な悪循環を断ち切るためには，原点に立ち返り，「患者は，本当は怒りという手段によって，何を訴えようとしているのか」ということを十分に考えてみることが大事である。

　患者はどうしようもない，現在の自分に腹を立てているのであり，その苦しみを少しでも医師や看護師にわかって欲しいのである。患者は自分と同じ苦しみがわかってもらえるまで，医療スタッフ側を苦しめる。患者たちは医療スタッフを非難しながら，その実は甘えようとしていることが多いのである。医療スタッフ側が患者の苦しみの気持ちを理解するのを避けるほど，ますます患者はエスカレートしていく。しかし，そのような患者の気持ちを医療スタッフがよく理解できるようになると，医療スタッフは過度に防衛的に身構えることなく，患者の攻撃におおらかに対応することができるであろう。患者が医療スタッフを攻撃することも許すというような寛大な態度で接するときに初めて，患者は自分の不安な気持ちに気づくことができる。医療スタッフが患者のわがままをいいたくなる気持ちをわかり，その気持ちを受容すると，患者も自分の運命を受け入れることができる。

　しかし，医療スタッフがこのような患者の苦しみの気持ちを聞くことができ

るためには，医療スタッフ自身が自分の死の恐怖や攻撃衝動などについてある程度気づいており，その問題をあらかじめ解決しておかなければならない。さもないと，死の不安を訴えたり，むき出しに攻撃してくる患者の話に，医療スタッフ自身が不安になってしまったり，自分自身の攻撃衝動を刺激され，逆に患者に激しい怒りを感じたり，接触を避けるようになってしまうであろう。そのために医療スタッフの人格教育が必要となる。

　キューブラー・ロスは，要求がましく怒りっぽく，病院内外でも多くの人に嫌われていた女性患者との面接をしたとき，彼女は「苦しんでいるときには，苦しさを知らん顔して見ているよりも，なにかよけいな気休めをいうよりも，ただ，『お苦しいのね』といった共感のひと言だけが千金の価値があるのです。自分のいまの痛み，苦しみを，誰かがわかってくれている──それだけでいいのです」と語った。このような患者に対して，医療スタッフ側がなすべき態度が，この言葉に集約されているといえよう。

(3) 第3段階：取り引き

　第1段階で悲しい事実を否認し，第2段階でまわりに対して自分の悲しい運命に対して怒りだし，それでも事態が改善されないと悟ると，次に神やまわりの人々に対して何かの約束をして，病気の改善や延命を願うようになる。「もし，この病気が治るのであれば，自分の全財産を神に捧げる」，あるいは「病院に多額の寄付」をする。あるいは「酒もタバコも止め，正しい生活を送る」ことを誓ったり，あるいは，出家したり，教会の奉仕に余生をささげる，などである。

　患者は自分の過去の誤った生活態度に病気の原因を求めようとすることも多い。考えてみると，いろいろ悪い生活態度が思い当たる。事実，病気がそのような誤った生活態度に由来することは，医学的に考えてもありうる。しかし，このような状態の患者の気持ちの中には，自分を処罰したい，自分を責めたいという願望がある。医療スタッフ側はこのような患者の自己破壊的願望に対して，それをよく話し合い，指摘することが大事である。

(4) 第4段階：抑うつ

　病気はさらに進行していく。何回もの手術が重なり，新たな症状も出現してくるし，次第に体力も衰えてくる。また，手術によって　かけがえのない身体部分を喪失してしまう。このような状態になると，患者はもはや自分の病気を否認することができなくなる。もう自分が何か重大な病気にかかっていること

を認めざるを得ない。医師のいっていた病気のことは本当のことではないか，と思い出す。そうなると患者は，何か大きなものがなくなっていく，すでになくしてしまった，という気持ちに陥る。乳がんの女性は自分が大事に作り上げてきた容姿を失う。子宮がんの女性は自分はもはや女性ではないという気持ちになることもある。とくに，顔，頭の部分の変形や喪失は，人とかかわろうという気持ちを失わせる。もはや誰とも会いたくない。職も失い，経済的負担も加わってくる。家族の負担もますます重くなってくる。

　このようないっさいのものを失って，沈んでいく患者に，治療者側はどうすればよいのであろうか。キューブラー・ロスは子宮を失い，もはや女性ではないと感じた患者に対しては，それ以外の女性的特徴をほめ，女性として自信をもつように接している。しかし，多くの場合，このような慰めが効果をもたない。慰めは空々しく感じられてしまう。このような場合，患者の気持ちを明るくしてやろうとするよりも，むしろ患者に「悲しみを表現することを許す」態度が大事になってくる。患者は今まで生きてきた職，生活，家族，財産のすべてを奪われようとしているのであるから，悲しいのが当然であり，その悲しい気持ちを出さないようにすることは，死を受け入れることをむずかしくする。治療者側も慰める言葉さえもなくなってしまう。そのようなとき，「悲しむなといわず，ただ黙ってそばで掛けていてくれる人たちに，患者は感謝することができる」のである。しかし，このような末期がんの人に，黙ってそばに居続けることは，じつに大変なことなのである。

　キューブラー・ロスはこの時期の抑うつを，恐ろしい知らせを聞いてショックを受けたときの抑うつ(反応抑うつ)とは異なり，静かな抑うつであると述べている。そしてこの抑うつを死への「準備抑うつ」(preparatory grief)と呼んでいる。

(5) 第5段階：受　容

　上述したような段階を経た患者は，自分の運命について抑うつでもなく，怒りも覚えないような段階に達する。この時期の患者はほとんど衰弱して，ウトウトとまどろんでいる。しかし，この段階の「受容は幸福の段階と誤認してはならない」とキューブラー・ロスは述べている。この時期の患者にはほとんど感情がなくなっている。外部への関心もなくなり，テレビも消されてしまう。

　この時期には言葉がコミュニケーションとして機能を失っていく。そのために，ただそばに付き添うということが大事になってくる。患者にとって医療ス

タッフや家族が最後まで付き添ってくれるということは，非常に安心できることである。家族にとっても，死ぬ瞬間に立ち会うことは，それほど恐ろしいことではないことを知るであろう。

「不可避の死を回避したいと闘えば闘うほど，死を否認しようとすればするほど，この平安と威厳に満ちた受容の最終段階に到達するのがむずかしくなる」とキューブラー・ロスは述べている。

9-3 がん告知の問題

医師の役割には病気の診断，投薬，手術などがあげられる。これまでは，患者とどのようにコミュニケーションをとっていくのかという点については，医師の職務としてはあまり重要に考えられてこなかった。これは医師の良識の問題とされていた。しかし，最近は，医師の説明と患者の同意を意味するインフォームド・コンセント (informed consent) という言葉が叫ばれるようになってきた。すなわち，これからは医療をすすめるためには，医師と患者は「お互いに協力してすすめる」必要があることが，以前にも増して叫ばれるように変化してきた。治療者と患者が協力することは当たり前のことであろう。

しかし，従来なぜ，このような当たり前のことが，日本ではあまり叫ばれてこなかったのかということも，考えてみる必要があろう。これについては，いろいろな理由があろう。その一つの理由として考えられることは，欧米などに比べて日本では，医師-患者の関係は，日本的「甘え」の心理に基づいているように思われる。土居健郎 (1971) によると，甘えとは，「受身的対象愛」として定義される。つまり，日本では，患者は先生にすべてをお任せしようとする。すなわち，患者は受け身的に相手の意志に任せようとするのである。自分からあれこれのことを，どうにかしてくれというように，我を主張することは美徳に反すると考えられてきた。

他方，医師は患者を「決して悪いようにはしないから，すべてを私に任せなさい」という態度で接してきた。ほとんどの場合は，このような態度で両者は，不都合なくやってこれたのである。これは心理学的に見れば，幼児期の母子関係をそこに投影していると見ることができる。赤ん坊はお母さんにすべてを任せ，お母さんは赤ちゃんのすべてをめんどうみる。このような母子一体の関係にあるときには，いちいち患者に言葉で説明したり，同意を求めたりする必要はない。むしろ，言葉で説明するものは，"水くさい"関係になってしまい，

せっかくそれまで生じていた一体性を破壊することにつながる。それゆえに，医師も患者もできるだけ，どうしてもいわなければならない場合にならない限り，患者にいちいち病気のありさまを説明することをしなかった。医師にすべてをお任せしている患者の方から，説明を求めるような失礼な行為にでることも少なかった。それゆえ，理想的な医師と患者の関係は，日本にあっては暗黙の信頼関係，"あうん"の関係にあることと考えられてきた。

　しかし，このような関係は，うまく作用しているときには，非常にすばらしい効果を発揮するが，ややもすると医師側の一方的な支配的関係を招きやすい。そのために，これまでの患者と医師の関係は弱者と強者の関係になりがちであった。最近はこのような関係も反省されるようになってきた。医師と患者の相互の甘えの関係は許されなくなってきた。インフォームド・コンセントが必要になってきた背景は，日本人の物の考え方，人間関係が次第に変化してきたことを意味しているように思われる。すなわち，社会の時代変化につれて，個人主義的考え方がいっそう広まり，それまでの一体感がすでに共有できなくなってきたこと，日本人の自我意識が従来よりも自立的になり，何事も意識的に理解し，判断を下すような西洋的自我構造に近くなりつつあることをも意味している。

　また，高学歴社会，さらにインターネットの普及によって，患者はこれまでよりも医学的知識が豊富になり，ことによると医師よりも高度の医学知識をもつことも不可能ではなくなったこともあげられるであろう。医師による医学知識の独占体制が崩壊した。もはや患者は医師に「すべてをお任せ」するわけにはいかなくなっている。患者は医師に「すべてをお任せする」には，いろいろと知りすぎてしまったのである。

　このような社会の変化に対応するには，もはや医師−患者関係は甘えの心理に基づく依存関係ではなく，より契約に基づく関係にならざるをえなくなっている。日本では，「契約」ということは非常にわかりにくい概念である。西洋のキリスト教社会は，神と人間の契約をもとにして成立している。そして，神と契約し，それを守ることのできる人間だけが，まともな人間として認められる。これがすべての人間関係の基本である。

　しかし，日本では神仏と「契約」を交わしているわけではない。ある神社やお寺にお参りし，おさい銭を少しばかり納めたとしても，神仏と「契約した」とは思っていない。日本人は仏様にただすがっているだけである。神仏はわれわれのわがままなお願いをきっと聞いてくださるに違いない，とそう漠然と信

じているのである．この神仏はわれわれが悪いことをして，約束を破ったとしても，「契約違反だ」といって裁判にかけたりはしない．神仏は「しょうのない奴だ」と文句をいいながらも，なんとか救ってくださる．

　日本の神仏は，悪人の行いの一つ一つを取り上げて，その正邪を裁くことをしない．また，逆に神仏がわれわれを救ってくれなくても，いちいち神仏を非難するようなことはしない．すべてが，あいまいな関係の中で，すべてが行われているのである．このような文化的背景の中で，医療が行われてきたのである．医師と患者もこれに似たものがある．しかし，これからはこのような背景自身が変わりつつある．

　さて，このインフォームド・コンセントの考え方は，これからの医療においては，患者に病気の状態と治療内容，方針を説明し，同意を求めることも，医師が身につけておかなければならない技術の一つと考えることにある．そしてこれからの医療においては，医師になるためには，このような人間的伝達能力の開発が必要になるのである．これはがんのような難病について，非常に重要な問題として立ち現れてくるといえるであろう．ここではがんの告知について考えてみよう．

がんの告知をめぐって―患者とのコミュニケーションの重要性―

　がんは1981年以降，死因の第一位を占め，年間32万人以上が亡くなっている．がんなどの難病に対して医学的治療したり看護したりする技術が医師や看護師にとって重要であることはいうまでもない．しかし，それにもまして患者とのコミュニケーション能力の重要性がこれまで以上に認識されるようになってきた．このことを主としてがんの告知をめぐって考えて見よう．

　がんの告知に対する考え方は20年前と今ではまるきり異なっている．たとえば，朝日新聞が1989年3月に実施した世論調査結果によると，医師は患者本人にがんを「知らせる方がよい」と思う人が37％，「そうは思わない」が40％と意見が完全に2分されていた．自分ががんにかかったら「知らせてほしい」は59％で，「そうは思わない」が34％であった．また，家族の場合，「知らせる」が21％，「そうは思わない」が64％という結果であった．これはそれよりも約10年前(1980年10月)の調査結果とほぼ同じ傾向を示していた．この当時，日本はがんの告知については，国民的なコンセンサスが得られていなかったといえる．

　1990年1月に出された，日本医師会生命倫理懇談会(座長：加藤一郎)の報告

でも「わが国でもがんの告知が行われる方向に向かう」としながらも，「慎重な態度で臨むこと」を求めていた。そして告知の条件として次の4点を指摘していた。

① 告知の狙いがはっきりしている。
② 患者と家族に告知を受け入れる力がある。
③ 医師，看護師らと関係がよい。
④ 告知後の患者を精神面で支えられる。

アメリカでもがんの告知は同じような傾向を示していた。1961年のアメリカでは，原則として告げないとするものが88％であったのに対し，1977年の調査では98％が告知するように変わった。それと同じようなことが日本でも生じてきたということができるだろう。

2006年5月，日本のどこでも，高度ながん治療を受けられるようにとの目的で「がん対策基本法」が成立し，2007年4月に施行されるようになった。その背景には，治療法の最近の進歩によって，がん患者の2人に1人が治る時代に入ったことが挙げられるであろう。そのような状況ではできるだけ早期に患者に真実を告げ，患者の協力を得ながら治療を進めていく必要がある。

「基本法」第2条の基本理念では，① がんに関する専門的，学際的，総合的研究の推進，② 地域にかかわらず等しく科学的知見に基づく適切な医療が受けられるようにする，③ がん患者の置かれた状況に応じ，本人の移行を十分尊重して医療を提供する体制，が謳われている。すなわち，③ にあるように患者とのコミュニケーションが非常に重視されることになった。

表9-1, 9-2は2009年10月（かっこ内は2007年11月）のがん告知に関する調査結果である（時事世論調査, http://www.jiji.com/service/yoron/result/index.html より）。これによると知らせてほしいが80％を越えている。知らせてほしくないは4％という風になっている。家族は40％が知らせると述べている。これは先に述べた20年前のデータと比較すると告知する方に大幅に増加していることがわかる。その意味で「告知することが基本方針」となるのは当然ということができる。しかし，わずかであるが，知らせてほしくない人（4％），家族に知らせない人（13％）がいることは注目するべきである。このようなわずかな人でも，告知を望まない人がいることにはいつも気に留めておかなければならない。

このような傾向を受けて，国立がんセンター病院では，がん患者すべてに病

表 9-1　がんの告知希望（時事世論調査より）　　$(n=1347)$

万一，あなたががんにかかったとしたら，がんであることを知らせてほしいと思いますか．知らせてほしくないと思いますか．

知らせてほしい	80.7 %	(80.1 %)
どちらとも言えない	13.3 %	(13.3 %)
知らせてほしくない	4.3 %	(5.9 %)
わからない	1.7 %	(0.7 %)

2009 年 10 月調査結果，（　）内は 2007 年 11 月調査結果

表 9-2　家族へのがんの告知意向（時事世論調査より）　　$(n=1347)$

万一，あなたの家族ががんにかかったとしたら，あなたはがんであることを本人に知らせると思いますか．知らせないと思いますか．

知らせる	40.1 %	(40.6 %)
どちらとも言えない	41.3 %	(38.2 %)
知らせない	12.7 %	(17.0 %)
わからない	5.9 %	(4.2 %)

2009 年 10 月調査結果，（　）内は 2007 年 11 月調査結果

名の告知を行うようになった．この病院で岡村仁が執筆責任者としてまとめ，作成された「がん告知マニュアル」(2006 年 9 月第 2 版)では，冒頭で「がん告知はがん診療の第一歩であり，重要な医療行為のひとつである」と位置づけている．そして「がん告知に関して，現在は，『告げるか，告げないか』という議論する段階ではもはやなく，『如何に事実を伝え，その後どのように患者に対応し援助していくか』という告知の質を考える時期に来ている」と述べている．患者を支えていく技術が必要で，「このような技術を学ぶことなく患者にがんを伝えることは，糸結び，メスやハサミの使い方，術後管理を知らない医師が手術の執刀医になるのと同じことである」とまで述べている．すなわち，現在においては，カウンセリングの基本を学び，実践できることが医師にも必須となっていることを意味している．

　この告知マニュアルの基本姿勢をまとめて見ると，次のようになる．
　「国立がんセンター病院」におけるがん告知における基本姿勢は，

- 本人に伝えることが原則——家族よりも本人を優先
- 説明する場所にも配慮——安心できる場所
- 説明する方法にも配慮——プライバシーが守れる手段
- 一貫して正確に真実を述べる
- 突き放さず希望を与える
- 判断を押しつけない
- 家族への対応も重要

　これらの内容自体は決して目新しいものではなく，カウンセリング分野では従来から言われていることがらである。しかし，医師が本当にそれを必要と感じているという事実が非常に重要である。以上に述べたことを本当の意味で実践することは，そうたやすいことではないことである。患者がどのようなことを望んでおり，どのような程度までストレスに持ちこたえる力が残っているのかを読み取り，そのつど適切な程度の言葉かけをするのはやさしいことではない。キューブラー・ロスも「いかなる真実を告げるべきか？」ではなく，「いかにして"これ"を患者と分け持つべきか？」が大事であることを指摘している。これを実践するためには，先輩医師のコミュニケーション技術を学んだり，臨床心理士らを活用することが重要であろう。

9-4　がん患者の心理療法

　ふつう心理療法と呼ばれるのは，神経症や精神病など，とくに器質的障害のない人たちに対する心の援助活動をいう。がんのように，はっきりと器質的障害がある病気に対しては心理療法は行われないのがふつうである。それにもかかわらず近年になって，がんの心理療法が叫ばれだしてきた。ターミナルケアの一環として，死の不安や，痛みの制御，死へとおもむくときの心の準備などを目的にする心理面接は，今後ぜひ取り組まなければならない分野であろうと思う。そして，これはがんだけには限らない問題を含んでいる。

(1)　がん患者の性格

　心理的な影響でがんになるということは，慎重でなければならないが，ある病気をもつ患者には一定の性格特徴といったものが見られるという。
　もともと外科医であった河野博臣医師は，ある日，2歳になる幼い娘を列車にはねられるというでき事に遭遇した。散り散りになった肉片を拾い集めなが

ら，この子の短い一生は何だったのかという疑問にとらわれ，それ以来，子どもの死，自分の死，患者の死について考えるようになっていった。それまでは，河野医師は「がんの患者が再発して死んでしまっても，とくに心の痛みは感じなかった」と述べている。しかし，この思いがけない肉親の死をきっかけに，ターミナルケアのこと，がん患者の心の問題に目覚めていった。さらに，そのころ，何度手術をしても治らない患者さんがいた。俗にいう頻回手術患者であろう。そこで話を聞いてみると，夫婦関係がうまくいっていないことがわかったという。これはメスだけでは解決できないことを思い知らされたのである。そこで自らもユング派の精神分析を受けながらターミナルケアに努力し，そしてがんの心理療法へと発展していった。河野(1984)は，がん患者の性格傾向として，次のような項目をあげている。

① 幼児期に父母などとの離別。つまり依存対象をなくした人。そのような人はうつ的状態になりやすく，攻撃を自分の方に向けてしまう。
② 内向的で，怒りの感情の発散ができない。
③ 仕事にまじめ，過剰適応している。
④ 遊びべた。人間関係に適切な「間」がもてない。
⑤ 人との交流は必ずしも悪くない。他の人だったら怒りそうなことでもがまんする。

このようながん患者の性格傾向を考えると，がん患者は非常に孤独に生きているということができる。それゆえに，できるだけ多くの人と気がねなく話し合える，孤独感を癒す場が必要であり，この点にがん患者のグループ心理療法のねらいがあるのである。

また，どのような性格が病気の回復によい影響を与えるのかについても関心が払われるようになってきた。自分で自分の病気を積極的に調査し，患者の意見もよく聞き取る医師につき，いたずらに心配せず，いつもユーモアをもち，運動や食事にも積極的で，自分の体に本来備わっている自然治癒力を信じて節制をするような人は，おおむね長生きするといわれている。

(2) がん患者の集団心理療法

河野博臣ら(1984)は1982年ころより，看護師，臨床心理士などとチームを組み，グループ・イメージ療法をがん患者を中心に適用している。「がん対策基本法」でも患者とのコミュニケーションの必要性が説かれている。各地でいろいろな試みが活発になっている。

［導　入］
　がんの最初の入院手術後の寛解期が，このような心理的援助をするのに，とくに重要である。
　グループは 20 人を限度とする。治療者を囲む円状に座る。
　まず，その目的を話す。① リラックスして何でも話すように心掛ける。② 病気の心身相関について説明し，感情の発散のできないことが病気によくない影響を与えることを説明する。③ 患者が自分の病気に対して責任をもって対決していくように指導する。④ 患者自身の生き方の変換，人格態度の変革を目標にするような問い掛けをする。
　グループはそれ自体に治癒力をもっており，信頼感と連帯感ができると，患者は感情を自由に発散できるようになる。そして，リーダーは患者のファンタジーが活性化するように働きかける。
［技　法］
　① 　第 1 段階：心身のリラックス
　どのような病気に対しても，患者がリラックスしていることが大事である。河野らはそのための技法として，東洋的な禅の瞑想法を取り入れている。呼吸の調整によって心身のリラックスを目指す。そのとき，「心の中にある不安，イライラ，葛藤，怒りなども同時に吐き出す」ようにする。
　② 　第 2 段階：メディテーション
　最初に心身のリラックスを行ってから，瞑想に入っていく。そのとき，江戸時代の白隠禅師の著書『夜船閑話（やせんかんわ）』の中にある瞑想法を利用している。
　「今ここに，神様からいただいたすばらしくよく効く薬があります。これを軟膏に塗り上げて今これを頭の上に置きます。頭の上に置いた状態をしっかりとイメージに描いてください。…体温で軟膏が静かに溶け始めて，かぐわしい香りが広がってきます。溶けた薬は頭皮をとおり，骨を通って大脳皮質に達していきます。静かに，確実にまんべんなく，乾いた大地に水がしみ通るようにゆっくり広がっていきます。…」このようなイメージを与えることによって，患者のファンタジーを呼び起こしていく。そして，次いで大脳皮質から大脳辺縁系を経て間脳に広がるようなイメージをゆっくり与えていく。「…ここへすばらしくよく効く薬がしみわたってきました。すると血液やリンパ液の流れが改善されて，老廃物や悪い細胞，さらに流れを止めていたがん細胞もすっかり洗い流されて，血液もリンパ液ももとのように規則正しく流れるようになります。…すばらしくよく効く神様の薬が，頭からだんだんと胸部，肺に向かってゆっくりと確実にしみわたっていきます」というような教示を与える。
　このようなイメージ療法においては，もっと積極的にがん細胞を頭にイメージさせ，それと積極的に出会わせるようにさせたりもする。

③ 第3段階：免疫機構の説明

ここでは身体の免疫機構を説明する。外部から身体に侵入してくる外敵を殺してしまう免疫細胞について話す。そして「あなたがリンパ球になったイメージを浮かべてください。そして血液やリンパ球の流れを妨げているがん細胞や悪い細胞に出会って，なぜそこにいるのか話し合うようにいたします。がん細胞であれ，悪い細胞であっても，自分の細胞から出てきた細胞である以上，存在する理由があると思いますので，その理由をゆっくり話し合うようにする。」

イメージでがん細胞に会うようにする。しかし，がん細胞を攻撃するのではなく，がん細胞と話し合い，それでも決着がつかないときには，がん細胞を抱き込んで食べるように指示する。

このようながんを具体的イメージとして思い描き，それについて対処する方法を各自が生み出すように援助するのである。こうすることによって，がん・イメージに打ちのめされていた患者にがんと向き合う力と希望を与えるのである。そして，それをグループ全体で支えることが大事である。

④ 第4段階：自然治癒力の刺激

人間の生まれながらにしてもっている自然治癒能力を刺激するために，次のようなイメージを与えていく。「私は疲れています。…生まれたときから与えられた自然治癒力，これは私の母であり，女神です。疲れ苦しんでいる私を受け入れ癒してくれます。…頭の中に母であり，女神である自然治癒力のイメージを描いてください。優しい人です。…」このような生きる力を与えるような女性のイメージを心に思い描かす。これらの女性イメージは多くの場合，母イメージにつながってくる。このような形で，できる限り生きるためのエネルギーを与えてくれる存在を心の中によみがえらせるように努めることが大事になってくる。

この第4段階が終了したあと，リラックスした状態で自分の闘病体験などを話し合うのである。

以上のようなやり方は，今までの医学からみると奇妙なものと映るかもしれない。しかし，がんとどう付き合ってゆけばよいかわからない患者に，目に見える形の指示を与えることは，思いのほか重要なことであるといえる。

Column 9

がん対策・緩和ケア

　がんは，1981年以来死因の第一位である。対策の一層の充実を図るため，がん対策基本法が2006年6月に成立し，2007年4月から施行された。基本理念として，「専門的，学際的又は総合的な研究の推進，がんの予防，診断，治療等に係る技術の向上，研究等の成果の普及，活用，発展。がん患者が適切ながんに係る医療(「がん医療」)を，がん患者が居住する地域にかかわらず等しく受けることができるようにすること(均てん化)。がん患者本人の意向を十分尊重。医療提供体制の整備」などが述べられている。

　また，患者や家族らを委員とする「がん対策推進協議会」を設置することになった。これは医療政策を医療スタッフだけではなく，患者らとともに考え，作っていく共同作業者に位置づけるようにすることを意味している。これによって，医療技術とともに，患者や家族の意志を聞くという姿勢が非常に重要になったということができる。

　最近では，ターミナルケアとかホスピスという言い方に代わり，緩和ケア(palliative care)という名称が使われるようになってきている。

　palliativeとは，「(病気痛みを)一時的に軽くする，一時押さえの：弁解する，一時しのぎの」という意味で，ラテン語pallium「外套，掛けぶとん，幕，おおい，外皮」に由来する。寒さに直面している人に対して，外套をさしかけることで何とかしのいでもらうという意味がある。

　WHO(世界保健機関)の緩和ケアの定義(2002年) WHO(日本ホスピス緩和ケア協会副理事長志真泰夫氏提供資料)によると，緩和ケアとは，生命を脅かす疾患による問題に直面している患者とその家族に対して，疾患の早期より痛み，身体的問題，心理社会的問題，スピリチュアルな問題に関して，きちんとした評価を行ない，それが障害とならないように予防したり，対処することで，QOL(quality of life)を改善するためのアプローチである。

　その目標とするところは

- 痛みやそのほかの苦痛な症状から解放する
- 生命を尊重し，死を自然の過程と認める
- 死を早めたり，引き延ばしたりしない
- 患者のためにケアの心理的，霊的側面を統合する
- 死を迎えるまで患者が人生を積極的に生きてゆけるように支える
- 家族が患者の病気や死別後の生活に適応できるように支える
- 患者と家族——死別後のカウンセリングを含む——のニーズを満たすためにチームアプローチを適用する
- QOLを高めて，病気の過程に良い影響を与える

- 病気の早い段階にも適用する
- 延命を目指すそのほかの治療——化学療法,放射線療法——とも結びつく
- それによる苦痛な合併症をより良く理解し,管理する必要性を含んでいる

以上のように,「緩和ケア」という言葉で意味していることは,ただ単に患者の身体的治療だけではなく,患者の内面までに踏み込む内容を含んでいる。また,患者のみではなく,患者を取り巻く家族をも含めたケアまで,非常に広い概念である。

Column 10

自 殺 予 防

毎年3万人を超え,増え続ける自殺者(図参照)に歯止めをかけるために2006年「自殺対策基本法」が国会で可決,成立した。

【自殺対策の基本理念】
① 自殺が個人的な問題としてのみとらえられるべきものではなく,その背景に様々な社会的な要因があることを踏まえ,社会的な取組として実施されなければならないこと。
② 自殺が多様かつ複合的な原因及び背景を有するものであることを踏まえ,単に精神保健的観点からのみならず,自殺の実態に即して実施されるようにしなければならないこと。
③ 自殺の事前予防,自殺発生の危機への対応及び自殺が発生した後又は自殺が未遂に終わった後の事後対応の各段階に応じた効果的な施策として実施されなければならないこと。
④ 国,地方公共団体,医療機関,事業主,学校,自殺の防止等に関する活動を行う民間の団体その他の関係する者の相互の密接な連携の下に実施されなければならないこと。

【国・地方公共団体の基本的施策】
① 自殺の防止等に関する調査研究の推進並びに情報の収集,整理,分析及び提供の実施並びにそれらに必要な体制の整備
② 教育活動,広報活動等を通じた自殺の防止等に関する国民の理解の増進
③ 自殺の防止等に関する人材の確保,養成及び資質の向上
④ 職域,学校,地域等における国民の心の健康の保持に係る体制の整備
⑤ 自殺の防止に関する医療提供体制の整備
⑥ 自殺する危険性が高い者を早期に発見し,自殺の発生を回避するための体制の整備
⑦ 自殺未遂者に対する支援

⑧ 自殺者の親族等に対する支援
⑨ 民間団体が行う自殺の防止等に関する活動に対する支援

　自殺を防ぐには一人の力では弱い。自殺念慮のある人は，この世の絆を断ち切ろうとする。それをこの世に引き留めるには，チームの結束が必要である。とりわけ，医療スタッフの果たす役割は重要である。自殺願望を持っている人は，そのことで相談に訪れることは少ない。むしろ，身体的不調などの形でまず受診する。この時に，心の問題に気づくことが重要であろう。身体の専門家と心の専門家が連携して，対応することが何よりも重要である。自殺対策は，自殺志願者本人への対応だけではなく，それを取り巻く大勢，家族，友人，学校や職場関係者への対応も重要となる。

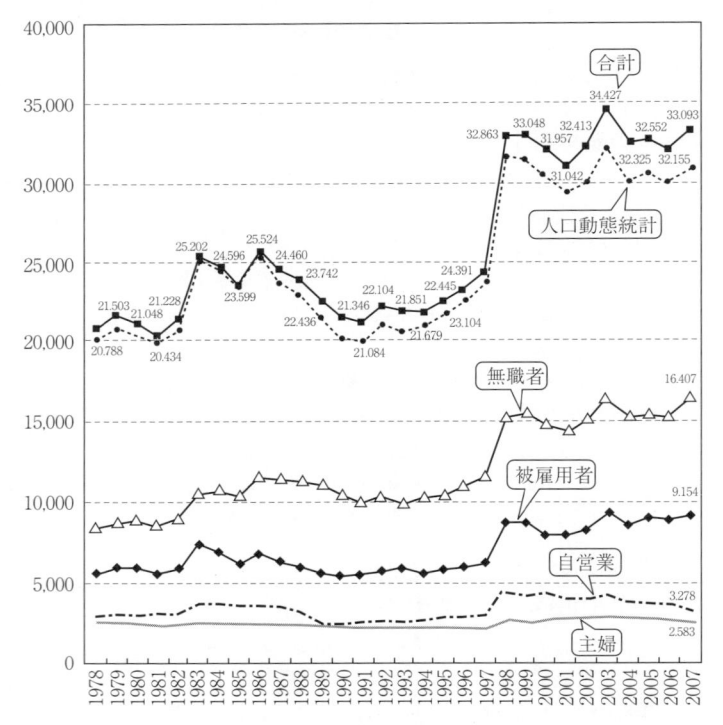

（注）　「学生・生徒」は少数なので省略。無職者は主婦を除く。
　　　　被雇用者は管理職を含む。自営業は家族従事者を含む。
　　　　2007年から職業分類再編。2006年まで主婦には主夫を含む。
（資料）　警察庁「自殺の概要資料」，厚生労働省「人口動態統計」

職業別自殺者数（警察庁データ）と人口動態統計データとの比較

心の専門家　　10

10-1　心の専門家といわれる職業

　「心の専門家」とは，河合隼雄(1988)によれば，「人間の心についての知識をよく知るとともに，心の問題に悩む人に対して，適切な方法によって接することのできる人でなくてはならない。後者はとくに重要で，心の問題の程度により，相手の年齢により，その他多くの条件を考慮して，適切な態度によって会うということは，きわめてむずかしいことで，相当な専門的訓練を経ていないとダメである……このような点を考えると，いわゆる自然科学者としての資格を与えるのではなく，相当に柔軟な知識と態度を必要とするので，その教育・訓練の過程もなかなか困難なのである。専門的な訓練をするために，スーパーヴァイザーを必要とすることも，心の専門家の訓練の特徴であろう。……（クライエント）1人1人の場合に応じて，なんらかの個別的な発見が必要であるという点で，他の専門家とは異なっている。つまり，それは，人間の心に対する謙虚な態度によって支えられているのである。人間の心に対するのは，機械の修理とは異なるものだ。機械については，それに対する十分な知識と技術さえあれば必ず修繕できる。しかし，心理療法というものは，修繕ではなく，新しい創造過程がそこに含まれてくる。元の状態に復するのではなく，そこにはなんらかの創造過程が存在するのであり，それについては，心理療法家はクライエントと共に新しい発見の道をともにするが，既成の法則にしばられていたのでは，そんなことは生じないのである」といわれる。

　この視点において考えるとき，「心の専門家」といわれる職業として，臨床心理士(心理療法家)，精神科医，精神分析医(家)が考えられる。臨床心理士は心理学を基礎学問とし，精神科医は医学を，そして精神分析医(家)は主として，医学または心理学を基礎学問としている。この違いは，微妙な違いを生み出している。

　例えば，西園昌久(1990)は次のようにいい，「心理療法の特性」ということについての問題提起をしている。

　　…精神科医の精神療法は，疾病論から離れられない。一方では身体的基礎，他方で

は「精神科疾患を診断」,「社会復帰のための調整」といった社会的関連から自由でない。すなわち,患者の主観を純粋に受け入れ切れない立場にある。その点,臨床心理家たちは,より純粋に患者の主観にかかわれる立場にあると思われる…

精神分析的治療の中でいわれる精神療法医(psychotherapist, psychoanalyst)と管理医(administrative doctor)の分化について,岩崎徹也(1981)から紹介しよう。

精神療法医とは,患者が治療場面で話した秘密を守り,その患者の現実生活には直接影響を与えないで,あくまで患者の精神内界を患者といっしょに見つめる役割に専心する人であり,管理医は,患者の薬の処方とか,外出・外泊の許可などの現実的・管理的側面を担当する役割をもつ人である。このように分化させることについては,「患者さんが自由連想中に述べたことが,患者さんを取り巻く日常の院内生活に影響を与えてしまうということは,本当の意味で分析医が中立性,受動性を守っているとはいえないという反省が起こってきました。…自由連想したことが,自分の利益にすぐにはね返ってしまうのでは,自由に連想がしにくくなる。…こういう認識から出発して,こういう情報伝達,つまり精神分析医の方から病棟主治医(管理医)への情報は流さないことにし,そこでは秘密を厳守することが,病院の中の入院患者に対する精神分析療法,あるいは精神分析的な精神療法の場合にも大事だというふうに認識されてきました。」と説明している。

西園,岩崎らのいうことからすると,薬を処方しない,かつ病院の中で現実的な権限をもたないサイコセラピスト(精神療法医,精神分析医,臨床心理士など)の存在理由が浮かび上がってくる。

次に,臨床心理士,精神科医,精神分析医という「心の専門家」になる道のりについて述べよう。

臨床心理士(certified clinical psychologist):まだ国家が管理する資格制度には至っていないが,1988年3月に日本臨床心理士資格認定協会が設立され,1988年11月,わが国における初めての臨床心理士が誕生した。この臨床心理士の資格審査を受けることができるものは,① 学校教育法に基づく大学院研究科で,一種または二種として指定された課程を修了し,二種にあっては,修了後1年以上の臨床経験を有する者,② 大学院研究科において,心理学隣接諸科学を専攻する博士課程前期課程または修士課程を修了後2年以上の心理臨床経験を有する者,③ 医師免許取得者で,取得後2年以上の心理臨床経験を有する

者，と規定されている。

　資格試験は，筆答試験と面接試験である。この資格の有効期間は5年間であり，5年間の内に一定レベルの研修成果(得点制)をあげないと，資格は取り消されてしまう。

精神科医(psychiatrist)：6年間の医学部卒業と同時に国家試験を受験し，合格すれば，今のところ精神科の専門医制度はないため，法的には「精神科医」と称することができる。しかし，大学ごとに研修制度をもっているため，精神科に入局[1]してから1年間から最長4年間くらいを，医局内においては研修期間として位置づけているようである。

精神分析医(psychoanalyst)

・フロイト派精神分析医：精神分析協会日本支部が，かなり厳しい基準の研修制度をもっている。基本的に，医学部出身者，大学院にて心理学を専攻したものが，一定の臨床経験を経た後，精神分析協会の教育分析をする資格をもった正会員から教育分析を受け始めると，精神分析協会の研修生として登録される。この研修生の間に，スーパーヴィジョンも受けなければならない。この研修生の期間は，少なくとも5年はかかるといわれる。その後，審査を経て合格すれば準会員になれる。この準会員の期間に精神分析学的な際立った業績をあげ，それが認められると国際精神分析協会の正会員となる。正会員となっても教育分析資格をもつまでには，一定の条件が必要であり，全体としては果てしない道のりだといえる。また，精神分析学(精神分析療法)の入門的セミナーも，東京において，1979年以来開講されるなど，精神分析学(精神分析療法)の底辺は広がってきている。その後，精神分析協会基準におけるフロイト派精神分析医資格とは別に，日本精神分析学会が認定する資格(認定精神療法医，認定心理療法士)が誕生している。

・ユング派精神分析医：河合隼雄(1967)，秋山さと子(1985)により，ユング研究所のシステムを紹介しよう。全体のプロセスは，少なくとも5年はかかるといわれる。教育分析から始まり，これが少なくとも300時間。研究所に入ってから，およそ1年半後に理論についての予備試験を受ける。この予備試験は，広範囲な領域にわたって実施されるものであり，かなり難関であるといわれる。

　次の段階は，control analyst (指導者)からスーパーヴィジョンを受けながら，

---

[1] 精神科に入局するのも大学によりまちまちであり，国家試験に合格すれば，すぐに入局できる大学，国家試験合格後，1年間総合病院の臨床を経験した後に専門を決め，入局する大学などがある。

少なくとも3ケースについてのコントロール・アナリシス(control analysis)を250時間以上に行う。また同時に，3学期にわたる別の病院でのインターンが必要である。最後の段階が論文審査である。

10-2　フロイトによるレイ・アナリシス問題についての論述

　1926年，非医師精神分析家であるライク(Theodor Reik)が患者から「いかさま治療」として告訴されたことがきっかけになって，精神分析は医師に限るべきか否かという問題が持ち上がったのである。これに対してフロイトは，"Die Frage der Laienanalyse"(「レイ分析の問題について」)という論文を書き，ライクを擁護した。レイ・アナリシス(lay analysis)とは，非医師による精神分析という意味である。この1926年の論文の冒頭の部分において，フロイトは，「これまで誰1人として，精神分析を行うのは誰かということに心を向けたものはいなかった…」と問題提起している。

　フロイトが精神分析について論文の中で述べているところを，そのまま引用しよう。

　★何人も一定の養成教育と訓練とを受けることによって資格を得ないかぎりは，精神分析を行うべきではないということです。その場合，当の人物が医師であるかないかということは，私には副次的なことだと思います(『素人による精神分析の問題』，1926)。
　★精神分析は治療法ですからね。分析の対象として問題になるどんなケースにおいても，まず第一に医師が診断を下すべきだということは認めます。いや，認めるのではなく要求すると申しましょう。私たちの手をわずらわせる神経症の圧倒的多数は，幸いなことに心因性のもので，病理学的には問題がありません。医師がそう診断したら，治療は安心して素人分析家に任せてよいわけです(同上)。
　★歴史的に見た場合，医師たちには精神分析のひとり占めを要求する権利はない(同上)。
　★問題とは，医師でない人にも精神分析を行うことが許されるべきかどうかということである。…これまで誰ひとりとして，精神分析を行うのは誰かということに心を向けたものはいなかった(同上)。
　★私の小著は，医師ではないわれわれの同療テオドーア・ライク博士がもぐり診療のかどでウィーンの裁判所に告訴されるという事件をきっかけに書かれたものである。すでに世間周知のことと思うが，ありとあらゆる点について予審が行われ，各方面の専門家に依頼した種々の鑑定が検討されたあとで，この告訴は却下された(『素人による精神分析の問題』のためのあとがき，1927)。

★精神分析は医学の専門分野ではない(同上)。
★精神分析は,エスの心理学と定義づけられる(『精神分析要約』,1928)。
★夢の研究によって得られた心理学的な諸発見を踏まえるならば,精神分析を深層の,直接意識できない精神過程の理論,「深層心理学」として公にし,ほとんどすべての精神科学に応用できるようにする(同上)。
★精神医学は精神分析が最初に適用された領域(同上)。

フロイトが「精神分析を行うのは誰か」と問題提起したように,私たちはいま,「心の専門家は誰か」,「心の問題への援助,心の治療を行うのは誰か」という問題提起を改めてする必要がある。それは,現行の法律の枠[2]がどうだからという発想ではなく,もっと根本的なところからの問題提起・発想でなければならないであろう。

10-3 臨床心理士の業務・専門性と職場

心理臨床に携わる者については,心理臨床家のほかに,カウンセラー,心理判定員,セラピストなどの名称がある。これらの心理臨床に従事している人の学歴,研修内容,臨床経験,スーパーヴィジョンなどに対して一定の水準を決め,その水準に達した人に資格を付与し,「臨床心理士」と呼ぶことにしたのである。

臨床心理士の業務について,「臨床心理士資格審査規定」第11条の中で,次のように規定している。「臨床心理士は,学校教育法に基づいた大学,大学院教育で得られる高度な心理学的知識と技能を用いて臨床心理査定,臨床心理面接,臨床心理的地域援助およびそれらの研究調査等の業務を行う」

また,臨床心理士倫理綱領の前文においては,「臨床心理士は基本的人権を尊重し,専門家としての知識と技能を人々の福祉の増進のために用いるように努めるものである。そのため臨床心理士は常に自らの専門的な臨床業務が人々の生活に重大な影響を与えるものであるという社会的責任を自覚しておく必要がある。したがって自ら心身を健全に保つように努め,社会人としての道義的責任をもつとともに,以下の綱領を遵守する義務を負うものである」とある。

さて,このような臨床心理士の職域を眺めてみよう。

---

2) 医師法第17条 医師でなければ,医業をなしてはならない。第18条 医師でなければ,医師またはこれにまぎらわしい名称を用いてはならない。

① 医療の領域：単科の精神病院，総合病院の精神科，心療内科，小児科，精神保健センター，デイ・ケアセンターなどにおける心理療法（集団療法を含む），臨床心理査定の仕事。
② 福祉・更生施設の領域：心身障害者福祉センター，女性相談センター，発達障害児支援センターなど（11章を参照のこと）。
③ 教育の領域：大学等に設置されている心理相談室，保健管理センター，都道府県の教育委員会に所属する教育相談センター，小・中学校・高等学校に配置されているスクールカウンセラー，いじめ電話相談など。
④ 矯正・保護・司法の領域：法務省の矯正局に所属する少年鑑別所，少年院，刑務所，婦人補導院がある。例えば，少年鑑別所での心理技官の仕事は，非行を犯した少年・少女の面接調査，臨床心理査定を行い，処遇方針をたて，また少年・少女が適正な審判を受けられるようにするというものである。
⑤ 産業の領域：会社における産業カウンセラー。
⑥ 個人開業（心理相談室の開設）。

この既存の領域の中で，今後さらに活動場所が拡大できる領域としては，個人開業，教育の領域，医療の領域，産業の領域であろうと考えられる。

心理臨床サービスの広がりと期待 11

11-1 行政レベルの心理臨床サービス

　心理臨床の活動はさまざまな分野にまたがっており，そのサービスを提供する場も今後，ますます増加することが予想される。その中で，私たちの生活にとって身近な存在である行政がどのような心理臨床サービスを提供しているかについて紹介したい。

(1) 医療・保健の分野

　公立病院，精神保健福祉センター，保健所，保健センター，リハビリテーションセンター等がある。主に健康や発達に関するさまざまな問題を抱える人に対し，心理的援助を行う。

　公立病院において心理臨床サービスを提供する診療科は，おおむね精神科が中心であるが，小児科やその他の診療科の場合もある。医師，看護師，作業療法士等，多職種の専門家と協力し，チームで治療を行うことが多い。

　具体的には，保護的な小集団の中で作業や訓練を行うグループ活動や集団心理療法の運営に携わる。また，心理検査を実施し心の問題の理解やその対応方法の手がかりを提供する。さらに，心理療法を行い心の問題の治療に取り組む。

　精神保健センターとは，心の健康の向上と精神障害者の福祉の増進を図ることを目的に各都道府県に1か所以上設置されている機関である。

　ここでは，心の健康を守るため，個別相談や家族教室，グループ活動等を行っている。個別相談は面接相談，電話相談をはじめ，メールでの相談を行っているところもある。家族教室では心の病を持つ人の家族のために，家族同士の交流を図ったり，「病気について」「利用できる福祉制度について」等の勉強会・情報提供を実施している。

　精神保健センターの他に，心の問題について相談できる機関の一つとして地域の保健所，保健センターの存在も忘れてはいけない。それらの機関においても心の健康についての相談に応じている。そして，保健所，保健センターでは，精神保健に関する相談だけではなく，乳幼児の健康診査(1歳半健診，3歳児健診など)や個別の発達相談も行っている。

リハビリテーションセンターとは，障害者の自立と社会復帰を促進するための援助サービスを提供する施設の総称である．診断，治療，心身機能回復訓練，職能訓練などを行い，更生意欲の促進，自立性・共存性の向上を図る．

　ここでの心理臨床活動は，障害者（児）の心理評価，心理相談，生活支援等の業務である．心理検査，心理面接，グループワーク等を行い，心理アセスメント，心理学的な援助を行う．

(2) 福祉の分野

　児童相談所[1]，情緒障害児短期治療施設，心身障害者福祉センター，発達障害者支援センター，女性相談センター等における業務である．子どもの心身の発達，障害児，女性が抱える問題等の福祉に関することに対して，心理的側面から援助を行う．

【児童相談所】

　児童相談所では，原則として18歳未満の児童について，児童自身のさまざまな悩み，親が困っている児童の問題についての援助を行う．相談内容は，虐待等の養護相談，子どもの障害についての心身障害相談，言葉が遅い等の発達・しつけの相談，非行相談というように多岐に渡っている．そこでの主な業務は，相談の内容に応じて判定をし，その結果に基づいて児童や児童の家庭にあった助言や指導を行う．また，知的障害児のための療育手帳[2]の発行を行う．さらに，必要に応じて継続したカウンセリング・遊戯療法などを行う．保護を必要とする児童の場合は，その児童を一時的に預かる一時保護[3]を実施するとともに，そこでの行動を観察し，判定や心のケアといった治療を行う．児童の状態やその環境によって，何らかの長期的な保護や治療を必要とする場合は，その児童の状態に適した施設を利用できるようにする．

【情緒障害児短期治療施設】

　情緒障害児短期治療施設は，軽度の情緒障害を持つ18歳未満の児童を短期

---

[1] 児童相談所という呼称のほか，自治体により児童相談センター，福祉相談センター等，名称が異なる場合がある．

[2] 療育手帳とは，知的障害児（者）に対し交付されるもので，それにより一貫した指導・相談等が行われるとともに，さまざまな福祉制度上の援助を受けやすくなる．手帳には障害の程度が記載され，障害の程度によって受けられるサービスが異なる．障害の区分は，AとBのみ，A～C，1度～4度など自治体により異なる．例えば，A（重度），B（中度），C（軽度）などを表す．

[3] 児童福祉法第33条の規定に基づき児童相談所長又は都道府県知事等が必要と認める場合には，子どもを一時保護所に一時保護したり，児童福祉施設，里親その他児童福祉に深い理解と経験を有する適当な者に一時保護を委託することをいう．

間入所，あるいは通所させて治療する施設である。対象となるのは，身体や知的面において障害を抱える児童ではなく，対人関係によるさまざまなストレス症状が認められ，社会適応が困難になっている児童である。具体的には，虐待による心理的外傷体験を有する児童やいじめ等から不登校，引きこもりになった児童，人間関係がうまく築けない等の心理的な問題を抱えた児童である。そこでは，児童に対する心理面のアセスメントや個別の心理療法を行う。また，家族療法等を実施し，保護者や家族全体を対象とした心理的な援助も行う。なお，近年では，運営が自治体から社会福祉法人等に委託されている施設もある。

【発達障害者支援センター】

発達障害者支援センターでは，自閉症，アスペルガー症候群などの広汎性発達障害，注意欠陥・多動性障害，学習障害等の発達障害を有する人やその家族，それに関わる人が利用の対象である。その目的は，発達障害を持つ人が地域で安心して暮らせるための支援を行うことにある。そのため，電話，メール，FAX等による相談を受け付けている。来所相談では本人との面接，行動観察や検査を用いた発達の心理アセスメントを行い，それに基づいた助言や指導を行う。また，保育園，幼稚園，学校の教師，施設職員など，当事者を抱える地域の関係者が発達障害について正しく理解し，適切な対応や助言を行えるよう，人材養成研修を行う。

【女性相談センター】

女性相談センターでは，原則として18歳以上の女性を対象とし，女性が抱えるさまざまな悩みについての相談を受け付けている。その主な内容は，夫等の暴力による問題（DV；Domestic Violence），夫婦・家族問題，生活困窮等の生活経済問題，住む所がない等の住居問題，性の問題をはじめさまざまである。それらの問題に対し，電話相談，面接相談等を実施している。

(3) 司法・矯正の分野

家庭裁判所，少年鑑別所，刑務所，警察署等における業務である。社会的処遇を決定する際に心理検査，調査等を実施し心理的側面における問題を明らかにする。また，矯正に向けての心理面接などを行う。

例えば，少年鑑別所での鑑別技官の主な役割は，非行を犯した少年[4]について，各種の心理検査，面接調査を行い，知能や性格等の資質上の特徴，その少年が非行にはしるようになった原因，今後どうすれば健全な少年に戻れるかと

---

4) 司法・矯正の分野における少年とは少年少女のことを指す。

いった処遇の指針を明らかにする。その結果は家庭裁判所での審判や少年院，保護観察所での指導・援助に活用される。

警察署においては，心理学的専門的知識を活かし，少年相談，継続補導のほか，被害を受けた少年に対する心理カウンセリング等の業務を行う。また，犯罪捜査に関して，心理学を応用した鑑定，検査を実施したり，プロファイリング等の業務に従事する場合もある。

法務省矯正局が，平成18年度から刑務所の受刑者を対象にしたカウンセリングを臨床心理士に依頼したことに象徴されるように，犯罪加害者の矯正領域においても心理臨床サービスの提供が行われるようになった。

(4) 労働の分野

公立職業安定所(ハローワーク)，職業支援センター等における業務である。

これらは職業生活の遂行のため，就職を支援する施設である。就職活動をするにあたり，「就職活動に自信が持てない」，「職場での人間関係に不安を感じる等，不安や悩みを抱えている場合の面接相談を行う。就職活動中の本人だけでなく，「子どもが就職活動に踏み出せない」，「子どもがフリーターを続けている」等，家族の就職について悩んでいる場合にも相談を受け付けている機関もある。そのような面接相談を行うほか，職業への適性を心理検査などにより診断することもある。

11-2 教育委員会関係

(1) スクールカウンセラー

不登校生徒の増加やいじめ，非行といった問題行動の多発に伴い，問題の未然防止，早期発見，早期解決が急務となった。学校における教育相談体制の充実・強化を図ることを目的にスクールカウンセラー事業は平成7年より開始された。

スクールカウンセリングは，原因を追及し病気を治療する治療モデルによるのではなく，問題を抱えている児童生徒と関わり，児童生徒の問題を解決する力を引き出すことを援助する教育モデルを基本としている。その職務内容は，主に，① 児童生徒へのカウンセリング，② 教職員に対する助言・援助，③ 保護者に対する助言・援助である。その勤務場所は，公立小学校，中学校，県立高校等である。

(2) いじめ電話相談

各都道府県の教育委員会では，いじめの問題に悩む子どもや保護者等が24時間いつでも相談できるように「電話相談窓口」を設置している。「いじめ・ほっとライン24」という名称で実施されたりしている。一般的に午前10時から午後10時までは，「こころの電話」の相談員が相談に応じ，夜間(午後10時から翌朝10時)は，臨床心理士資格を持った相談員がいじめ相談に限定して対応している。この夜間のいじめ電話相談は，いじめによる自殺事件が多発したことをきっかけに，文部科学省の方針のもとに実施されるようになったものである。

11-3 慢性期看護領域において期待する臨床心理的援助サービス

(1) 対象者の多様性

看護学では対象者の病状を急性期と慢性期に二大別する場合が多い。慢性期看護領域は手術後の患者も含むため，非常に幅広く，さまざまな疾患や病態に関わりを持つことになる。

【生活習慣病を抱える患者】

慢性的経過をたどる代表的疾患は，生活習慣病とも称される糖尿病や高血圧症，肥満症，高脂血症，悪性新生物などであろう。もちろん，遺伝的要因で発症する側面もわずかながらあるため，一概に対象者の生活習慣を非難するのは慎まなければならない。しかし，食習慣や運動習慣，および喫煙や飲酒といった嗜好品の摂取状況が改善されない限り，糖尿病や高血圧症，肥満症，高脂血症やメタボリックシンドロームなどは増悪の一途を辿る。糖尿病から糖尿病性腎症を発症すると腎不全に至り，透析治療が導入される場合も多い。また，生活習慣病は，虚血性心疾患，脳血管疾患も引き起こしやすい。飲酒の場合は，アルコール依存症のみならず，脂肪肝やアルコール性肝炎および肝硬変などの肝障害を併発することもある。生活習慣病を抱える患者に対しては，生活習慣の改善に向けて関わる機会が多い。

【難治性疾患およびがん患者】

生活習慣病以外で慢性的経過を辿る疾患では，筋萎縮性側索硬化症や全身性エリテマトーデス，再生不良性貧血，潰瘍性大腸炎などの難治性疾患が挙げられる。難治性疾患に定められてはいないが，HIV (human immunodeficiency virus)感染症やアトピー性皮膚炎，がん患者も該当する。難治性疾患やがん患者の場合は，生活習慣の改変もさることながら疾病の受容や死の不安に向けて

関わる機会が多い。

【不慮の事故や職業性疾病】

成人期ではどの年齢層においても交通事故や転落・転倒などの不慮の事故が多い。脊髄損傷などで重度の麻痺が残存する場合や，四肢切断術もしくは関節離断術を受けた患者，また，塵肺などの職業性疾病などでは，難治性疾患やがん患者の場合と同様に，疾病の受容に時間を要することがある。

【患者の家族】

看護の対象者は患者のみならず，患者を支える家族も含む。がん患者の家族や長期的に患者を介護する状況にある家族の精神的，身体的負担は計り知れないものがあり，抑うつ状態に陥る家族もみられるため，看護以外に臨床心理的援助サービスも必要となる場合がある。

(2) 病態とその心理的側面

ここでは，(1)で挙げた疾患や病態に関して，筆者の体験を紹介していくこととしたい。ほとんどが，6章の「心と身体」にある心身相関の心理的メカニズムを実感させられ，臨床心理士との協同が望まれた，看護師として悔いの残った事例であった。

> **事例1** 血液透析導入を拒否したA氏(男性，55歳)
>
> 日本料理店の総支配人を務めるA氏は，急性腎炎の治療目的で入院してきたが，入院中に糖尿病と高血圧症が見つかったため，食事療法と薬物療法の教育指導も受けて退院することになった。厨房業務にも携わってきたと語るA氏は，エネルギーおよび塩分制限食の調理については看護師の説明を受けるまでもないと楽観的な態度に終始しており，「要は，控えめにってことですよね」と繰り返すばかりであった。
>
> 半年後，A氏は定期受診時に高度の尿毒症を呈していることが判明し，緊急入院してきた。口臭はアンモニア臭が強く，医師は血液透析を導入しようとしたが，「おしっこが出ないくらいで，何を言ってるんですか。私みたいに健康な人間が，なぜ透析なんて治療を受けるために緊急入院させられるんですか。あんた達とは口も利きたくない」と，医師のみならず看護師に向けても激しい怒りをぶつけてきた。

> **事例2** アルコール摂取を控えることができなかったB氏(女性，55歳)
>
> B氏は，C型肝炎と糖尿病に罹患していたスナック経営者であった。生来疲労しやすい体質ではあったが，女手一つで3人の子どもを育てあげる必要があり，倦怠感が強い日でも店を開けていた。接客の都合上，飲酒せざるを得ない場合が多いと語っていたが，実際には私生活のストレスもアルコールで発散させるという生活を送っていた。

食事療法と薬物療法のための教育入院を何度か繰り返し，栄養士による栄養指導も受けていたが，食生活などの生活習慣は改まらず，外泊の度に同室患者に「やっぱりお酒を飲んできちゃった」と話している姿が見受けられた．B氏の心情を理解しようと対話を試みるものの，「生活のため，仕事のためには，お酒をやめるなんてできない．調理よりも，日中は寝ていたいの．私の苦労をわかってもらおうなんて期待はしてないわ」と，はぐらかされることが多かった．

インターフェロン療法などが行われたが，B氏の血糖値，AST[5]，ALT[6]，γ-GTP[7]などは高値のままで，肝硬変に至った後に食道静脈瘤の破裂で死の転帰を辿った．生活習慣は，最後まで変容することがなかった．

事例3　HIV感染症を告知されたC氏（男性，30歳）

C氏は，青年海外協力隊員としてアフリカに2年間滞在し，道路整備の技術指導を行っていた．帰国後，胆嚢摘出術を受けるためのスクリーニング血液検査でHIV感染が発見された．CD4[8]の低下が見られず，免疫系にも異常がない無症候期であったこともあり，慎重に検討した上で医師はC氏に告知を行った．

告知を受けてからのC氏には笑顔が消え，空虚感が漂っていた．看護師を捕まえては同じ話を繰り返すようになった．「・・・2年間が無事に過ぎようとしていて，達成感と開放感から，現地の女性とハメを外してしまったんだ．自分が犯した過ちだから，恋愛や結婚などは諦められる．でも，HIV感染者であることを周囲に気づかれるのは何よりも辛い．そのうち両親も養えなくなるのだろうし」と．そして，服薬は人目につかないところで済ませるようになった．

事例4　アトピー性皮膚炎からひきこもりになったD氏（女性，25歳）

会社員のD氏は，就職した頃からアトピー性皮膚炎を発症するようになった．外用のステロイド剤と免疫抑制剤で治療していたが，症状は軽快せず，総IgE抗体値[9]やアレルゲン特異的IgE抗体値も下がらなかった．元来視力が弱かったこともあり，アトピー性皮膚炎の合併症である白内障と網膜剥離も併発した．その背景には，D氏がステロイドの副作用に対して過剰な忌避反応を示していたことや，チョコレートとコーヒーが嗜好品であり，摂取をやめられないこともあった．

顔面から頸部にかけて，および手指の皮疹が重症化，さらに円形脱毛症も併発するにつれ，D氏は掻痒感や疼痛，分泌物の臭気に耐えながら外出するのが恐怖になり，家に閉じこもるようになった．不眠で昼夜逆転の生活になり，会社をしばしば

---

5) 肝機能の評価指標の1つ．
6) 肝機能の評価指標の1つ．
7) 肝機能胆道系の評価指標．アルコール摂取にも反応する．
8) HIVの受容体で免疫の評価指標の1つ．
9) アレルゲン（原因物質）に対して働く免疫グロブリンの量．

欠勤するようになった。その結果，会社から解雇されてしまったとのことであった。うつ状態が進み，外来受診時には「こんな醜い姿で生きていたくない。死にたい」と連発するようになった。

事例5 退行と依存状態が見られるようになったE氏（男性，65歳）

E氏は，建築業を営む恰幅(かっぷく)のよい男性であった。心筋梗塞を発症し，冠状動脈バイパス術を受けた。しかし，糖尿病と高血圧のコントロール不良と薬物投与の副作用による腎機能障害を合併し，血液透析を受けることになった。尿毒症性脳症のせいか，E氏の行動には落ち着きが見られなくなり，せん妄症状も見られるようになった。妻は他界しており，子ども達も遠方に居住していたため，面会者は週に1度あるかないかであった。

しきりにナースコールを押して身の置き所のない倦怠感と孤独を訴え，呻吟(しんぎん)していた。看護師は訴えを聞き，体をさすり，できる限り側にいるように努めたが，他患のケアのためにベッドサイドを離れるや否や，再びナースコールを押す状態であった。そのため，訪室時刻や時間にルールを設けた時期もあった。夜間せん妄に対して睡眠剤が投与されることになったが，効果は見られず，ほとんど覚醒している状態であった。また，週に3回の血液透析中は体動が激しく，安静臥床の必要性を説明しても協力が得られなかった。病状が好転しないまま，E氏はベッドサイドにあるガーグルベースンなどありとあらゆる容器に排尿し，歯磨きなど自分でできることも全介助を求めるようになり，看護師を困らせるようになった。

事例6 移植腎が慢性拒絶状態になったF氏（女性，32歳）

F氏は幼少時から慢性腎炎を患ってきたが，出産を契機に腎不全を発症した。週3回の血液透析を受けながら療養していたが，ヒト白血球抗原（HLA）が母親と一致することが判明したため，母親がドナーの生体腎移植を受けた。

移植後の経過は順調で，尿の流出も良く，食事や水分制限の必要はなくなった。F氏自身も生来几帳面な性格であるため，免疫抑制剤やST合剤（サルファメトキサゾール/トリメトプリム）の内服を欠かさず，感冒に罹患しないための生活上の節制に努めていた。しかし，7か月余りが経過する頃より慢性拒絶反応が生じてきて，再び血液透析が必要になった。その事実をF氏は母親に話したところ，母親が茫然とした表情で「私がせっかくあげた腎臓を駄目にしちゃったんだね…」と小さく呟いたようにF氏には聞こえたそうである。それ以来，F氏は「お母さんの目が私を許していないように思える。いつも私の行動を監視しているような気がする。私はバチ当たりだよね」と語るようになり，服薬や食事指導のたびに「この通りにやれば，正しいんですよね。絶対に腎臓はこれ以上悪くならないですよね」と透析のたびにひたすら確認を求めてくるようになった。

> **事例7**　幻肢痛に悩んだG氏（男性，33歳）

　G氏は，大腿骨近位に発生した軟骨肉腫を切除するため，大腿切断術を受けることになった。自覚症状といえば膝関節に軽い違和感があったくらいで，無意識のうちにかばい歩きをしていたため，これといった有症状はなかった。手術が近づくにつれて，G氏はしばしば「僕の足よ，今まで支えてくれて有り難う」と，患肢を愛おしむようにさすりながら語りかけていた。

　手術後1週間ほど経過した頃より，幻肢痛が出現した。その症状は，足趾のズキズキとしたうずくような痛みと，時には踵のむずむずした掻痒感であった。そして，「切断した足の指が勝手に動いて，気持ち悪い」との訴えが聞かれるようになった。また，夢の中では，サッカーに興じている自分の姿をよく見るようになった。

　義肢を装着する頃から，幻肢痛の発生頻度は減少していったが，完全に幻肢痛の苦痛から解放されるには半年を要した。

> **事例8**　骨壺を携えて病棟に現れたH氏の妻（女性，44歳）

　H氏は骨髄異形成症候群が急性白血病へと急性転化したため，クリーンルームで化学療法を受けていた。病名や病状の告知はされており，H氏は前向きに受け止めて闘病していたが，水痘などの感染症を合併し，4か月に渡る闘病の末に死亡退院された。妻は日々H氏に付き添い，クリーンカーテン越しに夫を励ましていた。

　妻へはH氏の病状について，こまめに説明がなされていた。看護師は，H氏の病状をアセスメントしながら，可能な限り清拭や足浴などのケアに妻が参加できるように配慮し，声掛けをしていた。しかし，妻は，「私はここで見ています」と断り，ケアに参加することはなかった。

　H氏が亡くなられた時，夫人の表情はやや淡々としていて取り乱すことなく，「皆さん，お世話になりました」と挨拶して帰宅された。1週間後，担当看護師が妻に電話連絡をして安否を確認すると，「大丈夫です」との返事が聞かれていた。しかし，1か月後，妻はH氏の骨壺を抱いて，病棟のナースステーションを突然訪問してきた。

(3) 看護者が行う心理的ケアとその限界

【看護師のスタンス】

　看護師の医療専門職としての特徴は，療養上の世話のみならず医師の診療の補助業務も担うことである。療養上の世話と診療の補助業務の中には，当然ながら身体的・心理的ケアが含まれるわけであるが，身体的・心理的ケアにまたがる3つめの看護ケアとして，対象者への教育指導も含まれる。この点で，身体的治療を主に担当する医師とも，心理的ケアを主に担当する臨床心理士とも，患者に対する立ち位置が異なる。

【身体的ケアに関わるメリット・デメリット】
　QOL の向上に関わる身体的ケアとしては，疼痛緩和や呼吸困難，悪心・嘔吐など身体症状の緩和と体力の温存，そのための衣食住や睡眠，排泄，清潔にまつわる日常生活の援助を行っている。その他には，対象者と散歩に出掛けたり，病棟行事などを工夫することもある。看護師の場合は，この日常生活の援助を安全，安楽に実施して，対象者が快適で心穏やかに過ごせる環境をいかに調えられるかどうかが腕の見せ所でもあり，信頼関係を構築する鍵でもある。話しかける口調だけが如何に優しくても，対象者の心を開くことには限界がある。スキンシップとしての意味をもつ身体的ケアを通して，五感に働きかけ心理に関わることができるのは看護師であるからこそである。つまり，身体接触は関係性の構築にプラスに働くのである。この専門性を自覚している看護師においては，自らが対象者の苦痛をいかに和らげようとしているのか，その思いを身体的ケアを行うプロセスを通じて，共感と支持を込めた癒しのオーラとして対象者との間に体現することができる。
　しかし，一方このの対象者の身体に触れるということが，厳密な意味において，対象者の心の作業に関わる時に，マイナスの側面を持つことを知っていなければならない。厳密に精神分析療法あるいは心理療法を行う心理療法を専門とする人たちは，対象者の身体を日常的に管理する主治医（administrative doctor）と心理療法のみを行うセラピストを役割として分ける（A-T split）ことをするように，身体に触れると，皮肉にも心の奥深くには触れられないという状況があるのである。この意味からすると看護師が陰部洗浄などのような身体に深く関わる直接的身体的ケアを行っている場合には，心のケアにあたり十分な配慮が必要になる。

【支持的精神療法をトータルに実践できないスタンス】
　●心理的ケアに際して留意していること
　心理的な対応に関しては，一般的原則としては，看護師もコミュニケーション・スキルを踏まえたカウンセリング的な対応を心掛けている。つまり，身体的見解を加えて捉えようとする意識を極力排除しながら，傾聴・支持・共感・保証に徹して，注意深く患者や家族の心の語りを聴くようにしている。
　聴く姿勢や座り方・座る位置，表情，視線など，自らが醸し出す非言語的表現に留意しながら，対象者に敬意を払い，その語りに多大な関心を示していることを，意図的かつ肯定的に伝えている。「お疲れのようにみえますね・・・」などと，対象者の心情を代弁する形で話を切り出していく。語り手との波長を合

わせる必要性は常に意識しているし，看護師の笑顔やユーモアが対象者にとっては最大の保証にもなり得ることを心得ている。また，沈黙の有用性も理解しているし，語り手の言葉をキーワードないしキーメッセージとして自問するように繰り返してみる，語り手が表現する苦痛を自分の身体でイメージしてみるなど，語られた内容を明確化させながら共感を伝えるスキルも活用する場合が多い。服装などに関しても，状況によっては首にぶら下げた聴診器を外すなど，気を配るようにしている。

●ターミナル期における心理的援助

看護師は対象者が生きることへの支援を行い，最終局面において人生の統合が図られるように援助をしていきたいと願っている。つまり，その対象者が自らの人生の意義を見出し，人生に満足し，その人らしい死を自然な流れの中で迎えられるように援助していこうとしている。また，家庭や社会における対象者の役割を重視し，対象者がまだ必要とされている存在であること，もしくはそのまま丸ごとの存在が許されていることを常に言語的，非言語的コミュニケーションを通して伝えて，生きる希望を引き出そうと腐心している。

生きる希望を引き出すためには，人間関係の調整にもそれまで以上に注意を払い，対象者がさまざまな喪失に付随する孤独感や絶望を感じさせないような配慮もしている。対象者本人の意思を尊重した関わりとしては，対象者が望むことをできる限り実現できるように対応している。そのことで，内在する自然治癒力を少しでも引き出したいと願っている。

●語って頂く機会を通じた生きることへの支援とその限界

(2) の事例で夫という対象喪失を体験したH氏の妻などの場合は特に，そばに寄り添い，時間を共有しながら思いを語って頂く機会を多く設ける必要があった。語りや内省を通じて自らの過去を回想し，これから巡ってくる死と向き合い感情を表出することは，病気やそれに伴う対象喪失に対する意味づけを語り手自身で行い，今置かれた状況を受容するプロセスでもある。このプロセスは，有限の人生の時間の中に刻み目を入れて，自分史を創り上げることにつながる。語り手が自らの歴史を創造することは，語り手の人生と彼ないし彼女を取り巻く世界との関係性についても再構築することにつながること，そしてこの一連のプロセスが語り手自身の存在価値の発見と創造的治癒（快復）にもつながることを，経験上理解している。

看護師は傾聴することで，語り手が生きている喜びに自ら気づき，体験を過去のものとして生きようとし続ける意欲，また，困難を乗り越えようとする姿

勢の尊さを，語り手自らが実感できるような支援をしていきたいと願っている。しかし，看護師が行う心理的ケアの限界は，E氏の事例のように対象者に割ける時間を十分確保できない場合があることである。そのため，無意識のうちに対象者をせかしてしまっていることもあるだろう。また，教育指導を担う役割からは，どうしても対象者の病態といった身体面を重視せざるを得ない場合もあるため，視点が狭まっていることもある。そのため，対象者に内在する自然治癒力を見過ごしてしまうこともある。

●対象喪失への関わりにおける限界

対象喪失の体験は，加齢に伴って多く繰り返すようになる。既に述べたように，対象喪失を繰り返すほど希望を失いがちで，生きようとする生命力まで奪われてしまうことが多いことを，経験上知っている。C氏の事例などは，その可能性を秘めていたと思われる。

対象喪失の中でも，「一人称の死」である患者に対しては，日常生活の援助を通して比較的密に関わることができる。しかし，「二人称の死」を体験する家族への心理的援助については，時間と場所の確保が充分とは言えない部分もある。H氏の妻は，自らが精神心理的，肉体的に辛い立場にありながらも，患者に対して暖かく，支持的な関わりをする役割を負っているため，常に緊張も強いられている。時には，患者の八つ当たり感情にも対応しなければならない場合もある。遺された家族の悲哀は長く続き，その後の人生にも影響を与えるからこそ，せめて遺恨がなく温もりのある思い出として記憶される日がくるように，家族の要望に応じて多職種で支える必要がある。

●教育指導を担う専門的役割ゆえの限界

身体的ケアに思いを込められる看護師だからこそ，ケアのやり方には己の経験や信念が強く反映されることになる。換言するならば，看護師自身の価値観や信念がなければ，教育指導を持たない。対象者の行動変容を期待した教育指導を行う際には，セルフエフィカシーやエンパワーメント[10]，アンドラゴジー[11]などの理論，およびエリクソンの心の発達理論(5章)を踏まえてアセスメントを行っているが，その必要条件として対象者のコーピングスタイルの把握が重要になる。したがって，対象者のライフスタイルや関心事，生活史的背

---

10) 患者が自己コントロール感を再獲得できるように，潜在的な能力に気づかせ開発していくプロセス。

11) 成人期にある対象者の学習を援助するための，対象者の動機や態度，経験を重視した援助理論。

景などに関して尋ねざるを得ない場合がある。このような情報収集も兼ねた指示的な教育指導の役割をもつために，支持的精神療法をトータルに実践することが難しい。なぜならば，対象者にとっては情報収集をされること自体を苦痛に感じる場合もある。しかも，教育指導において，対象者の過去の経験に基づく学習方法を支持しながら，内的な動機づけによる自発性を引き出すためには，看護師はどうしても対象者のレディネス，つまり学習環境が整っているかどうかを査定せざるを得ない。この査定には，病態に関する医学的知識も活用して，対象者の予後という長期的な視点からの検討も含まれるためである。

看護師の経験や信念というフィルターを通して対象者が抱える問題点を焦点化して把握するため，この査定において既に，対象者の精神面に関して適当に距離を置き，中立を保っているとはいえないのである。

看護師は，教育指導においては説明や指示，情報提供を通して，対象者のものの考え方に関して変換を促したり（神経言語学的プログラミングで称するリフレーミング），変換した考え方が定着する（神経言語学的プログラミングで称するアンカリング）ように支援していく。対象者と似た事例を例え話として語ることもよくある。しかし，筆者の経験からは，必ずしも一方向からの関わりが適切であるとは限らないし，対象者が同じ問題を繰り返し考える機会を持てる方が効果が高いように思う。例えるならば，北風と太陽という寓話のように，少なくとも両極の選択肢が提示される中で，中庸路線を考えられるようなものではないかと思っている。また，筆者はしばしば，受容しがたい内容を何度も指摘されて辟易していたところに，全く同じ指摘を面識のない相手から受けた時に，目からうろこが落ちるようにすんなりと行動変容に至るという実体験をする。このことはつまり，対象者に考え方の変化を促すことと，その変化を定着させるには，十分な時間をかけて待つ必要があると心得なければならないのだと考えている。そして，自分（看護師）のその時一度の関わりのみで対象者の考え方の変容を引き起こそうと焦ってはならず，次に関わる医療者に意思が引き継がれて，対象者の変化がもたらされるつもりで関わっていくべきではないかと考えている。　(2)の事例A氏やB氏，D氏，F氏，G氏などは，心身症の沈静化を見計らいながら教育指導を行う必要があり，彼らなりの主張を受け止め，肯定しながら，共に考えていく姿勢を示す必要があったと思われる。

(4)　看護の立場から「心の専門家」に期待すること
【臨床心理士がチームに加わる意味】

現代の医療は，心身両面からのアプローチが主流になりつつある。それゆえに，多職種がケアチームとして情報を共有しながら対象者に関わる必要があり，心理面にはついて特に，「身体的ケアに関わるメリット・デメリット」の項で述べた意味において「心の専門家」である臨床心理士や精神科医に期待するところが大きい。対象者は神経症圏，人格障害圏，精神病圏のいずれの病態水準にあろうとも，精神科医の介入を拒否する場合がよく見られる。しかし，臨床心理士に対しては，話をゆっくり聴いてもらえるというイメージがあり，拒否することが少ないという状況があるように思われる。そのため，治療の初期段階に臨床心理士との接点を作ることは，その後の薬物療法や心理療法にスムーズに導入できることに繋がることが多いように思われる。

【スピリチュアルペインの緩和のために】

スピリチュアルペインは，時間存在，関係存在，自立存在の3次元に分類することができるといわれている。どの次元についても，看護師は(3)で述べた関わりを通じて対象者を支援している。しかし，いずれの次元で捉えても，患者が発する魂の苦悩を看護職のみで受け止めることは，患者の立場で考えれば不十分であると考えられる。特に死が迫りつつある患者の場合は，生物学的な死よりも社会的な死，自らの存在を忘れられてしまうことの方が恐怖である。看護職のみならず，より多くの職種が多面的に関わりながら患者の体験を共有し，その生き様を医療者の記憶に刻み込むことが，患者の意思を生かすことになると考える。

時間存在に関しては，特に臨床心理士の関わりを期待したい。その理由は，時間の速さを嘆く患者が多いためである。加齢とともに時間が加速して感じられる現象は誰もが体験することであるが，ターミナル期にある患者の場合は特に強く感じている。これは，客観的時間と心理的時間のズレがある場合に生じるといわれているが，心理学を深く学んだ臨床心理士が関わることで，患者にとっての心理的時間体験の意味づけについての理解が促進されるのではないかと考えるのである。さらに，多職種が関わることで，患者の孤立や視野の狭窄は回避できる。その分だけ時間的展望が広くなり，過去を致し方なかった運命として受け止め，疾病とともにある自分への意味づけを行うことで，困難を乗り越えるための未来への方向づけができる。すなわち，創造的治癒と可能性への挑戦が始まるためである。

参考書および引用文献

■1章の参考書および引用文献

アッカークネヒト, E.H./井上清恒ら訳　1984　世界医療史, 内田老鶴圃（E.H.Ackerknecht 1955 *A short history of medicine*. The Ronald Press）.

ベイカー, R./宮城音弥訳　1975　フロイト, その思想と生涯（講談社現代新書）, 講談社（Rachel Baker 1952 *Sigmund Freud, for everybody*. Popular Library Edition）.

シェルトーク, L./長井真理訳　1987　精神分析学の誕生, 岩波書店（L.Chertok, *et al.* 1973 *Naissance du psychanalyste*. Paris Payot）.

エレンベルガー, H./本村敏・中井久夫監訳　1980　無意識の発見, 弘文堂（H. Ellenberger 1970 *The discovery of the unconscious*. Basic Book）.

フロイト, S./井村恒郎・小此木啓吾訳　1970　想起, 反復, 徹底操作（フロイト著作集6）, 人文書院（S.Freud 1914 *Erinnern, Wiederholen und Durcharbeiten*. Imago Publishing）.

フロイト, S./懸田克躬・小此木啓吾訳　1974　ヒステリー研究（フロイト著作集7）, 人文書院（S.Freud 1952 *Studien über Hysterie*. Imago Publishing）.

浜林正夫　1978　魔女の社会史, 未来社.

キング, L./舘野之男ら訳　1989　医学思想の源流, 西村書店（L.King 1963 *The growth of medical thought*. The Univ. of Chicago Press）.

ロング, E.R/灘波紘二訳　1987　病理学の歴史, 西村書店（E.R.Long 1965 *A history of pathology*. Dover Publications）.

森島恒雄　1970　魔女狩り（岩波新書）, 岩波書店.

荻野恒一　1964　精神病理学入門, 誠信書房.

小此木啓吾　1978　人類の知的遺産, フロイト, 講談社.

ペリシェ, Y./三好暁光訳　1974　精神医学の歴史, 白水社（Y.Pélicier 1971 *Histoire de La psychiatrie*. Presses Universitaires de France）.

シンガー, C.ら／酒井シズら訳　1985-1986　医学の歴史（全4巻）, 朝倉書店（C. Singer, *et al.* 1962 *A short history of medicine*. Oxford Univ. Press）.

ジルボーグ, G./神谷美恵子訳　1958　医学的心理学, みすず書房（G.Zilboorg 1941 *A history of medical psychology*. W.W.Norton）.

■2章の参考書および引用文献

Bexton, W.H., Heron, W. & Scott, T.H. 1954　Effects of decreased variation in the sensory environment. *Canadian Journal of Psychology*, **8**, 70-76.

フリスビー, J.P./村山久美子訳　1982　シーイング　錯視—脳と心のメカニズム, 誠信書房(J.P. Frisby 1979 *Seeing: Illusion, Brain and Mind.* Roxy by Press).
グレゴリー, R.L./金子隆芳訳　1972　インテリジェント・アイ, みすず書房(R.L.Gregory 1971 *The Intelligent Eye.* Weidenfeld & Nicolson. p.80).
早坂泰次郎編　1978　人間世界の心理学, 川島書店.
早坂泰次郎・上野 轟　1976　高看心理学, メヂカルフレンド社.
Heron, W.D. 1961 Cognitive and physiological effect of perceptual isolation. In Solomon, P. *et al.* (eds.) *Sensory Deprivation.* Harvard Univ. Press. pp.6-33.
本明 寛編　1975　特集視覚の心理学(別冊サイエンス), 日本経済新聞社.
ホッホバーグ, J.E./上村保子訳　1981　知覚(新訂現代心理学入門), 岩波書店(J.E.Hochberg 1978 *Perception, 2nd ed.* Prentice-Hall).
柿崎祐一・牧野達郎編　1976　知覚・認知(心理学1), 有斐閣.
小川 隆 1967 視覚. 八木 冕編 心理学I, 培風館.
大山 正編　1970　知覚(講座心理学4), 東京大学出版会.
Ruch, F.L. 1967 *Psychology and Life.* Foresman.
鳥居修晃　1982　視覚の心理学, サイエンス社.
和田陽平他編　1969　感覚＋知覚心理ハンドブック, 誠信書房.
Wertheimer, K. 1923 Untersuchungen 2ur Lehre von der Gestalt, II *Psychol. Forsch.*, **4**, 301-350.
八木 冕　1968　動機づけ. 八木 冕編 心理学II, 培風館.

■3章の参考書および引用文献

Allport, G.W. 1937 *Personality : A Psychological Interpretation.* Henry Holt and Company (詫摩武俊ら訳　1982　パーソナリティ, 新曜社).
Allport, G.W. 1960 *Personality and Social Encounter.* Beacon Press (星野 命・原一雄訳　1972　人格と社会との出会い, 誠信書房).
Frankl,V.E. 1988 *Homo Patiens.* Piper Verlag GmbH (山田邦男・松田美香訳　2004　苦悩する人間, 春秋社).
Lazarus, R. S. 1988 Measuring stress to Predict Health Outcome (講演) (林峻一郎監訳 ストレスとコーピング ラザルス理論への招待, 星和書店).
Lewin, K. 1935 *Dynamic Theory of Parsonality.* McGraw Hill (相良守次・小川隆訳　1958　パーソナリティの力学説, 岩波書店).
Lewin, K. 1951 *Field Theory in Social Science.* Harper and Brothers (猪股佐登留訳　1976　社会科学における場の理論, 誠信書房).
Maslow, A.H. 1954 *Motivation and Personality.* Harper and Row (小口 忠彦訳　1987　人間性の心理学 モチベーションとパーソナリティ, 産業能率大学出版部).
Murray, H. A. 1938 *Explorations in Personality.* Oxford University Press (外林大作訳編　1962　パーソナリティI II, 誠信書房).
恩田 彰・伊藤隆二共編　1999　臨床心理辞典, 八千代出版.

■4章の参考書および引用文献

馬場禮子　1969　投影法における投影水準と現実行動との対応—ロールシャッハ・テスト(臨床心理学講座2)，誠信書房．

土居健郎　1977　方法としての面接．医学書院．

細木照敏　1968　臨床心理学におけるケース研究(臨床心理学講座1)，誠信書房．

コーチン，S.J./村瀬孝雄監訳　1980　現代臨床心理学．弘文堂(S.J.Korchin　1976　*Modern Clinical Psychology*. Basic Books)．

前田重治　1976　心理面接の技術．慶応通信．

Maurer, R.E. *el al.* 1983　Effect of Postural Congruence on Clients Perception of Counselor Empathy. *Jounal of Couseling Psychology*, Vol.**30**.

村上英治　1956　臨床心理学(村松常雄編)．共立出版．

村上英治　1974　臨床診断(心理学研究法12)，東京大学出版会．

ロッター，J.B./詫摩武俊訳　1966/1980　臨床心理学，岩波書店(J.B.Rotter 1964, 1971 *Clinical Psychology*. Prentice-Hall)．

斉藤 勇　1987　対人社会心理学重要研究集(3)，誠信書房．

空井健三　1969　心理検査ことに人格検査のリポートの書き方(臨床心理学講座2)，誠信書房．

続 有恒・村上英治 1975 面接(心理学研究法11)，東京大学出版会．

■5章の参考書および引用文献

アーノルト，W./詫摩武俊訳　1976　性格学入門．東京大学出版会(W.Arnold　1969 Person, Charakter, Personlichkeit. Verlag für Psychology)．

ベッテルハイム，B./藤瀬恭子訳　1989　フロイトと人間の魂．法政大学出版局(B. Bettelheim 1983 *Freud and Man's Soul*. Rains & Rains)．

コール，J.D./小此木啓吾監訳　1988　乳幼児精神医学，岩崎学術出版社(E. J. Anthony 1983 Foreword in Frontiers of Infant Psychiatry. by (ed.) J. D. Call et al., Basic Books)．

コールズ，R./鑪幹八郎監訳　1980　エリク・H・エリクソンの研究(上・下)，ぺりかん社(R.Coles　1970　*Erik H.Erikson : The Growth of his works*)．

エレンベルガー，H.E./木村 敏・中井久夫監訳　1980　無意識の発見(下)．弘文堂 (Ellenberger, H.E. 1970 *The Discovery of the Unconscious—the Hitory and Evolution of the Dynamic Psychiatry*. Basic Books)．

エリクソン，E.H./小此木啓吾訳編　1973　自我同一性—アイデンティティとライフサイクル，誠信書房(Erikson, E.H.　1959　*Identity and the Life Cycle*. International Universities Press)．

フロイト，S./懸田克躬訳　1966　精神分析入門．中央公論社(S.Freud　1916　*Vorlesungen zur Einführung in die Psychoanalyse*)．

Freud, S.　1933　*Vorlesungen zur Einhurung in die Psychoanalyse*(懸田克躬・高橋義孝訳　1971　精神分析学入門(全)フロイト著作集1，人文書院)．

樋口和彦　1978　ユング心理学の世界，創元社．

飯田 真ら編　1983　パーソナリティー(岩波講座 精神の科学2)，岩波書店．

ヤコービ, J. 1973 ユング心理学, 日本教文社 (J.Jacobi 1959 *Die Psychologie von C.G.Jung*).
ユング, C.G. ら/河合隼雄監訳 1972 人間と象徴―無意識の世界, 河出書房新社 (C.G.Jung *et al.* 1964 *Man and his Symbols.* Aldus Books).
河合隼雄 1967 ユング心理学入門, 培風館.
河合隼雄 1971 コンプレックス, 岩波書店.
河合隼雄 1976 影の現象学, 思索社.
河合隼雄 1977 無意識の構造, 中央公論社.
小此木啓吾・馬場禮子 1972 精神力動論―ロールシャッハ解釈と自我心理学の統合, 医学書院.
小此木啓吾 1984 現代精神分析の基礎理論, 弘文堂.
ローラッヘル, H./宮本忠雄訳 1966 性格学入門, みすず書房 (Rohracher, H. 1956 *Kleine Charakterkunde.* Urban & Schwarzenberg).
Mahler, M.S. *et al.* 1975 *The Psychological Birth of the Human Infant.* Basic Books.
森谷寛之・田中雄三編 2000 生徒指導と心の教育―入門編, 培風館.
森谷寛之 2005 臨床心理学―心の理解と援助のために, 梅本堯夫・大山 正監修 コンパクト新心理学ライブラリ 11, サイエンス社.

■ 6 章の参考書および引用文献

キャノン, W.B./舘 鄰・舘澄枝訳 1981 からだの知恵―この不思議なはたらき, 講談社 (W.B.Cannon 1932 *The Wisdom of Body*).
カルボニ, J./森川正信訳 1991 床屋医者パレ, 福武書店 (Carbonnier, J. 1965 *A barbar-surgeon.* Random Hause Inc., New York).
フィッシャー, S./村山久美子・小松 啓訳 1979 からだの意識, 誠信書房 (Fisher, S. 1973 *Body Consciouness―You Are What You Feel.* Prentice Hall).
ゴーマン, W./村山久美子訳 1981 ボディ・イメージ―心の目でみるからだと脳, 誠信書房 (Gorman, W. 1969 *Body Image and the Image of the Brain.* Warren H.Green).
Henry, J. 1977 Comment on "The cerebral hemispheres in analytical psychology" by Rossi, E. *Analyt. Psychol.* **22** (2), 52-58.
池見酉次郎 1983 心身医学の最近の展望. 診断と治療 **71**, 1947-1950.
市川 浩 1975 精神としての身体, 勁草書房.
石川 中編 1985 心身医学のすすめ, 筑摩書房.
パブロフ, I.P./川村浩訳 1975 大脳半球の働きについての条件反射学 (上・下), 岩波書店 (I.P.Pavlov 1927 *Conditioned Reflex : An Investigation of Cerebralcortex*).
Rossi, E. 1977 The cerebral hemisphere in analytical psychology. *J. Analyt, Psychol.* **22** (1), 32-58.
Sifneos, P.E. 1973 "The prevalence of 'aleximiic' characteristic in psychosomatic patients" Psychothera. *Psychosoma.* **22**, 225-262.
Stevens, A. 1982 *Archetype : A Natural History of the Self.* Routkledge & Kegan Paul.

筒井末春編　1987　心身症(こころの科学 15)．日本評論社．
渡辺 勉　1977　幻影肢痛を訴えた患者の事例—「いたみ」から心理学へ．上智大学臨床心理研究 **1**．50-59．
横山紘一編　1990　からだ・病気・医者(朝日百科 世界の歴史 79)．朝日新聞社．

■ 7章の参考書および引用文献

馬場謙一・福島 章・小川捷之・山中康裕　1985　エロスの深層(日本人の深層分析 3)．有斐閣．
エリクソン，E.H./小此木啓吾訳編　1973　自我同一性—アイデンティティとライフサイクル．誠信書店(Erikson, E.H.　1959　*Identity and Life Cycle*. International Univ. Press)．
フロイト，S./懸田克躬・吉村博次訳　1969　性欲論三篇(フロイト著作集 5)．人文書院(S.Freud 1905 *Drei Abhandlungen zur Sexaltheorie*)．
稲村 博・小川捷之編　1982　性．共立出版．
森谷寛之 2005 臨床心理—心の援助と理解のために．梅本堯夫・大山 正監修　コンパクト新心理学ライブラリ 11．サイエンス社．

■ 8章の参考書および引用文献

カルフ，D.M./河合隼雄監訳　1972　カルフ箱庭療法．誠信書房(Dora M. Kalff　1966 *Sandspiel-Seine therapeutische Wirkung auf die Psyche*. Rascher Verlag)．
河合隼雄編　1969　箱庭療法入門．誠信書房．
河合隼雄　1977　箱庭療法．佐治守夫ら編 心理療法の基礎知識(有斐閣ブックス)．有斐閣．
木村晴子　1985　箱庭療法—基礎的研究と実践．創元社．
リベラ，J.M.　1977　ゲシュタルト療法の理論と実際．佐治守夫ら編 心理療法の基礎知識(有斐閣ブックス)．有斐閣．
前田重治　1967　催眠療法(臨床心理学講座 3)．誠信書房．
森田洋司・清水賢二　1986　いじめ—教室の病い．金子書房．
森谷寛之　1986　イメージの多様性とその統合—マンダラ画法について．心理臨床学研究．**3** (2)，71-82．
森谷寛之　1988　心理療法におけるコラージュ(切り貼り遊び)の利用．精神神経学雑誌．**90**．450．
森谷寛之　1990　心理療法におけるコラージュ(切り貼り遊び)の利用—砂遊び・箱庭・コラージュ．芸術療法 **21**，27-37．
森谷寛之　2005　臨床心理学．サイエンス社．
岡田康伸　1984　箱庭療法の基礎．誠信書房．
鈴木浩二　1967　家族治療(臨床心理学講座 3)．誠信書房．
徳田良仁　1976　芸術療法(現代人の異常性 5)．至文堂．

■9章の参考書および引用文献

土居健郎　1971　「甘え」の構造．弘文堂．
フロイト，S./高橋義孝訳　1968　夢判断　人文書院(S. Freud 1900 *Traumdeutung*)．
樋口和彦・平山正実　1985　生と死の教育．創元社．
樋口和彦　1988　癌患者の心理と医師の心理．*Pharma Medical*, **6**, 25-28.
河合隼雄　1967　ユング心理学入門．培風館．
河野博臣　1974　死の臨床―死にゆく人々への援助．医学書院．
河野博臣　1977　生と死の心理―ユング心理学と心身症．創元社．
河野博臣　1984　病気と自己実現．創元社．
河野博臣　1984　ガンの人間学．弘文堂．
キューブラー・ロス，E./川口正吉訳　1971　死ぬ瞬間．読売新聞社(E.Kübler-Ross, 1969 *On Death and Dying*. Macmillan)．
高橋勝・井上武夫・三浦規　1989　ターミナルケアはどのように受け止められているか．聖マリアンナ医科大学雑誌．**17**, 790-802.

■10章の参考書および引用文献

秋山さと子　1985　チューリッヒ夢日記．筑摩書房．
フロイト，S./高橋義孝他訳　1984　フロイト著作集11．文学・思想篇Ⅱ．人文書院 (S. Freud 1926 *Die Frage der Laienanalyse.* 1927 *Nachwort zur "Frage der Laienanalse."* 1928 *Kurzer Abriß der Psychoanalyse.*)
岩崎徹也　1981　入院患者の精神療法(精神分析セミナーI)．岩崎学術出版社．
河合隼雄　1967　ユング心理学入門．培風館．
河合隼雄　1990　心の専門家とは．日本臨床心理士資格認定協会監修　臨床心理士になるために(第3版)．誠信書房．
西園昌久　1990　臨床心理学大系第9巻についての書評．季刊精神療法 **16** (3), 金剛出版．

■11章の参考書および引用文献

赤塚大樹編　2000　精神保健の見方．考え方―精神保健入門．培風館．pp.39-44, 206-213.
赤塚大樹・濱畑章子共編　2002　高齢者の心理と看護・介護．培風館．pp.149-155.
後明郁男・平塚良子・佐藤健太郎・神野進編著　2003　がん終末期・難治性神経筋疾患進行期の症状コントロール；ターミナルケアにたずさわる人たちへ．増訂版．南山堂．pp.267-273.
堀夏樹・小澤桂子編　2006　ナーシングケアQ＆A⑪；一般病棟でできる緩和ケアQ＆A．総合医学社．pp.156-158, 160-161, 179.
保坂隆編　2002　Nursing Mook 11；全科に役立つメンタルナーシング．学習研究社．pp.6, 20-23, 58-69, 95-97, 111-130.
岩村吉晃　2001　タッチ＜神経心理学コレクション＞．医学書院．pp.196-206.
河野博臣　1977　生と死の心理：ユング心理学と心身症．創元社．pp. V-Ⅸ.

参考書および引用文献

小島通代・吉本武史編著　1999　ナースだからできる5分間カウンセリング．医学書院．pp.43-51, 57, 74-75, 92-93, 110-111, 128-129, 146-147, 181-184, 195-199, 203-215, 218-228, 233-239.

宗像恒次編　1999　看護に役立つヘルスカウンセリング．メヂカルフレンド社．pp.8-14, 16-32, 22-23.

村尾 誠・江川隆子監訳　1999　ヘルスケアのためのコミュニケーション；理論に基づいたコミュニケーション技法．廣川書店．pp.23-24, 34-40.

小川道雄編　2005　一般病棟における緩和ケアマニュアル．へるす出版．pp.174-178, 227-231.

白井利明：＜希望＞の心理学：講談社現代新書1577．講談社．pp.116-125, 135-136, 140-141, 158-160, 162-167, 169-170, 2001.

垂見明子　2009　緩和ケアにおける臨床心理士―心理士に出来ること，求められること．佐野直哉編　現代のエスプリ，498．臨床心理士の仕事：その活動の実際，至文堂，pp.81-88.

索　引

人　名

秋山さと子　203
アクスライン（Axline, V.）　161
アグリッパ（Agrippa, C.）　10
アスクレピウス（Asclepius）　4
アッカークネヒト（Ackerknecht, E.）　1, 3
アードラー（Adler, A.）　76, 77
アニア・テイヤール（Ania Teillard）　81
アーノルト（Arnold, W.）　71, 72
アレキサンダー（Alexander, F.）　128, 132
アンナ・フロイト（Freud, A.）　101, 160
アンブロワーズ・パレ（Ambroise Paré）　122
池見酉次郎　130
市川 浩　126
岩崎徹也　202
ウィリアム・ハーヴィー（William Harvey）　121
ヴェサリウス（Andreas Vesalius）　78, 121
上野 矗　45, 46
ヴェルトハイマー（Wertheimer, M.）　31, 32
ヴント（Wundt, W.）　55
エッシャー（Escher, M.C.）　37
エドワーズ（Edwards, A.L.）　68
エリクソン（Erikson, E.H.）　101, 102, 104, 106, 141, 142, 154
エリス（Ellis, A.）　158
エレンベルガー（Ellenberger, H.F.）　2, 81
エンペドクレス（Empedocles）　5
オールポート（Allport, G. W.）　51

ガスナー（Gassner, J.J.）　11
カルフ（Kalff, D.）　162
ガレノス（Galenos, C.）　7, 72, 73, 79, 82
河合隼雄　80, 95, 99, 100, 201, 203
河野博臣　194
キャノン（Cannon, W.B.）　130
キューブラー・ロス（Kübler-Ross, E.）　92, 182, 183, 185, 187, 188
キング（King, L.）　4
グッドマン（Goodman, C.C.）　38
クライン（Klein, M.）　160
クレイマー（Krämer, H.）　10
グレゴリー（Gregory, R.L.）　36
クレッチマー（Kretschmer, E.）　73, 74, 76
クレメンツ（Clements, F.E.）　2
コーチン（Korchin, S.J.）　57
コフカ（Koffka, K.）　29, 33
ゴーマン（Gorman, W.）　125
シェルトーク（Chertok, L.）　12
シフネオス（Shifneos, P.E.）　129
ジャネ（Janet, P.）　11, 18
シャルコー（Charcot, J.M.）　11, 16
シャーレイ（Shurley, J. T.）　27
シュプレンガー（Sprenger, J.）　10
ジルボーグ（Zilboorg, G.）　6, 7
シンガー（Singer, C）　3
末松弘行　133
鈴木浩二　163
セリエ（Selye, H.）　131
空井健三　69
ソーンダイク（Thorndike, E.L.）　163
詫摩武俊　71
土居健郎　58. 189
中村雄二郎　168

ナポレオン　123
西園昌久　201
ネルソン提督　123
馬場禮子　68
パブロフ（Pavlov, I.P.）　133, 163
早坂泰次郎　24, 45, 46
パラケルスス（Paracelsus, T.）　10
パールズ（Perls, F.S.）　158
ピカソ　168
ヒポクラテス（Hippocrates）　6, 72, 73
ピュイゼギュール（Puységur）　11, 14
ブイコフ（Bykov, K.M.）　133
フィッシャー（Fisher, S.）　125
フランクル（Frankl, V. E.）　51
ブランシュ・ヴィトマン（Blanche Wittmann）　17
ブルーナー（Bruner, J.S.）　38
ブレイド（Braid, J.）　11, 15
ブロイアー（Breuer, J.）　89, 164
フロイト（Freud, S.）　11, 18, 20, 75–77, 82–84, 86, 88, 101, 102, 104, 132, 141, 142, 147, 157, 164, 166
ブローカ（Broca, P.）　1
ベック（Beck, A.T.）　163
ベッテルハイム（Bettelheim, B.）　85, 87, 89
ベヒテレフ（Bechterew, V.M.）　163
ベルナール（Bernard, C.）　130
ベルネーム（Bernheim, H.）　11, 16, 164
ヘロン（Heron, W.）　27
ペンローズ（Penrose, L.S.）　37
細木照敏　59
ボーリング（Boring, E.G.）　30
マウラー（Maurer, R.E.）　57
前田重治　61
マクギニース（Mc Ginnies, E.）　39
マズロー（Maslow, A.H.）　50
マタラッゾ（Matarazzo, J.D.）　57
マーラー（Mahler, M.S.）　115
マレー（Murray, H.A.）　50
ミンコフスキー（Minkowski, E.）　43
村上英治　55
メスメル（Mesmer, F.A.）　11, 14
森島恒雄　9

森田正馬　160
森谷寛之　83, 168
モンテーニュ（Montaigne, M.）　10
山折哲雄　47
ユング（Jung, C.G.）　71, 76, 78–80, 82, 95, 96, 99, 100, 102, 132, 166
ライク（Reik, T.）　204
ラザルス（Lazarus, R.S.）　53
リエボー（Liébeault, A.A.）　11
ルビン（Rubin, E.）　30
レヴィン（Lewin, K.）　29, 50, 52
ローウェンフェルト（Lowenfeld, M.）　162
ロジャーズ（Rogers, C.R.）　157
ロッター（Rotter, J.B.）　63
ワイヤー（Weyer, J.）　10

英　数

CAT（児童統覚検査）　63
character（性格）　71
CMI（コーネル健康調査表）　64
DV　209
ego　87
GHQ精神健康調査票　64
ICUシンドローム　48
KIDS乳幼児発達スケール　63
MCCベビーテスト　63, 64
MMPI（ミネソタ多面式人格目録）　64
MPI（モーズレイ性格検査）　64
personality（人格）　71
P-Fスタディ　62, 64
QOL　198
SCT（文章完成法）　64
TAT（主題統覚検査）　39, 62, 63, 66
temperament（気質）　71
WAIS-III　63
WHO（世界保健機関）　198
WISC-III　63
WPPSI　63
YG性格テスト（矢田部−ギルフォード性格検査）　81

索　引

あ 行

アイデンティティ　101, 113, 154
悪魔　8
悪魔払い　8
アスクレピウス神殿　166
アセスメント　57
後追い　120
アニマ　71, 98, 99
アニムス　71, 98, 99
アパシー　112
アバトン　4
甘え　189
弥勒菩薩像　99
アルコール依存症　134
アレキシシミア　137
アンカリング　219
暗示　165
アンナ，O. の症例　89
怒り　185
意識　84
意識下固定観念　20
いじめ　111, 169, 170, 172, 174
いじめ電話相談　211
イド　87
意味のアニムス　100
意味への意志　51
インフォームド・コンセント　189, 190, 191
ウエーバーの法則　28
ウエーバー比　28
受身的対象愛　189
打ち消し　91
内田-クレペリン精神作業検査　64
運動知覚　34
エイズ　155
エイズ・カウンセリング　155
叡知のアニマ　99
エゴ　87
エス　84
エッシャーの空間　37
エッシャーの滝　37
エディプス・コンプレックス　148
エディプス王　110
エディプス期　110
エビングハウスの図形　35
遠城寺式乳幼児分析的発達検査　63
エンパワーメント　218
落ちこぼれ　111
おとぎ話　96
音楽　169

か 行

絵画療法　41
外向感覚　81
外向感情　80
外向思考　80
外向性　77, 79, 80
外向直観　81
外向的　78
外向的感覚型　81
外向的感情型　81
外向的思考型　81
外向的直観型　81
解剖学　121
解剖学的身体　127
解剖図　121, 123
かかわり的診断　55
影（シャドー）　98
仮現運動　34
家族ホメオステイシス　164
家族療法　163
カタルシス療法　164
合体的様式　103
葛藤　52
がん　195
感覚　25
感覚遮断　27
感覚伝達　26
がん告知　189, 191
がん告知マニュアル　193
完全性　103, 114
がん対策　181, 198
がん対策基本法　198
がん対策推進協議会　198
関与観察法　56
管理医　202
緩和ケア　181, 198
幾何学的錯視　35

器官選択　132
気質論　72
吃音　108
機能的自律性　51
気分低下　117
基本的家族　110
基本的信頼(感)　104, 106
基本的不信　104
客体的水準　167
逆転移　21
九分割統合絵画(法)　169, 173
境界例　91
共通運命の要因　32
強迫神経症　90, 91, 112
局所論的見地　84
極度の睡眠障害　120
拒食症　167
疑惑　103, 106
近親姦　147
近接の要因　31
禁欲主義　148
クリーズ現象　12
グループ・イメージ療法　195
黒胆汁質　72
経験の要因　32
芸術療法　162, 167, 168
形態　31
ゲシュタルトの法則　31
ゲシュタルト療法　158
血液循環説　121
欠乏欲求　50
幻影肢痛　122, 124
原家族　60
元型　96, 102
言語連想検査　62, 66
幻肢痛　215
現実の否認　91
現実の否認と隔離　184
口愛性格　75
恒常現象　33
行動主義心理学　24
行動療法　163
肛門愛性格　75
肛門括約筋　107

合理機能　80
国立がんセンター病院　192
心の構造　95
心の専門家　201
個人的無意識　95
個性化　100, 114
固着　147
言葉のアニムス　100
コーピング　53
コラージュ療法　144, 168
孤立　103
コントロール・アナリシス　204
コンプレックス　21, 62

さ　行

罪悪感　103, 108
再接近期(危機)　118, 119
催眠　15, 164
催眠暗示　164, 165
催眠浄化法　20, 164, 165
催眠療法　159
作業療法　168
錯視(錯覚)　35
サルペトリエール学派　16
サンダーの図形　35
自我　84, 87
　　——の防衛理論　183
自我意識　86, 107, 184
自我同一性　101, 112, 154
　　——の拡散　152
　　——の感覚　112
自我分裂　93
自我防衛　171
自我防衛機制　91
刺激閾　26
刺激頂　26
自己(セルフ)　100
自己暗示　135
自己吸収　103
自己実現　100
　　——の欲求　51
自己放棄の能力　154
自殺予防　181, 199
思春期　103

索　引

思春期やせ症　112, 144
失感情症　137
実際的個別的知能検査　63
失体感症　130
自動運動　34
児童相談所　208
死の受容過程　183
社会的欲求　50
ジャストローの図形　35
シャーマン　2
集合的無意識　95
集中治療室症候群　48
習得的行動　49
自由に漂う注意の状態　59
自由連想(法)　20, 157, 160, 161, 164, 165, 166, 172
主観的三角形　36
主体的水準　167
シューマンの正方形　35
受容　188
シュレーダーの階段　35
準拠枠　33
順応現象　26
準備抑うつ　188
上位のわたし　85, 86
昇華　94
条件づけ　133
条件反射　130, 132, 133
女性相談センター　209
情緒的にうまく対応してくれる母親　117
情緒障害児短期治療施設　208
情緒的エネルギーの補給　117
情動焦点型コーピング　53
初潮　143
自律訓練法　131, 135
自律神経過剰刺激説　130
自律性　103, 106, 107
人口動態統計　149
心身交互作用　134
心身症　127, 137
　　——の分類　129
　　——の治療　135
心身相関　133
身体イメージ　122, 123

人体の構造について　78, 121
心的装置　87
侵入—包括的様式　103
侵入的様式　109
新版K式発達検査　63
親密　103
親密さ　113, 114, 154
心理機能　79, 80
心理・社会的危機　103
心理・社会的発達段階　104
心理治療的面接　56
心理的加重　135
心理的環境　28, 29, 38, 40
心理的境界　42
心理的距離　41
心理的空間イメージ　41
心理的生活空間　29
心理療法　41
心理臨床サービス　207
神話　96
図　29
図柄　30
スクールカウンセラー　210
図像学　41
ストレス　130, 131
ストレッサー　131
スピリチュアルペイン　220
性　141
生活史　59
性器愛的性格　76
性器性　103
性交経験率　143
生産性　103, 110
正常なる共生期　115
正常なる自閉期　115
生殖性　103, 114
精神科医　203
成人期　114
精神療法医　202
精神としての身体　126
精神病　91, 93
精神分析　87, 88, 165, 183
精神分析医　203
精神分析的自我心理学　101

精神分析的発達(理)論　101, 142
精神分析療法　157
成長欲求　50
性的非行　145
生得的行動　49
青年期　111
生物学的アニマ　99
生命の質　181
性欲　141
生理的欲求　50
積極性　103, 108
セックス　141
絶望　103, 114
セルフエフィカシー　218
前意識　84
前額法　20, 165
穿孔頭蓋　1
洗手強迫　91
全身適応症候群　131
全体性　100
潜伏期　103
穿顱術　1
躁うつ気質　74
臓器移植　122
早期練習期　117
相互性　104
躁うつ病　44
相補的関係　78
それ(das Es)　84

た 行

体液病理学　6
体験された時間　43
退行　102
対象なき知覚　47
対人恐怖症　112
タイプ論　82
対面法　166
多血質　72
田中−ビネー式知能検査　63
ターミナル期における心理的援助　217
ターミナルケア　122, 181, 182, 194, 195, 198
男根期自己愛性格者　76

胆汁質　72
ダンス　169
地　29
知覚　23, 24
　——の恒常性　34
知覚空間　40
知覚時間　43
知覚的防衛　39
力のアニムス　100
知性化(観念化)　94
チック　108, 149
超自我　85, 86
貯留−排泄的様式　103
ツェルナーの図形　35
津守・稲毛式乳幼児精神発達診断法　63
抵抗　173
停滞(性)　114
デカルト哲学　122
テスト・バッテリー　69
デルボエフの図形　35
転移　21
てんかん気質　75
同一性　103, 111
同一性拡散　103, 111
投映(投影)　39, 92, 93, 99
投映法　39
統合失調症　106, 112
闘士型　75
投射　92
同性愛　146
ドリームワーク　159
取り引き　187

な 行

内経(景)図　123
内向感覚　81
内向感情　80
内向思考　80
内向性　77, 79, 80
内向直観　81
内向的　78
内向的感覚型　81
内向的感情型　81
内向的思考型　81

内向的直観型　81
ながめ的診断　55
ナチス　101
ナンシー学派　16
乳児期　104
乳幼児の健康診査　207
ニュールックの心理学　38
認知閾　26, 39
認知行動療法　163
認定心理療法士　203
認定精神療法医　203
ネグレクト(育児放棄)　105
ネッカーの立方体　35
粘液質　72
粘土　169
ノイローゼ　112, 142

は　行

俳句　169
背景　30
箱庭　168
箱庭療法　41, 168
恥　103, 106, 107
発達障害者支援センター　209
パラノイア(妄想患者)　92
反動形成　90
皮質内臓症　133
ヒステリー　88, 112
非等方位性　40
被毒妄想　106
ヒト免疫不全ウイルス(HIV)　155
否認　92, 185
肥満型　74
描画　167
病気像　46
広場恐怖　42
不安　134
不安神経症　42
フィンガー・ペインティング　169
フェティシズム　147
不合理機能　80
不登校　83, 111, 169, 172
プニューマ　7
普遍的無意識　95, 96

フラストレーション　52
フラストレーション異常固定仮説　54
フラストレーション攻撃仮説　54
フラストレーション退行仮説　54
フラストレーション耐性　53
プレグナンツの法則　31
フロイトのタイプ論　75
分化期　116
分離　90
分離-個体化過程　115
分裂　94
分裂気質　74
平均初婚年齢　149
閉合の要因　32
閉所恐怖　42
ベック抑うつ質問票　64
ペルソナ　71, 97, 100
ベンダー・ゲシュタルト検査　63
ベントン視覚記銘検査　62, 63, 65
弁別閾　26, 28
ペンローズの三角形　37
防衛　88, 89, 92
防衛機制　91, 94, 184
包括的様式　109
暴走族　171
ホスピス　198
細長型　74
没落体験　106
ボディ・イメージ(身体図式)　125
ホメオスタシス　130
ボンゾの図形　35
本能的行動　49
本来の練習期　117

ま　行

マクロコスモス　124
魔女狩り　8
魔女裁判　9
魔女の槌　10
魔女マーク　9
マッハの本　35
見合い　151
ミクロコスモス　124
未婚率　149

ミューラー−リエル錯視　36
無意識　18, 84, 86, 88, 92, 93, 176
無意識仮説　83
無意識的欲求　90
無意識領域　84
無視　174
無症候性キャリア　155
無鉄砲な飛び出し　120
めまい　171, 174
免疫機構　197
燃え尽き症候群　132
モラトリアム　113
森田療法　134, 160
問題解決型コーピング　53

や　行

矢田部−ギルフォード性格検査（YG 性格検査）　64
夜尿　108
ヤングアダルト　113
誘意　29
遊戯療法　160
誘導運動　34
夢　96
夢分析　166, 176
ユングのタイプ論　76
良い母親像　120
幼児わいせつ　146
良き形の要因　32
よき伴侶性　55
良き連続の要因　32
抑圧　88, 89, 92
抑うつ　187

欲求　49, 50
欲求階層説　51
欲求不満　135
四元素説　72
四液説　5

ら　行

来談者中心療法　157
ライフサイクル　139
ラポール　12, 13, 159, 161
理髪外科医　122
リビドーの固着　19
リフレーミング　219
両義図形　30
臨床心理士　202, 205
類同の要因　32
ルーシー R. エリザベートの症例　20
ルビンの高杯　30
レイ・アナリシス　204
霊的なアニマ　99
劣等感　103, 110
連句　169
練習期　117
連帯　113
老年期　114
ロマンティックなアニマ　99
ロマンティックなアニムス　100
ロールシャッハ・テスト　39, 62, 63, 66
論理療法　158

わ　行

わたし（das Ich）　86
悪い母　119, 120

編者紹介

森谷　寛之
もり　たに　ひろ　ゆき

1978 年	京都大学大学院教育学研究科博士課程修了
	愛知医科大学，鳴門教育大学を経て
1998 年	京都文教大学人間学部教授
2018 年	京都文教大学名誉教授，教育学博士

主要著書

チックの心理療法（1990 年，金剛出版）
コラージュ療法入門（共編著，1993 年，創元社）
子どものアートセラピー ─ 箱庭・描画・コラージュ（1995 年，金剛出版）
臨床心理学 ─ 心の理解と援助のために
　　　　　　　　　　　　（2005 年，サイエンス社）

赤塚　大樹
あか　つか　だい　じゅ

1973 年	名古屋大学大学院修了
	中部労災病院，中京女子大学，愛知県立看護短大を経て
1999 年	愛知県立看護大学教授
2013 年	愛知県立大学名誉教授

主要著書

生きること，かかわること
　　　　　　　（共著，1984 年，名古屋大学出版会）
精神保健の見方，考え方（編，2000 年，培風館）
高齢者の心理と看護・介護
　　　　　　　　　　（共編，2002 年，培風館）
TAT 解釈論入門講義（2008 年，培風館）

Ⓒ　森谷寛之・赤塚大樹　2010

1991 年 3 月 30 日	初　版　発　行
2010 年 12 月 8 日	改 訂 版 発 行
2021 年 3 月 22 日	改訂第 6 刷発行

医療・看護系のための心理学

編　者　森谷寛之
　　　　赤塚大樹
発行者　山本　格

発 行 所　株式会社　培風館
東京都千代田区九段南 4-3-12・郵便番号 102-8260
電　話（03）3262-5256（代表）・振替 00140-7-44725

D.T.P. アベリー・平文社印刷・牧 製本

PRINTED IN JAPAN

ISBN 978-4-563-05209-6　C3011